全国科学技术名词审定委员会

公　布

妇产科学名词

CHINESE TERMS IN OBSTETRICS AND GYNECOLOGY

2025

医学名词审定委员会

妇产科学名词审定分委员会

国家自然科学基金资助项目

科学出版社

北　京

内 容 简 介

　　本书是全国科学技术名词审定委员会审定公布的妇产科学基本名词，内容包括总论，妇科症状、体征及检查，妇科感染性疾病，妇科肿瘤或瘤样病变，生殖器损伤疾病，妇科急慢性腹痛，子宫内膜异位症和子宫腺肌症，生殖器发育异常，妊娠生理，妊娠诊断，产前检查与孕期保健，遗传咨询、产前筛查与产前诊断，妊娠并发症，妊娠合并内外科疾病，胎儿异常与多胎妊娠，胎儿附属物异常，正常分娩，异常分娩，分娩并发症，产褥期与产褥期疾病共 20 部分，全书共 1219 条，每条名词均给出了定义和注释。书末附有英汉、汉英两种索引，以便读者检索。

　　本书公布的名词是科研、教学、生产、经营及新闻出版等部门应遵照使用的妇产科学规范名词。

图书在版编目（CIP）数据

妇产科学名词 / 医学名词审定委员会，妇产科学名词审定分委员会审定. --
北京：科学出版社，2025. 3. -- ISBN 978-7-03-081145-5

Ⅰ．R71-61

中国国家版本馆 CIP 数据核字第 20258BF316 号

责任编辑：商　涛　沈红芬　许红霞　杨　威 / 责任校对：张小霞
责任印制：肖　兴 / 封面设计：马晓敏

科学出版社 出版
北京东黄城根北街 16 号
邮政编码：100717
http://www.sciencep.com

北京中科印刷有限公司印刷
科学出版社发行　各地新华书店经销

*

2025 年 3 月第　一　版　　开本：787×1092 1/16
2025 年 3 月第一次印刷　　印张：11 3/4
字数：270 000
定价：118.00 元
（如有印装质量问题，我社负责调换）

全国科学技术名词审定委员会
第七届委员会委员名单

特邀顾问：路甬祥　许嘉璐　韩启德

主　　任：白春礼

副 主 任：梁言顺　黄　卫　田学军　蔡　昉　邓秀新　何　雷　何鸣鸿
　　　　　裴亚军

常　　委（以姓名笔画为序）：

田立新	曲爱国	刘会洲	孙苏川	沈家煊	宋　军	张　军
张伯礼	林　鹏	周文能	饶克勤	袁亚湘	高　松	康　乐
韩　毅	雷筱云					

委　　员（以姓名笔画为序）：

卜宪群	王　军	王子豪	王同军	王建军	王建朗	王家臣
王清印	王德华	尹虎彬	邓初夏	石　楠	叶玉如	田　森
田胜立	白殿一	包为民	冯大斌	冯惠玲	毕健康	朱　星
朱士恩	朱立新	朱建平	任　海	任南琪	刘　青	刘正江
刘连安	刘国权	刘晓明	许毅达	那伊力江·吐尔干		孙宝国
孙瑞哲	李一军	李小娟	李志江	李伯良	李学军	李承森
李晓东	杨　鲁	杨　群	杨汉春	杨安钢	杨焕明	汪正平
汪雄海	宋　彤	宋晓霞	张人禾	张玉森	张守攻	张社卿
张建新	张绍祥	张洪华	张继贤	陆雅海	陈　杰	陈光金
陈众议	陈言放	陈映秋	陈星灿	陈超志	陈新滋	尚智丛
易　静	罗　玲	周　畅	周少来	周洪波	郑宝森	郑筱筠
封志明	赵永恒	胡秀莲	胡家勇	南志标	柳卫平	闻映红
姜志宏	洪定一	莫纪宏	贾承造	原遵东	徐立之	高　怀
高　福	高培勇	唐志敏	唐绪军	益西桑布	黄清华	黄璐琦
萨楚日勒图		龚旗煌	阎志坚	梁曦东	董　鸣	蒋　颖
韩振海	程晓陶	程恩富	傅伯杰	曾明荣	谢地坤	赫荣乔
蔡　怡	谭华荣					

第四届医学名词审定委员会委员名单

主　任：陈　竺

副主任：饶克勤　刘德培　贺福初　郑树森　王　宇　罗　玲

委　员（以姓名笔画为序）：

于　欣　王　辰　王永明　王汝宽　李兆申　杨伟炎

沈　悌　张玉森　陈　杰　屈婉莹　胡仪吉　徐建国

曾正陪　照日格图　魏丽惠

秘书长：张玉森（兼）

妇产科学名词审定分委员会委员名单

主　任：乔　杰　　赵扬玉

委　员　（以姓名笔画为序）：

王子莲　　王建六　　冯　玲　　朱　兰　　刘开江　　刘俊涛

刘彩霞　　陈敦金　　周应芳　　胡娅莉　　黄向华　　梁华茂

梁志清　　韩劲松　　漆洪波

秘　书：陈　扬　　姚　颖

妇产科学名词编写委员会委员名单

白春礼序

　　科技名词伴随科技发展而生，是概念的名称，承载着知识和信息。如果说语言是记录文明的符号，那么科技名词就是记录科技概念的符号，是科技知识得以传承的载体。我国古代科技成果的传承，即得益于此。《山海经》记录了山、川、陵、台及几十种矿物名；《尔雅》19篇中，有16篇解释名物词，可谓是我国最早的术语词典；《梦溪笔谈》第一次给"石油"命名并一直沿用至今；《农政全书》创造了大量农业、土壤及水利工程名词；《本草纲目》使用了数百种植物和矿物岩石名称。延传至今的古代科技术语，体现着圣哲们对科技概念定名的深入思考，在文化传承、科技交流的历史长河中做出了不可磨灭的贡献。

　　科技名词规范工作是一项基础性工作。我们知道，一个学科的概念体系是由若干个科技名词搭建起来的，所有学科概念体系整合起来，就构成了人类完整的科学知识架构。如果说概念体系构成了一个学科的"大厦"，那么科技名词就是其中的"砖瓦"。科技名词审定和公布，就是为了生产出标准、优质的"砖瓦"。

　　科技名词规范工作是一项需要重视的基础性工作。科技名词的审定就是依照一定的程序、原则、方法对科技名词进行规范化、标准化，在厘清概念的基础上恰当定名。其中，对概念的把握和厘清至关重要，因为如果概念不清晰、名称不规范，势必会影响科学研究工作的顺利开展，甚至会影响对事物的认知和决策。举个例子，我们在讨论科技成果转化问题时，经常会有"科技与经济'两张皮'""科技对经济发展贡献太少"等说法，尽管在通常的语境中，把科学和技术连在一起表述，但严格说起来，会导致在认知上没有厘清科学与技术之间的差异，而简单把技术研发和生产实际之间脱节的问题理解为科学研究与生产实际之间的脱节。一般认为，科学主要揭示自然的本质和内在规律，回答"是什么"和"为什么"的问题，技术以改造自然为目的，回答"做什么"和"怎么做"的问题。科学主要表现为知识形态，是创造知识的研究，技术则具有物化形态，是综合利用知识于需求的研究。科学、技术是不同类型的创新活动，有着不同的发展规律，体现不同的价值，需要形成对不同性质的研发活动进行分类支持、分类评价的科学管理体系。从这个角度来看，科技名词规范工作是一项必不可少的基础性工作。我非常同意老一辈专家叶笃正的观点，他认为："科技名词规范化工作的作用比我们想象的还要大，是一项事关我国科技事业发展的基础设施建设工作！"

科技名词规范工作是一项需要长期坚持的基础性工作。我国科技名词规范工作已经有 110 年的历史。1909 年清政府成立科学名词编订馆，1932 年南京国民政府成立国立编译馆，是为了学习、引进、吸收西方科学技术，对译名和学术名词进行规范统一。中华人民共和国成立后，随即成立了"学术名词统一工作委员会"。1985 年，为了更好地促进我国科学技术的发展，推动我国从科技弱国向科技大国迈进，国家成立了"全国自然科学名词审定委员会"，主要对自然科学领域的名词进行规范统一。1996 年，国家批准将"全国自然科学名词审定委员会"改为"全国科学技术名词审定委员会"，是为了响应科教兴国战略，促进我国由科技大国向科技强国迈进，而将工作范围由自然科学技术领域扩展到工程技术、人文社会科学等领域。科学技术发展到今天，信息技术和互联网技术在不断突进，前沿科技在不断取得突破，新的科学领域在不断产生，新概念、新名词在不断涌现，科技名词规范工作仍然任重道远。

110 年的科技名词规范工作，在推动我国科技发展的同时，也在促进我国科学文化的传承。科技名词承载着科学和文化，一个学科的名词，能够勾勒出学科的面貌、历史、现状和发展趋势。我们不断地对学科名词进行审定、公布、入库，形成规模并提供使用，从这个角度来看，这项工作又有几分盛世修典的意味，可谓"功在当代，利在千秋"。

在党和国家重视下，我们依靠数千位专家学者，已经审定公布了 65 个学科领域的近 50 万条科技名词，基本建成了科技名词体系，推动了科技名词规范化事业协调可持续发展。同时，在全国科学技术名词审定委员会的组织和推动下，海峡两岸科技名词的交流对照统一工作也取得了显著成果。两岸专家已在 30 多个学科领域开展了名词交流对照活动，出版了 20 多种两岸科学名词对照本和多部工具书，为两岸和平发展做出了贡献。

作为全国科学技术名词审定委员会现任主任委员，我要感谢历届委员会所付出的努力。同时，我也深感责任重大。

十九大的胜利召开具有划时代意义，标志着我们进入了新时代。新时代，创新成为引领发展的第一动力。习近平总书记在十九大报告中，从战略高度强调了创新，指出创新是建设现代化经济体系的战略支撑，创新处于国家发展全局的核心位置。在深入实施创新驱动发展战略中，科技名词规范工作是其基本组成部分，因为科技的交流与传播、知识的协同与管理、信息的传输与共享，都需要一个基于科学的、规范统一的科技名词体系和科技名词服务平台作为支撑。

我们要把握好新时代的战略定位，适应新时代新形势的要求，加强与科技的协同发展。一方面，要继续发扬科学民主、严谨求实的精神，保证审定公布成果的权威性和规范性。科技名词审定是一项既具规范性又有研究性，既具协调性又有长期性的综合性工作。在长期的科技名词审定工作实践中，全国科学技术名词审定委员会积累了丰富的经验，形成了一套完整的组织和审定流程。这一流程，有利于确立公布名词的权威性，有利于保证公布名词的规范性。但是，我们仍然要创新审定机制，高质高效地完成科技名词审定公布任务。另一方面，在做好科技名词审定公布工作的同时，我们要瞄准世界科技前沿，服务于前瞻性基础研究。习总书记在报告中特别提到"中国天眼"、"悟空号"暗物质粒子探测卫星、"墨子号"量子科学实验卫星、天官二号和"蛟龙号"载人潜水器等重大科技成果，这些都是随着我国科技发展诞生的新概念、新名词，是科技名词规范工作需要关注的热点。围绕新时代中国特色社会主义发展的重大课题，服务于前瞻性基础研究、新的科学领域、新的科学理论体系，应该是新时代科技名词规范工作所关注的重点。

未来，我们要大力提升服务能力，为科技创新提供坚强有力的基础保障。全国科学技术名词审定委员会第七届委员会成立以来，在创新科学传播模式、推动成果转化应用等方面作了很多努力。例如，及时为113号、115号、117号、118号元素确定中文名称，联合中国科学院、国家语言文字工作委员会召开四个新元素中文名称发布会，与媒体合作开展推广普及，引起社会关注。利用大数据统计、机器学习、自然语言处理等技术，开发面向全球华语圈的术语知识服务平台和基于用户实际需求的应用软件，受到使用者的好评。今后，全国科学技术名词审定委员会还要进一步加强战略前瞻，积极应对信息技术与经济社会交汇融合的趋势，探索知识服务、成果转化的新模式、新手段，从支撑创新发展战略的高度，提升服务能力，切实发挥科技名词规范工作的价值和作用。

使命呼唤担当，使命引领未来，新时代赋予我们新使命。全国科学技术名词审定委员会只有准确把握科技名词规范工作的战略定位，创新思路，扎实推进，才能在新时代有所作为。

是为序。

白春礼

2018 年春

路甬祥序

我国是一个人口众多、历史悠久的文明古国，自古以来就十分重视语言文字的统一，主张"书同文、车同轨"，把语言文字的统一作为民族团结、国家统一和强盛的重要基础和象征。我国古代科学技术十分发达，以四大发明为代表的古代文明，曾使我国居于世界之巅，成为世界科技发展史上的光辉篇章。而伴随科学技术产生、传播的科技名词，从古代起就已成为中华文化的重要组成部分，在促进国家科技进步、社会发展和维护国家统一方面发挥着重要作用。

我国的科技名词规范统一活动有着十分悠久的历史。古代科学著作记载的大量科技名词术语，标志着我国古代科技之发达及科技名词之活跃与丰富。然而，建立正式的名词审定组织机构则是在清朝末年。1909 年，我国成立了科学名词编订馆，专门从事科学名词的审定、规范工作。到了新中国成立之后，由于国家的高度重视，这项工作得以更加系统地、大规模地开展。1950 年政务院设立的学术名词统一工作委员会，以及 1985 年国务院批准成立的全国自然科学名词审定委员会（现更名为全国科学技术名词审定委员会，简称全国科技名词委），都是政府授权代表国家审定和公布规范科技名词的权威性机构和专业队伍。他们肩负着国家和民族赋予的光荣使命，秉承着振兴中华的神圣职责，为科技名词规范统一事业默默耕耘，为我国科学技术的发展做出了基础性的贡献。

规范和统一科技名词，不仅在消除社会上的名词混乱现象，保障民族语言的纯洁与健康发展等方面极为重要，而且在保障和促进科技进步，支撑学科发展方面也具有重要意义。一个学科的名词术语的准确定名及推广，对这个学科的建立与发展极为重要。任何一门科学（或学科），都必须有自己的一套系统完善的名词来支撑，否则这门学科就立不起来，就不能成为独立的学科。郭沫若先生曾将科技名词的规范与统一称为"乃是一个独立自主国家在学术工作上所必须具备的条件，也是实现学术中国化的最起码的条件"，精辟地指出了这项基础性、支撑性工作的本质。

在长期的社会实践中，人们认识到科技名词的规范和统一工作对于一个国家的科技发展和文化传承非常重要，是实现科技现代化的一项支撑性的系统工程。没有这样一个系统的规范化的支撑条件，不仅现代科技的协调发展将遇到极大困难，而且在科技日益渗透人们生活各方面、各环节的今天，还将给教育、传播、交流、经贸等多方面带来困难和损害。

全国科技名词委自成立以来，已走过近20年的历程，前两任主任钱三强院士和卢嘉锡院士为我国的科技名词统一事业倾注了大量的心血和精力，在他们的正确领导和广大专家的共同努力下，取得了卓著的成就。2002年，我接任此工作，时逢国家科技、经济飞速发展之际，因而倍感责任的重大；及至今日，全国科技名词委已组建了60个学科名词审定分委员会，公布了50多个学科的63种科技名词，在自然科学、工程技术与社会科学方面均取得了协调发展，科技名词蔚成体系。而且，海峡两岸科技名词对照统一工作也取得了可喜的成绩。对此，我实感欣慰。这些成就无不凝聚着专家学者们的心血与汗水，无不闪烁着专家学者们的集体智慧。历史将会永远铭刻着广大专家学者孜孜以求、精益求精的艰辛劳作和为祖国科技发展做出的奠基性贡献。宋健院士曾在1990年全国科技名词委的大会上说过："历史将表明，这个委员会的工作将对中华民族的进步起到奠基性的推动作用。"这个预见性的评价是毫不为过的。

科技名词的规范和统一工作不仅仅是科技发展的基础，也是现代社会信息交流、教育和科学普及的基础，因此，它是一项具有广泛社会意义的建设工作。当今，我国的科学技术已取得突飞猛进的发展，许多学科领域已接近或达到国际前沿水平。与此同时，自然科学、工程技术与社会科学之间交叉融合的趋势越来越显著，科学技术迅速普及到了社会各个层面，科学技术同社会进步、经济发展已紧密地融为一体，并带动着各项事业的发展。所以，不仅科学技术发展本身产生的许多新概念、新名词需要规范和统一，而且由于科学技术的社会化，社会各领域也需要科技名词有一个更好的规范。另外，随着香港、澳门的回归，海峡两岸科技、文化、经贸交流不断扩大，祖国实现完全统一更加迫近，两岸科技名词对照统一任务也十分迫切。因而，我们的名词工作不仅对科技发展具有重要的价值和意义，而且在经济发展、社会进步、政治稳定、民族团结、国家统一和繁荣等方面都具有不可替代的特殊价值和意义。

最近，中央提出树立和落实科学发展观，这对科技名词工作提出了更高的要求。我们要按照科学发展观的要求，求真务实，开拓创新。科学发展观的本质与核心是以人为本，我们要建设一支优秀的名词工作队伍，既要保持和发扬老一辈科技名词工作者的优良传统，坚持真理、实事求是、甘于寂寞、淡泊名利，又要根据新形势的要求，面向未来、协调发展、与时俱进、锐意创新。此外，我们要充分利用网络等现代科技手段，使规范科技名词得到更好的传播和应用，为迅速提高全民文化素质做出更大贡献。科学发展观的基本要求是坚持以人为本，全面、协调、可持续发展，因此，科技名词工作既要紧密围绕当前国民经济建设形势，着重开展好科技领域的学科名词审定工作，同时又要在强调经济社会以及人与自然协调发展的思想指导下，开展好社会科学、文化教育和资源、生态、环境领域的科学名词审定工作，促进各个学科领域的相互融合和共同繁荣。科学发展观非常注重可持续发展的理念，因此，我们在不断丰富和发展已建立的科技名词体系的同时，还要进一步研究具有中国特色的术语学理论，以创建中国的术语学派。研究和建立中国特色的术语学理论，也是一种知识创新，是实现科技名词工作可持续发展的必由之路，我们应当为此付出更大的努力。

当前国际社会已处于以知识经济为走向的全球经济时代，科学技术发展的步伐将会越来越快。我国已加入世贸组织，我国的经济也正在迅速融入世界经济主流，因而国内外科技、文化、经贸的交流将越来越广泛和深入。可以预言，21世纪中国的经济和中国的语言文字都将对国际社会产生空前的影响。因此，在今后10到20年之间，科技名词工作就变得更具现实意义，也更加迫切。"路漫漫其修远兮，吾将上下而求索"，我们应当在今后的工作中，进一步解放思想，务实创新、不断前进。不仅要及时地总结这些年来取得的工作经验，更要从本质上认识这项工作的内在规律，不断地开创科技名词统一工作新局面，做出我们这代人应当做出的历史性贡献。

2004 年深秋

卢嘉锡序

科技名词伴随科学技术而生，犹如人之诞生其名也随之产生一样。科技名词反映着科学研究的成果，带有时代的信息，铭刻着文化观念，是人类科学知识在语言中的结晶。作为科技交流和知识传播的载体，科技名词在科技发展和社会进步中起着重要作用。

在长期的社会实践中，人们认识到科技名词的统一和规范化是一个国家和民族发展科学技术的重要的基础性工作，是实现科技现代化的一项支撑性的系统工程。没有这样一个系统的规范化的支撑条件，科学技术的协调发展将遇到极大的困难。试想，假如在天文学领域没有关于各类天体的统一命名，那么，人们在浩瀚的宇宙当中，看到的只能是无序的混乱，很难找到科学的规律。如是，天文学就很难发展。其他学科也是这样。

古往今来，名词工作一直受到人们的重视。严济慈先生60多年前说过，"凡百工作，首重定名；每举其名，即知其事"。这句话反映了我国学术界长期以来对名词统一工作的认识和做法。古代的孔子曾说"名不正则言不顺"，指出了名实相副的必要性。荀子也曾说"名有固善，径易而不拂，谓之善名"，意为名有完善之名，平易好懂而不被人误解之名，可以说是好名。他的"正名篇"即是专门论述名词术语命名问题的。近代的严复则有"一名之立，旬月踟蹰"之说。可见在这些有学问的人眼里，"定名"不是一件随便的事情。任何一门科学都包含很多事实、思想和专业名词，科学思想是由科学事实和专业名词构成的。如果表达科学思想的专业名词不正确，那么科学事实也就难以令人相信了。

科技名词的统一和规范化标志着一个国家科技发展的水平。我国历来重视名词的统一与规范工作。从清朝末年的科学名词编订馆，到1932年成立的国立编译馆，以及新中国成立之初的学术名词统一工作委员会，直至1985年成立的全国自然科学名词审定委员会(现已改名为全国科学技术名词审定委员会，简称全国名词委)，其使命和职责都是相同的，都是审定和公布规范名词的权威性机构。现在，参与全国名词委领导工作的单位有中国科学院、科学技术部、教育部、中国科学技术协会、国家自然科学基金委员会、新闻出版署、国家质量技术监督局、国家广播电影电视总局、国家知识产权局和国家语言文字工作委员会,这些部委各自选派了有关领导干部担任全国名词委的领导,有力地推动科技名词的统一和推广应用工作。

全国名词委成立以后,我国的科技名词统一工作进入了一个新的阶段。在第一任主任委员钱三强同志的组织带领下,经过广大专家的艰苦努力,名词规范和统一工作取得了显著的成绩。1992 年三强同志不幸谢世。我接任后,继续推动和开展这项工作。在国家和有关部门的支持及广大专家学者的努力下,全国名词委 15 年来按学科共组建了 50 多个学科的名词审定分委员会,有 1800 多位专家、学者参加名词审定工作,还有更多的专家、学者参加书面审查和座谈讨论等,形成的科技名词工作队伍规模之大、水平层次之高前所未有。15 年间共审定公布了包括理、工、农、医及交叉学科等各学科领域的名词共计 50 多种。而且,对名词加注定义的工作经试点后业已逐渐展开。另外,遵照术语学理论,根据汉语汉字特点,结合科技名词审定工作实践,全国名词委制定并逐步完善了一套名词审定工作的原则与方法。可以说,在 20 世纪的最后 15 年中,我国基本上建立起了比较完整的科技名词体系,为我国科技名词的规范和统一奠定了良好的基础,对我国科研、教学和学术交流起到了很好的作用。

在科技名词审定工作中,全国名词委密切结合科技发展和国民经济建设的需要,及时调整工作方针和任务,拓展新的学科领域开展名词审定工作,以更好地为社会服务、为国民经济建设服务。近些年来,又对科技新词的定名和海峡两岸科技名词对照统一工作给予了特别的重视。科技新词的审定和发布试用工作已取得了初步成效,显示了名词统一工作的活力,跟上了科技发展的步伐,起到了引导社会的作用。两岸科技名词对照统一工作是一项有利于祖国统一大业的基础性工作。全国名词委作为我国专门从事科技名词统一的机构,始终把此项工作视为自己责无旁贷的历史性任务。通过这些年的积极努力,我们已经取得了可喜的成绩。做好这项工作,必将对弘扬民族文化,促进两岸科教、文化、经贸的交流与发展做出历史性的贡献。

科技名词浩如烟海,门类繁多,规范和统一科技名词是一项相当繁重而复杂的长期工作。在科技名词审定工作中既要注意同国际上的名词命名原则与方法相衔接,又要依据和发挥博大精深的汉语文化,按照科技的概念和内涵,创造和规范出符合科技规律和汉语文字结构特点的科技名词。因而,这又是一项艰苦细致的工作。广大专家学者字斟句酌，精益求精，以高度的社会责任感和敬业精神投身于这项事业。可以说，全国名词委公布的名词是广大专家学者心血的结晶。这里，我代表全国名词委，向所有参与这项工作的专家学者们致以崇高的敬意和衷心的感谢！

审定和统一科技名词是为了推广应用。要使全国名词委众多专家多年的劳动成果——规范名词，成为社会各界及每位公民自觉遵守的规范，需要全社会的理解和支持。国务院和 4 个有关部委 [国家科委(今科学技术部)、中国科学院、国家教委(今教育部)和新闻出版署] 已分别于 1987 年和 1990 年行文全国，要求全国各科研、教学、生产、经营以及新闻出版等单位遵照使用全国名词委审定公布的名词。希望社会各界自觉认真地执行，共同做好这项对于科技发展、社会进步和国家统一极为重要的基础工作，为振兴中华而努力。

值此全国名词委成立 15 周年、科技名词书改装之际，写了以上这些话。是为序。

卢嘉锡

2000 年夏

钱 三 强 序

科技名词术语是科学概念的语言符号。人类在推动科学技术向前发展的历史长河中，同时产生和发展了各种科技名词术语，作为思想和认识交流的工具，进而推动科学技术的发展。

我国是一个历史悠久的文明古国，在科技史上谱写过光辉篇章。中国科技名词术语，以汉语为主导，经过了几千年的演化和发展，在语言形式和结构上体现了我国语言文字的特点和规律，简明扼要，蓄意深切。我国古代的科学著作，如已被译为英、德、法、俄、日等文字的《本草纲目》《天工开物》等，包含大量科技名词术语。从元、明以后，开始翻译西方科技著作，创译了大批科技名词术语，为传播科学知识，发展我国的科学技术起到了积极作用。

统一科技名词术语是一个国家发展科学技术所必须具备的基础条件之一。世界经济发达国家都十分关心和重视科技名词术语的统一。我国早在 1909 年就成立了科学名词编订馆，后又于 1919 年中国科学社成立了科学名词审定委员会，1928 年大学院成立了译名统一委员会。1932 年成立了国立编译馆，在当时教育部主持下先后拟订和审查了各学科的名词草案。

新中国成立后，国家决定在政务院文化教育委员会下，设立学术名词统一工作委员会，郭沫若任主任委员。委员会分设自然科学、社会科学、医药卫生、艺术科学和时事名词五大组，聘任了各专业著名科学家、专家，审定和出版了一批科学名词，为新中国成立后的科学技术的交流和发展起到了重要作用。后来，由于历史的原因，这一重要工作陷于停顿。

当今，世界科学技术迅速发展，新学科、新概念、新理论、新方法不断涌现，相应地出现了大批新的科技名词术语。统一科技名词术语，对科学知识的传播，新学科的开拓，新理论的建立，国内外科技交流，学科和行业之间的沟通，科技成果的推广、应用和生产技术的发展，科技图书文献的编纂、出版和检索，科技情报的传递等方面，都是不可缺少的。特别是计算机技术的推广使用，对统一科技名词术语提出了更紧迫的要求。

为适应这种新形势的需要，经国务院批准，1985 年 4 月正式成立了全国自然科学名词审定委员会。委员会的任务是确定工作方针，拟定科技名词术语审定工作计划、实施方案和步骤，组织审定自然科学各学科名词术语，并予以公布。根据国务院授权，委员会审定公布的名词术语，科研、教学、生产、经营以及新闻出版等各部门，均应遵照使用。

全国自然科学名词审定委员会由中国科学院、国家科学技术委员会、国家教育委员会、中国科学技术协会、国家技术监督局、国家新闻出版署、国家自然科学基金委员会分别委派了正、副主任担任领导工作。在中国科协各专业学会密切配合下，逐步建立各专业审定分委员会，并已建立起一支由各学科著名专家、学者组成的近千人的审定队伍，负责审定本学科的名词术语。我国的名词审定工作进入了一个新的阶段。

这次名词术语审定工作是对科学概念进行汉语订名，同时附以相应的英文名称，既有我国语言特色，又方便国内外科技交流。通过实践，初步摸索了具有我国特色的科技名词术语审定的原则与方法，以及名词术语的学科分类、相关概念等问题，并开始探讨当代术语学的理论和方法，以期逐步建立起符合我国语言规律的自然科学名词术语体系。

统一我国的科技名词术语，是一项繁重的任务，它既是一项专业性很强的学术性工作，又涉及亿万人使用习惯的问题。审定工作中我们要认真处理好科学性、系统性和通俗性之间的关系；主科与副科间的关系；学科间交叉名词术语的协调一致；专家集中审定与广泛听取意见等问题。

汉语是世界五分之一人口使用的语言，也是联合国的工作语言之一。除我国外，世界上还有一些国家和地区使用汉语，或使用与汉语关系密切的语言。做好我国的科技名词术语统一工作，为今后对外科技交流创造了更好的条件，使我炎黄子孙，在世界科技进步中发挥更大的作用，做出重要的贡献。

统一我国科技名词术语需要较长的时间和过程，随着科学技术的不断发展，科技名词术语的审定工作，需要不断地发展、补充和完善。我们将本着实事求是的原则，严谨的科学态度做好审定工作，成熟一批公布一批，提供各界使用。我们特别希望得到科技界、教育界、经济界、文化界、新闻出版界等各方面同志的关心、支持和帮助，共同为早日实现我国科技名词术语的统一和规范化而努力。

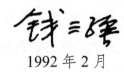

1992 年 2 月

前　言

　　妇产科学是一门具有自身特点的医学学科，对保护女性身体和生殖健康及防治各种妇产科疾病起着重要的作用。随着科学技术的进步、社会的发展、知识技术的不断更新，妇产科学新理论和新技术不断涌现，现有名词已不能满足妇产科学各方面工作的需要，而且大量新出现的名词术语带来了内涵理解、应用和交流方面的新问题。因此，妇产科学名词术语的规范化和标准化对于推动我国妇产科医学事业的健康发展，促进学科内部与对外交流，无疑具有十分重要的意义。

　　受全国科学技术名词审定委员会（以下简称"全国科技名词委"）和中华医学会名词审定委员会的委托，北京大学常务副校长、北京大学医学部主任乔杰院士牵头，于2019年4月14日成立了妇产科学名词编写委员会和审定分委员会，启动了妇产科学名词的编写审定工作。妇产科学名词审定分委员会主任由乔杰院士和北京大学第三医院妇产科主任赵扬玉教授担任；编写和审定委员由50余位从事妇产科学专业工作的专家组成。按照全国科技名词委制定的《科学技术名词审定的原则及方法》，编写委员会确定了编写范围，拟定了编写大纲，落实了组织分工，开始收集、编写词条。经过几十名妇产科领域专家的反复修改、核对、整理，并于2020年12月、2021年9月进行了两次集中审定，在词条选弃、中英文核对、中文释义及格式等方面反复修改和审定，形成妇产科学名词征求意见稿，广泛征求国内妇产科学专业工作者的意见。于2022年5月完成征求意见稿的修订并上报全国科技名词委。2022年11月全国科技名词委再次组织妇产科学名词审定分委员会专家进行了稿件审定。妇产科学名词审定分委员会对专家提出的意见再次进行了研究并进行了相应修改。2023年5月召开妇产科学名词定稿会，经过充分的讨论后汇总专家意见，形成了上报稿件。2024年2月，经全国科技名词委审核批准，在全国科技名词委网站及有关媒体上公示征求社会意见，预公布期限为3个月。在此期间，请社会各界人士为本学科名词建言献策。结合反馈意见修改完善后，本名词规范由全国科技名词委正式对外公布，供全国各科研、教学、生产、经营及新闻出版等部门遵照使用。

　　医学名词审定是一项费时费力的工作，需要翻阅大量的参考文献，只有具有奉献精神、任劳任怨的人才能胜任此项任务。我们在此由衷感谢全体编审人员的辛勤付出，全国科技名词委专家的悉心指导，以及许多参与名词编写与审定工作但并未能在编写委员会、审定分委员会名单中列出的专家的付出。妇产科学相关领域发展迅速、内容涵盖广，编写难度可想而知。全体编审人员虽做出最大努力，但因水平、精力所限，书中不可避免地存在不足之处，殷切希望学界同仁提出宝贵意见，以期再版时修订与完善。

妇产科学名词审定分委员会
2024年1月

编 排 说 明

一、本书公布的是妇产科学基本名词，共 1219 条，每条名词均给出了定义或注释。

二、全书分 20 部分：总论，妇科症状、体征及检查，妇科感染性疾病，妇科肿瘤或瘤样病变，生殖器损伤疾病，妇科急慢性腹痛，子宫内膜异位症和子宫腺肌症，生殖器发育异常，妊娠生理，妊娠诊断，产前检查与孕期保健，遗传咨询、产前筛查与产前诊断，妊娠并发症，妊娠合并内外科疾病，胎儿异常与多胎妊娠，胎儿附属物异常，正常分娩，异常分娩，分娩并发症，产褥期与产褥期疾病。

三、正文按汉文名所属学科的相关概念体系排列。汉文名后给出了与该词概念相对应的英文名。

四、每个汉文名都附有相应的定义或注释。定义一般只给出其基本内涵，注释则扼要说明其特点。当一个汉文名有不同的概念时，则用（1）（2）等表示。

五、一个汉文名对应几个英文同义词时，英文词之间用"，"分开。

六、凡英文词的首字母大、小写均可时，一律小写；英文除必须用复数者，一般用单数形式。

七、"［ ］"中的字为可省略的部分。

八、主要异名和释文中的条目用楷体表示。"全称""简称"是与正名等效使用的名词；"又称"为非推荐名，只在一定范围内使用；"俗称"为非学术用语；"曾称"为被淘汰的旧名。

九、正文后所附的英汉索引按英文字母顺序排列；汉英索引按汉语拼音顺序排列。所示号码为该词在正文中的序码。索引中带"*"者为规范名的异名或在释文中出现的条目。

目　录

正文

附录

01. 总 论

01.001 妇产科学 obstetrics and gynecology
研究女性生殖系统生理、病理变化及生育调控的一门临床医学学科，由产科学和妇科学组成。

01.002 妇科学 gynecology
研究女性非妊娠期生殖系统生理和病理改变，并对病理改变进行预防、诊断和处理的一门临床医学学科。

01.003 产科学 obstetrics
研究女性在妊娠期、分娩期及产褥期全过程中孕产妇、胚胎及胎儿所发生的生理和病理变化，并对病理改变进行预防、诊断和处理的一门临床医学学科。

01.004 围产医学 perinatology
研究围产期孕妇、胎儿和早期新生儿的监护及其病理改变的预防、诊断和处理的一门交叉学科。

01.005 母胎医学 maternal fetal medicine
为保障母婴健康，减少出生缺陷，提高出生人口素质，在产科学、影像学、遗传学、发育学等多学科的基础上整合形成的一门交叉学科。

01.006 阴道 vagina
连接子宫和外生殖器的肌性管道。是女性的性交器官，也是排出月经和娩出胎儿的管道。由黏膜、肌层和外膜组成，富于伸展性。

01.007 子宫 uterus
女性孕育胎儿和产生月经的中空性肌性器官。分底、体和颈3个部分。

01.008 子宫颈 cervix uteri
简称"宫颈"。子宫下端长而狭细的呈圆柱状部分。上与子宫体相连，下端连于阴道。以阴道为界又分为子宫颈阴道上部及子宫颈阴道部。

01.009 卵巢 ovary
位于盆腔内、左右各一的扁椭圆形的女性性腺。是产生并排出卵子及分泌甾体激素的性器官。

01.010 输卵管 fallopian tube, oviduct
一对细长而弯曲的肌性管道，为卵子和精子的结合场所及运送受精卵的通道。位于子宫阔韧带的上缘内，内侧与子宫角相连通，外侧端游离呈伞状，达卵巢上方。全长8～14cm，左、右各一。

01.011 骨盆 pelvis
由骶骨、尾骨、左右髋骨及耻骨联合组成的骨环。是躯干和下肢之间的骨性连接，是支持躯干和保护盆腔脏器的重要结构，又是胎儿娩出时必经的骨性产道，其大小、形态与分娩密切相关。

01.012 骨盆底 pelvic floor
由多层肌肉和筋膜构成的封闭骨盆出口的结构。有尿道、阴道和直肠贯穿其中。其前方为耻骨联合下缘，后方为尾骨尖，两侧为耻骨降支、坐骨升支及坐骨结节，起承托并保持子宫、膀胱和直肠等盆腔脏器正常位置的作用。

01.013 骨盆入口 pelvic inlet，superior pelvic aperture
又称"骨盆上口"。由前界的耻骨梳、两侧界的弓状线和后界的骶岬围成的骨盆腔的入口。

01.014 骨盆出口 pelvic outlet，inferior pelvic aperture
又称"骨盆下口"。由后方的尾骨尖，两侧的左、右骶结节韧带及坐骨结节，前方的坐骨下支、耻骨下支及耻骨弓状韧带围成的骨盆腔出口。形状不规则，较入口狭窄。

01.015 妊娠 pregnancy
胚胎和胎儿在母体内生长发育的过程。成熟卵子受精是妊娠的开始，胎儿及其附属物自母体排出是妊娠的终止。妊娠是非常复杂、变化极为协调的生理过程。

01.016 受精卵 fertilized ovum，oosperm
受精过程完成时，雌雄两个单倍体原核相互靠拢融合后所形成的新的二倍体细胞。

01.017 胚胎 embryo
妊娠10周（受精后8周）内的人胚。是器官分化、形成的时期。

01.018 胎儿 fetus
自妊娠第11周（受精后第9周）起至出生前的发育中的人体，是生长和成熟的时期。

02.　妇科症状、体征及检查

02.01　妇科疾病常见症状及体征

02.001 阴道出血 vaginal bleeding
又称"阴道流血"。除正常月经外，女性生殖器任何部位，包括阴道、宫颈、宫体等发生的出血并经阴道流出。

02.002 月经过多 menorrhagia
曾称"月经频多"。月经总量超过80ml的症状。

02.003 不规则阴道出血 menometrorrhagia
完全无月经周期规律可循的阴道出血。多见于无排卵性异常子宫出血。

02.004 接触性出血 contact bleeding
在性交、阴道检查后出现的阴道出血。色鲜红，量可多可少，出血部位多为宫颈。可见于宫颈癌、宫颈炎等。

02.005 经间期出血 intermenstrual bleeding
又称"月经间期出血"。有规律的、在可预期的月经之间发生的阴道出血。包括随机出现和每个周期固定时间出现的出血。按出血的时间可分为卵泡期出血、围排卵期出血、黄体期出血。

02.006 卵泡期出血 postmenstrual spotting
月经干净到排卵日期间出现的阴道出血。

02.007 围排卵期出血 periovulation spotting
由排卵所致的雌激素水平短暂下降，子宫内膜失去雌激素的支持，出现子宫内膜脱落，从而引起排卵期后的少量阴道出血。

02.008　黄体期出血　premenstrual spotting
发生在黄体期的阴道出血。多由黄体功能不全，子宫内膜发生脱落所致。

02.009　绝经后阴道出血　postmenopausal vaginal bleeding
绝经后女性出现的阴道出血。

02.010　白带　leukorrhea
由阴道黏膜渗出液、宫颈管及子宫内膜腺体分泌物等混合而成的女性阴道分泌物。其形成与雌激素作用有关。

02.011　生理性白带　physiological leukorrhea
女性生理状态下产生的阴道分泌物。正常呈白色稀糊状或蛋清样，黏稠、量少、无异味。一般在月经前后2～3天、排卵期及妊娠期增多；青春期前及绝经后较少。

02.012　病理性白带　pathological leukorrhea
女性患有某种妇科疾病如生殖道炎症或发生癌变时产生的，量或者形态不同于生理状态的阴道分泌物。

02.013　盆腔包裹性积液　pelvic encapsulated effusion
盆腔粘连导致液体局限于盆腔的某一部位而形成的囊肿样改变。多继发于盆腹腔手术或盆腔炎症。

02.014　腹壁血肿　abdominal wall hematoma
因外伤、手术或其他原因导致腹壁局部血管破裂引起的局限性腹壁内出血，局部隆起，形成包块。

02.02　妇科体格检查

02.015　外阴部检查　vulval examination
通过目测及触诊对外阴进行初步的常规检查。包括观察外阴发育及阴毛分布，注意大阴唇、小阴唇及会阴部位有无皮炎、溃疡、赘生物或色素减退等变化；观察阴蒂、尿道口及处女膜情况，有无会阴侧切及陈旧撕裂瘢痕；必要时嘱屏气用力，观察有无阴道前后壁膨出、子宫脱垂或压力性尿失禁，如有肿物需要触诊其质地、边界、活动度、有无压痛等，为进一步诊断提供依据。

02.016　阴道窥器检查　vaginal speculum examination
使用阴道窥器对有性生活的女性进行的阴道及宫颈检查。通过检查协助判断是否有阴道炎、宫颈炎、宫颈癌等疾病。

02.017　双合诊检查　bimanual examination
应用经阴道、腹部联合检查法了解盆腔脏器情况的检查。检查者一只手的两指或一指放入阴道，另一只手在腹部配合检查。目的主要是扪清阴道壁、宫颈、宫体、输卵管、卵巢、子宫韧带及宫旁结缔组织，了解女性内生殖器情况及有无盆腔内其他组织来源的肿块及有无压痛。是盆腔检查中最重要的项目。

02.018　子宫前倾　anteversion of uterus
子宫体向前朝向耻骨倾斜的状态。

02.019　子宫后倾　retroversion of uterus
子宫体向后朝向骶骨倾斜的状态。

02.020　子宫前屈　anteflexion of uterus
子宫体与宫颈间的纵轴形成的角度朝向前方的子宫位置。

02.021　子宫后屈　retroflexion of uterus

子宫体与宫颈间的纵轴形成的角度朝向后方的子宫位置。

02.022 三合诊检查 rectovaginal examination
应用经直肠、阴道、腹部联合检查法进行的盆腔检查。是双合诊检查的补充，有助于查清盆腔后部及子宫直肠窝的情况。

02.023 直肠–腹诊检查 rectal-abdominal examination
又称"肛腹诊""肛查"。对于无性生活史、阴道闭锁或因其他原因不宜行阴道、腹部双合诊检查的患者所进行的盆腔检查方式。检查者一只手示指伸入直肠，另一只手在腹部配合检查，以了解子宫、附件及盆腔情况。

02.03　妇科常用检查

02.024 生殖道脱落细胞学检查 cytology of genital tract
通过获取生殖道脱落的上皮细胞（如阴道上段、宫颈阴道部、宫颈管及子宫腔、输卵管上皮细胞等），协助判断生殖道生理及病理变化的检查。

02.025 阴道细胞涂片 vaginal smear
取阴道上皮细胞以了解卵巢或胎盘功能的方法。对于有性生活史的妇女，一般在阴道侧壁上1/3处轻轻刮取细胞，在玻片上涂片并固定。

02.026 [子]宫颈刮片 cervical pap smear
又称"[子]宫颈刷片"。在宫颈外口鳞–柱状上皮交界处，以宫颈外口为圆心，用木质铲形小刮板轻轻旋转刮取或锥形刷旋转刮取数周，刮取局部脱落细胞并固定以进一步明确有无宫颈细胞学改变的方法。是宫颈癌筛查的重要方法。

02.027 液基薄层细胞学检查 thinprep cytologic test, TCT
采用液基薄层细胞检测系统检测宫颈脱落细胞，并进行细胞学分类诊断的方法。与传统的宫颈刮片检查相比，该检查明显提高了标本的满意度及宫颈异常细胞的检出率。

02.028 [子]宫腔吸片 uterine cavity aspiration smear
对可疑子宫腔内病变进行的一种吸取宫腔组织的方法。采用特制吸管伸入宫腔，吸出宫腔内容物，将吸出物涂片、固定、染色以进一步诊断的方法。

02.029 巴氏染色法 Papanicolaou staining
一种脱落细胞染色的方法。包括固定、核染色、胞质染色、封片、透明等步骤。主要用于检查雌激素水平及筛查癌细胞。

02.030 巴氏分级系统 Papanicolaou system for cervical cytology
子宫颈和阴道细胞学的传统分类方法。按细胞学诊断标准分成五级。该方法使细胞学的诊断与组织病理学术语一致并与临床处理密切结合，以发现没有任何症状的宫颈病变。

02.031 宫颈细胞学贝塞斯达报告系统 the Bethesda system for reporting cervical cytology
又称"TBS分类法"。1988年美国国家癌症研究所在马里兰州贝塞斯达（Bethesda）召开会议制定了阴道贝塞斯达命名系统。于1991年该细胞学诊断报告被正式采用，2001年（第2版）、2014年（第3版）再次修订。

02.032 无上皮内病变或恶性病变 negative

for intraepithelial lesion or malignancy, NILM

宫颈细胞学检查结果中上皮细胞无异常的描述性诊断。在没有瘤变的细胞学依据时，要在前面的总分类和（或）报告的描述结果中陈述是否有微生物或其他非肿瘤细胞。包括真菌、放线菌、人乳头瘤病毒、阴道毛滴虫等微生物，以及其他非肿瘤细胞、炎症反应性细胞改变、表皮细胞萎缩、宫内节育器反应、放疗反应性改变等。

02.033　不典型鳞状细胞　atypical squamous cell, ASC

又称"非典型鳞状细胞"。宫颈细胞学贝塞斯达报告系统中的一种。提示有鳞状上皮内病变的细胞改变，但从质量和数量上又不足以做出明确判断。分为无明确诊断意义的不典型鳞状细胞和不能排除高级别鳞状上皮内病变的不典型鳞状细胞两类。

02.034　无明确诊断意义的不典型鳞状细胞　atypical squamous cell of undetermined significance, ASC-US

宫颈细胞学贝塞斯达报告系统中的一种。属于不典型鳞状细胞。细胞改变提示低级别鳞状上皮内病变，但不足以确定，是细胞学判读最多、可重复性最低的上皮细胞异常。

02.035　不能排除高级别鳞状上皮内病变的不典型鳞状细胞　atypical squamous cell, cannot exclude high grade squamous intraepithelial lesion, ASC-H

宫颈细胞学贝塞斯达报告系统中的一种。属于不典型鳞状细胞。细胞大小与不成熟化生细胞相似、核质比接近高级别宫颈鳞状上皮内病变（HSIL），但核不正常（如染色质增多、不规则和核形状不规则）不如HSIL明显。

02.036　不典型腺细胞　atypical glandular cell, AGC

宫颈细胞学检查中组织学改变超出良性反应的范畴，但未达到原位腺癌诊断标准的腺细胞改变。

02.037　不能明确意义的不典型腺细胞　atypical glandular cell-not otherwise specified, AGC-NOS

又称"不典型腺细胞无具体指定"。宫颈细胞学贝塞斯达报告系统中的一种。属于腺细胞异常。腺细胞核的不典型改变超过了反应性或修复性改变，但缺乏原位腺癌或浸润腺癌的特点。

02.038　不典型腺细胞倾向瘤变　atypical glandular cell-favor neoplastic, AGC-FN

宫颈细胞学贝塞斯达报告系统中的一种。属于腺细胞异常。腺细胞形态学改变提示原位腺癌或浸润腺癌，但无论在数量上还是在质量上均不足以诊断原位腺癌或浸润腺癌。

02.039　原位腺癌　adenocarcinoma *in situ*, AIS

宫颈细胞学贝塞斯达报告系统中的一种。属于腺细胞异常。是子宫颈管腺上皮的高度病变。特点是核增大、深染、成层，核分裂活跃，但没有浸润表现。

02.040　人乳头瘤病毒　human papilloma virus, HPV

一种具有种属特异性的嗜上皮病毒。是一组微小无包膜环状双链DNA病毒，主要通过直接或间接接触污染物品、性接触或母婴传播感染人类，能引起人体皮肤黏膜的鳞状上皮增生，如寻常疣、跖疣、扁平疣、生殖器疣及宫颈癌等。根据人乳头瘤病毒生物学特征和致癌潜能，分为低危型和高危型两大类。

02.041　高危型人乳头瘤病毒　high risk human

papilloma virus

可引起外阴/阴道癌、宫颈癌和高度宫颈上皮内病变的人乳头瘤病毒。包括HPV16、18、31、33、35、39、45、51、52、56、58、59、66、68等亚型。

02.042 低危型人乳头瘤病毒 low risk human papilloma virus

主要引起泌尿生殖系统疣、轻度鳞状上皮内病变、复发性呼吸道息肉相关的人乳头瘤病毒。包括HPV6、11、42、43、44等亚型。

02.043 人绒毛膜促性腺激素 human chorionic gonadotropin，hCG

一种由α、β亚基组成的糖蛋白激素。主要由胎盘合体滋养细胞合成和分泌。α亚基结构与垂体分泌的卵泡刺激素（FSH）、黄体生成素（LH）、促甲状腺激素（TSH）等基本相似，而β亚基不同。临床上可用β亚基的特异性抗体检测母体血清β亚基，判断妊娠状态或用于妊娠滋养细胞疾病的诊断及预后判断。

02.044 糖类抗原125 carbohydrate antigen 125，CA125

又称"癌抗原125（cancer antigen 125，CA125）"。一种上皮性肿瘤标志物。来源于胚胎时期的体腔上皮细胞。羊膜也有阳性表达，一般表达水平低且有一定时限。在多数卵巢浆液性腺癌中表达阳性，一般阳性率可达80%以上。是应用最广泛的卵巢上皮性肿瘤标志物。持续的血清高水平预示术后肿瘤残留、复发或恶化。对宫颈腺癌、子宫内膜癌的诊断也有一定敏感性。

02.045 人附睾蛋白4 human epididymis protein 4，HE4

一种上皮性卵巢癌的标志物。属于酸性糖蛋白家族。最早发现于人的附睾远端上皮细胞中。

在正常卵巢表面上皮中不表达，而在卵巢浆液性癌和子宫内膜样癌中明显高表达。

02.046 糖类抗原19-9 carbohydrate antigen 19-9，CA19-9

由直肠癌细胞系相关抗原制备的单克隆抗体。除作为消化道肿瘤如胰腺癌、结直肠癌、胃癌及肝癌的标志物，亦可作为部分卵巢上皮性肿瘤，特别是卵巢黏液性肿瘤、畸胎瘤等肿瘤的标志物。

02.047 甲胎蛋白 alpha-fetoprotein，AFP

由胚胎卵黄囊及胚肝细胞产生的一种糖蛋白。在卵巢恶性生殖细胞肿瘤及肝癌中较为特异，临床上用于诊断及疗效监测。

02.048 癌胚抗原 carcinoembryonic antigen，CEA

一种肿瘤胚胎抗原。为糖蛋白，消化道肿瘤及卵巢黏液性肿瘤均可表达，临床上用于诊断及疗效监测。

02.049 鳞状细胞癌抗原 squamous cell carcinoma antigen，SCCA

从宫颈鳞状上皮细胞癌分离制备得到的一种肿瘤糖蛋白相关抗原。对绝大多数鳞状上皮细胞癌有较高特异性，临床上用于诊断及疗效监测。

02.050 雌激素受体 estrogen receptor，ER

类固醇激素受体超家族成员中的一类。由雌激素α受体（ER-α）和雌激素β受体（ER-β）组成，两者均与雌激素配体高度结合。存在于子宫内膜、平滑肌、乳腺及身体很多脏器中，与扩散到细胞核的雌激素结合，通过基因调控机制发挥生物学效应，促进机体生长发育，调节女性生殖系统功能。

02.051 孕激素受体 progesterone receptor，PR

一类位于孕激素靶组织细胞内或细胞表面的特异性蛋白。存在于卵巢、子宫、乳腺等女性生殖器官的组织及细胞中，阳性表达定位于细胞核内，特异地与孕激素结合，调节下游基因的转录，从而发挥作用。

02.052　*p53*基因　*p53* gene
位于人类染色体17p13.1上的一种抑癌基因。因编码一种分子量为53kDa的蛋白质而得名，是生物体内一种抑制细胞转变为癌细胞的基因，也是重要的转录因子。正常的*p53*基因能激活或抑制某些基因的转录，参与机体DNA损伤后修复，诱导细胞凋亡，从而维持细胞基因组的稳定性。其失活对肿瘤形成起重要作用。

02.053　乳腺癌相关基因　breast cancer-related gene，*BRCA*
家族性乳腺肿瘤相关的两个基因。包括*BRCA-1*和*BRCA-2*，均为抑癌基因。在DNA损伤后同源重组修复、细胞周期调控、基因转录、细胞凋亡等方面具有重要作用。*BRCA*突变与遗传性乳腺癌–卵巢癌综合征高度相关。

02.054　错配修复基因　mismatch repair gene，MMR gene
一类参与检测、切除和修复DNA复制中错配碱基的基因。其编码的蛋白质可特异识别、切除和修复DNA复制中的错配碱基，保证遗传物质的稳定性和完整性。而微卫星不稳定性可导致原癌基因的激活和抑癌基因的失活，从而导致癌变。采用免疫组织化学法检测恶性肿瘤如子宫内膜癌患者中4种错配修复基因蛋白（MLH1、MSH2、MSH6及PMS2），可用于由基因突变DNA错配所导致的林奇综合征的筛查。

02.055　程序性细胞死亡蛋白-1　programmed

cell death protien-1，PD-1
免疫球蛋白超家族B7-CD28协同刺激分子的关键成员。主要表达于活化的T细胞、B细胞、自然杀伤细胞等，参与自身免疫、肿瘤免疫的调节过程。

02.056　基因组印记　genomic imprinting
又称"遗传印迹（genetic imprinting）""亲代印迹（parental imprinting）""配子印迹（gametic imprinting）"。在配子或合子发生期间，来自亲本的等位基因或染色体在发育过程中产生专一性的加工修饰，导致双亲中某一方的等位基因被沉默，从而使后代体细胞中两个亲本来源的等位基因有不同的表达活性的现象。

02.057　活[体]组织检查　biopsy
在生殖器病变部位或可疑病变部位取少量组织进行病理学检查的方法。

02.058　外阴活组织检查　vulval biopsy
在外阴病变部位或可疑病变部位取少量组织进行病理学检查的方法。

02.059　[子]宫颈活组织检查　cervical biopsy
于宫颈表面可疑病变处钳取组织进行病理学检查的方法。最好在阴道镜指导下进行。是诊断宫颈癌前病变和宫颈癌的必要步骤。

02.060　[子]宫颈管搔刮术　endocervical curettage，ECC
采用刮匙环刮宫颈管，刮出的组织物送病理学检查的方法。常用于评估宫颈管内组织有无异常。当宫颈细胞学AGC及以上，或阴道镜下宫颈病变延伸至宫颈管，或为3型转化区时应在宫颈活检的同时行宫颈管搔刮术。

02.061　子宫内膜活组织检查　endometrial biopsy

刮取子宫内膜组织送病理学检查，以了解子宫内膜状态的方法。可以间接反映卵巢功能、直接反映子宫内膜病变，判断子宫发育程度及有无宫颈管和宫腔粘连，为妇科临床常用的辅助诊断方法。

02.062 诊断性刮宫 diagnostic curettage
简称"诊刮"。刮取子宫内膜和内膜病灶进行活组织检查，做出病理学诊断以诊断宫腔疾病的方法。

02.063 腹腔穿刺术 abdominal paracentesis
经腹壁穿刺，抽取腹腔内液体，对吸出物进行肉眼观察、检验、病理学检查等以明确诊断的方法。

02.064 经阴道后穹隆穿刺术 transvaginal culdocentesis
经阴道后穹隆穿刺，抽取盆腔积液，对吸出物进行肉眼观察、检验、病理学检查等以明确诊断的方法。

02.065 阴道镜检查 colposcopy
利用阴道镜充分暴露阴道和宫颈，光学放大6～40倍，直接观察这些部位的血管形态和上皮结构，以及对涂布3%～5%醋酸的反应，并对可疑部位行定点活检的诊断方法。

02.066 肉眼醋酸染色试验 visual inspection with acetic acid，VIA
又称"醋酸目视检查"。宫颈检查的一种方法。以3%～5%醋酸棉球浸湿子宫颈表面1分钟，正常及异常组织中核质比增加的细胞会出现暂时白色（醋酸白），周围的正常鳞状上皮则保留其原有的粉红色，以协助诊断宫颈病变的检查。

02.067 肉眼碘染色试验 visual inspection with Lugol iodine，VILI
又称"鲁氏碘液目视检查"。宫颈检查的一种方法。用鲁氏碘液棉球浸湿宫颈及其周围阴道黏膜，使富含糖原的成熟鳞状上皮细胞被碘染成棕褐色，而未成熟或病变鳞状细胞及腺上皮细胞不染色，以协助诊断宫颈病变的检查。

02.04 妇科内镜

02.068 宫腔镜 hysteroscopy
用于子宫腔内检查和治疗的一种纤维光源内镜。包括镜体、能源系统、光源系统、灌流系统和成像系统。

02.069 膨宫 uterine distention
宫腔镜检查中利用灌流系统将膨宫介质注入子宫腔，使子宫腔充分膨胀，以利于镜下检查和操作的步骤之一。

02.070 膨宫介质 uterine distending medium
在宫腔镜手术中，持续注入子宫腔，使子宫腔充分膨胀，保持清晰视野以利观察和操作的物质。包括气体膨宫介质（如CO_2）、低黏度液体（如甘氨酸、葡萄糖、甘露醇或山梨醇、生理盐水）、高黏度液体（如右旋糖酐）等。

02.071 灌流系统 perfusion system
宫腔镜手术中，控制膨宫介质的入量和出量，保持膨宫压力，保证子宫腔在手术中的最佳膨胀状态的机械系统。

02.072 宫腔镜检查术 hysteroscopic surgery
一种用于诊断及治疗子宫疾病的内镜手术。应用膨宫介质扩张宫腔，通过插入宫腔的光导玻璃纤维镜直视观察宫颈管、宫颈内口、子宫内膜及输卵管开口的生理与病理变化，以便针对病变组织进行直观、准确取材并送病理学检查的内镜检查方法；同时也可直接在宫腔镜下进行手术治疗。

02.073 宫腔镜子宫内膜切除术 hysteroscopic endometrial resection
宫腔镜下切除子宫内膜的手术。即去除子宫内膜功能层、基底层及浅肌层，达到子宫内膜不能再生的目的。

02.074 宫腔镜子宫内膜息肉切除术 hysteroscopic endometrial polypectomy
宫腔镜下，以环形电极或其他器械将子宫内膜息肉自根部切除的手术。

02.075 宫腔镜子宫肌瘤切除术 hysteroscopic myomectomy
宫腔镜下切除突向宫腔内的子宫肌瘤的手术。包括黏膜下平滑肌瘤和部分瘤体突入宫腔的肌壁间平滑肌瘤。

02.076 宫腔镜子宫纵隔切除术 hysteroscopic uterine septum resection
宫腔镜下将子宫纵隔切除，以扩大宫腔容积的手术。是治疗子宫纵隔的标准术式。

02.077 宫腔镜宫腔粘连松解术 hysteroscopic adhesiolysis
通过机械性或电器械在宫腔镜下分离已存在的宫腔粘连的手术。主要用于治疗因宫腔粘连导致的月经异常、不孕及复发性流产等。

02.078 宫腔镜宫腔异物取出术 hysteroscopic foreign body extraction
在宫腔镜直视下寻找并取出宫腔内异物的手术。如宫内节育器残留取出等。

02.079 宫腔镜并发症 hysteroscopic complication
宫腔镜手术操作引起的其他组织器官的损伤、缺失、功能障碍等病症。

02.080 子宫穿孔 uterine perforation
宫腔手术操作中造成子宫壁全层损伤，导致宫腔与腹腔或其他脏器相通的一种手术并发症。

02.081 过度水化综合征 hyperhydration syndrome
宫腔镜手术中，灌流介质大量吸收引起体液超负荷和（或）稀释性低钠血症所致的综合征。如诊治不及时，将迅速出现急性肺水肿、脑水肿、心肺功能衰竭甚至死亡。是宫腔镜手术中严重并发症之一。

02.082 气体栓塞 gas embolism
宫腔镜手术过程中，伴随创伤性损伤事件的发生，气体进入人体循环系统，导致血流受阻，甚至血液循环中断的并发症。其发病率较低，严重时可危及患者生命。

02.083 宫腔粘连 intrauterine adhesion
由于各种原因，子宫内膜受到损伤或感染，进而引发组织粘连，导致宫腔部分或全部闭锁，或子宫颈内口闭锁，并由此引发的月经异常、不孕、复发性流产等一系列的并发症。

02.084 宫颈粘连 cervical adhesion
由于各种原因，宫颈管黏膜受损伤后形成粘连，导致宫颈管狭窄或闭锁。可引起闭经、周期性腹痛及经血潴留等症状。

02.085 腹腔镜手术 laparoscopic surgery
在密闭的盆腔、腹腔内进行检查或治疗的内

镜手术操作。将接有冷光源照明的腹腔镜经腹壁插入腹腔，连接摄像系统，使盆腔、腹腔内脏器得以显示，并可通过特殊器械进行手术操作，达到诊断和治疗的目的。

02.086　无气腹腹腔镜手术　gasless laparoscopic surgery
又称"非气腹腹腔镜手术"。在无气腹条件下施行的腹腔镜手术。是通过腹壁的机械悬吊为腹腔内手术提供一个无须持续气体维持的腹腔内手术操作空间。可以消除气腹对患者的不利影响。

02.087　单孔腹腔镜手术　single port laparo-scopic surgery
又称"单一切口腹腔镜手术"。通过单一的切口放入各种腹腔镜手术器械，完成一般多孔腹腔镜手术或开腹手术相同的手术操作。一般选择脐部或自然腔道如阴道等作为手术入路，可达到美容、微创、快速恢复的目的。

02.088　机器人辅助腹腔镜手术　robot-assisted laparoscopic surgery
采用机器人手术系统完成传统的腹腔镜手术。机器人手术系统为外科医生提供了更好的灵活性、精确性及可操控性。

02.089　皮下气肿　subcutaneous emphysema
腹腔镜操作过程中或之后皮下组织有气体进入且积存的现象。用手按压皮下气肿的皮肤可引起气体在皮下组织内移动，可有捻发感或握雪感。

02.090　腹壁穿刺部位种植　abdominal puncture implantation
妇科恶性肿瘤腹腔镜手术时，恶性肿瘤细胞种植于穿刺部位，形成转移灶的现象。

02.091　酸误吸综合征　acid pulmonary aspiration syndrome
又称"门德尔松综合征（Mendelson syndrome）"。由于腹腔压力增加，胃内压力过高等因素，患者胃内容物逆流到咽喉腔，甚至进入气道，导致支气管痉挛、肺间质水肿及肺透明膜变的综合征。表现为哮喘样呼吸、发绀、呼吸困难、呼吸阻力增加和心动过速，双肺可闻及支气管哮鸣音或湿啰音，可很快导致肺组织水肿或急性呼吸窘迫综合征。

03.　妇科感染性疾病

03.01　外阴及阴道炎症

03.001　阴道微生态　vaginal microecology
由阴道微生物群、宿主的内分泌系统、阴道解剖结构及阴道局部免疫系统共同组成的生态系统。正常阴道微生物群种类繁多，以乳杆菌为主，这些微生物与宿主阴道之间相互依赖、相互制约，达到动态的生态平衡。

03.002　下生殖道感染　infection of lower genital tract
外阴、阴道和宫颈的感染。病因可能是阴道内正常微生物群的生态平衡被破坏或者病原体侵入。

03.003　非特异性外阴炎　non-specific vulvitis
由物理、化学等非病原体因素所致的外阴皮肤或黏膜炎症。表现为外阴皮肤黏膜瘙痒、疼痛、烧灼感，于活动、性交、排尿及排便时加重。

03.004　前庭大腺炎　bartholinitis
病原体侵犯前庭大腺导管导致的炎症。表现为局部肿胀、疼痛、灼热感，检查见局部皮肤红肿、压痛明显，患侧前庭大腺开口处有时可见白色小点。

03.005　前庭大腺脓肿　abscess of Bartholin gland，Bartholin gland abscess
又称"巴氏腺脓肿"。病原体侵犯前庭大腺及腺管，腺管开口因肿胀或渗出物阻塞，分泌物不能外流形成的脓肿。多为单侧，患者表现为外阴肿物、疼痛、发热等。查体在大阴唇后部可触及痛性囊性肿物。如脓肿破裂则局部有脓液流出。

03.006　前庭大腺囊肿　Bartholin cyst，Bartholin gland cyst
又称"巴氏腺囊肿"。前庭大腺腺管开口阻塞，前庭大腺分泌物积存不能外流，从而在局部潴留形成囊肿，或者前庭大腺脓肿消退后，脓液吸收后被黏液分泌物所替代，亦可形成前庭大腺囊肿。多为单侧，患者可无症状或存在外阴坠胀或性生活不适。查体在大阴唇后部可触及无痛性囊性肿物。

03.007　滴虫性阴道炎　trichomonal vaginitis
由阴道毛滴虫引起的常见阴道炎症。表现为阴道分泌物增多及外阴瘙痒，间或出现灼热、疼痛、性交痛等。典型分泌物特点为稀薄脓性、泡沫状、有异味。

03.008　外阴阴道假丝酵母菌病　vulvovaginal candidiasis，VVC
曾称"念珠菌性阴道炎（candidal vaginitis）"。由假丝酵母菌引起的常见的外阴阴道感染性疾病。表现为外阴阴道瘙痒，以夜晚更加明显。部分患者有外阴灼热痛、性交痛及排尿痛。阴道分泌物呈豆渣样或凝乳样。确诊依据为阴道分泌物检查时发现假丝酵母菌的芽生孢子或假菌丝。

03.009　单纯性外阴阴道假丝酵母菌病　simple vulvovaginal candidiasis
非妊娠期妇女发生的散发性、白假丝酵母菌所致的轻或中度外阴阴道炎症。表现为瘙痒症状无或偶有发作，疼痛无或轻至中度，阴道黏膜充血水肿无或轻至中度，无外阴抓痕、皲裂及糜烂，分泌物无或较正常量增多或量多但无溢出。

03.010　复杂性外阴阴道假丝酵母菌病　complex vulvovaginal candidiasis
一类特殊的外阴阴道假丝酵母菌病。包括非白假丝酵母菌所致的重度、复发性、妊娠期或其他疾病未控制所患的外阴阴道假丝酵母菌病。

03.011　复发性外阴阴道假丝酵母菌病　recurrent vulvovaginal candidiasis，RVVC
1年内发作≥4次，有症状并经真菌学证实的外阴阴道假丝酵母菌病。

03.012　细菌性阴道病　bacterial vaginosis，BV
阴道内正常菌群失调，乳杆菌减少、加德纳菌及其他厌氧菌增加所致的内源性混合感染。以带有鱼腥臭味的稀薄阴道分泌物增多为主要表现，阴道分泌物中见大量线索细胞。下列4项临床特征中至少3项阳性即可诊断：①线索细胞阳性；②胺试验阳性；③阴道分泌物pH>4.5；④阴道分泌物呈均质、稀薄、灰白色；其中线索细胞阳性为必备条件。

03.013　胺试验　whiff test
一种细菌性阴道病的诊断试验。取阴道分泌物少许放在玻片上，加入10%氢氧化钾溶液1～

2滴，产生烂鱼肉样腥臭气体为阳性，系细菌性阴道病的阴道分泌物中胺遇碱释放氨所致。

03.014　萎缩性阴道炎　atrophic vaginitis
由雌激素水平降低、阴道局部抵抗力下降引起的、以需氧菌感染为主的阴道炎症。表现为外阴烧灼不适、瘙痒，阴道分泌物稀薄，淡黄色；感染严重者阴道分泌物呈脓血性。检查见阴道皱襞消失、萎缩、菲薄。阴道黏

膜充血，有散在小出血点或点状出血斑。

03.015　婴幼儿外阴阴道炎　infantile vaginitis
因婴幼儿外阴皮肤黏膜薄、雌激素水平低及阴道内异物等所致的外阴阴道继发感染。表现为阴道分泌物增多，呈脓性。可引起外阴瘙痒，患儿哭闹、烦躁不安或用手搔抓外阴。部分患儿伴下尿路感染，出现尿急、尿频、尿痛。

03.02　宫颈炎症

03.016　急性宫颈炎　acute cervicitis
由多种病原体，物理因素、化学因素刺激或机械性宫颈损伤、宫颈异物伴发感染所致的宫颈急性炎症。大部分患者无症状，有症状者主要表现为阴道分泌物增多，呈黏液脓性，阴道分泌物刺激可引起外阴瘙痒及灼热感。可出现性交后出血等症状，查体可见宫颈充血、水肿，镜下可见上皮变性、坏死，黏膜、黏膜下组织、腺体周围见大量中性粒细胞浸润，腺腔中可有脓性分泌物。

03.017　慢性宫颈炎　chronic cervicitis
宫颈发生的慢性炎症，临床表现无特异性，镜下可见宫颈间质内有大量淋巴细胞、浆细胞等慢性炎症细胞浸润，可伴有宫颈腺上皮及间质增生和鳞状上皮化生。可由急性宫颈炎症迁延而来，也可由病原体持续

感染所致。

03.018　宫颈息肉　cervical polyp
宫颈管腺体和间质的局限性增生，并向宫颈外口突出形成的赘生物。常呈舌状或分叶状。

03.019　宫颈肥大　hypertrophy of cervix
慢性炎症的长期刺激导致宫颈腺体和间质增生，宫颈外观增大的表现。

03.020　宫颈柱状上皮异位　ectopic columnar epithelium of cervix
曾称"宫颈糜烂（cervical erosion）"。宫颈管内的柱状上皮生理性外移至宫颈阴道部的一种表现。由于柱状上皮菲薄，其下间质透出，呈红色，因此外观呈细颗粒状的红色改变。

03.03　盆腔炎性疾病

03.021　盆腔炎性疾病　pelvic inflammatory disease
女性上生殖道的一组感染性疾病。主要包括子宫内膜炎、输卵管炎、输卵管卵巢脓肿、盆腔腹膜炎。炎症可局限于一个部位，也可同时累及几个部位。按发病过程、临床表现

可分为急性与慢性两种。

03.022　急性子宫内膜炎　acute endometritis
病原体感染子宫内膜所致盆腔炎症。表现为腹痛、发热，阴道分泌物脓性、血性或水性，有异味。病理检查见子宫内膜充血、水肿，

有炎性渗出物。严重者子宫内膜坏死、脱落形成溃疡。

03.023　急性子宫肌炎　acute uterine myositis
子宫内膜炎向深部侵入子宫肌层导致的盆腔炎症。表现为腹痛、发热，妇科检查宫颈口可见脓性分泌物流出，宫颈举痛，宫体稍大，有压痛。

03.024　急性输卵管炎　acute salpingitis
输卵管黏膜感染，导致输卵管黏膜肿胀、间质水肿及充血、大量中性粒细胞浸润的盆腔炎症。表现为腹痛、发热，妇科检查可触及增粗的输卵管，压痛明显。

03.025　急性输卵管积脓　acute tubal empyema, acute pyosalpinx
急性输卵管炎加重，输卵管上皮发生退行性变或成片脱落，引起输卵管黏膜粘连，导致输卵管管腔及伞端闭锁，若有脓液积聚于管腔内则形成输卵管积脓。表现为持续性腹痛，活动或性交后加重，发热，阴道分泌物增多，妇科检查时可触及附件区包块，压痛明显，无活动性。

03.026　急性输卵管卵巢炎　acute salpingo-oophoritis
又称"急性附件炎"。卵巢与存在炎症的输卵管伞端粘连形成的急性卵巢周围炎。表现为腹痛及发热，多发生在流产、分娩或宫腔手术后，妇科检查可有宫颈举痛，附件区增厚、压痛。

03.027　急性输卵管卵巢脓肿　acute fallopian tube ovarian abscess, acute tubo-ovarian abscess
输卵管卵巢炎通过卵巢排卵的破孔侵入卵巢实质，脓液聚集，形成卵巢脓肿，脓肿壁与输卵管积脓粘连并穿通，形成输卵管卵巢脓肿。表现为下腹包块及局部压迫、刺激症状。包块位于子宫前方可出现膀胱刺激症状，如排尿困难及尿频；包块位于子宫后方可有直肠刺激症状，如腹泻、里急后重感及排便困难。

03.028　急性盆腔腹膜炎　acute pelvic peritonitis
盆腔内生殖器发生严重感染时，炎症蔓延至盆腔腹膜形成的弥漫性腹膜炎。表现为腹膜充血、水肿，并有少量含纤维素的渗出液，导致盆腔脏器粘连。患者常出现腹痛、发热及消化系统症状，如恶心、呕吐、腹胀、腹泻等。

03.029　急性盆腔结缔组织炎　acute pelvic connective tissue inflammation
病原体经淋巴管进入盆腔结缔组织引起结缔组织充血、水肿及中性粒细胞浸润的一种盆腔炎症。表现为持续性腹痛、发热，病情严重者可出现高热、寒战。妇科检查可扪及宫旁一侧或两侧片状增厚，或两侧骶韧带高度水肿、增粗，压痛明显。

03.030　肝周围炎　perihepatitis
又称"菲茨-休-柯蒂斯综合征（Fiz-Hugh-Curtis syndrome）"。肝包膜炎症而无肝实质损害的肝脏周围性炎性改变。表现为继盆腔炎症下腹痛后出现右上腹痛，以吸气时明显，右季肋部触痛，墨菲征阳性，疼痛常向肩部、臂内侧放射，故可误诊为胆囊炎。

03.031　盆腔炎性疾病后遗症　sequelae of pelvic inflammatory disease
盆腔炎性疾病未得到及时正确的诊断和治疗，可能会发生不孕、异位妊娠、盆腔包块、慢性盆腔痛及盆腔炎性疾病反复发作的一类疾病。

03.032　生殖器结核　genital tuberculosis
由结核分枝杆菌引起的生殖器炎症。

03.033　输卵管结核　tuberculosis of fallopian tube
结核分枝杆菌侵及输卵管导致的病变。常为邻近部位结核的侵犯。多累及双侧，是导致不孕的重要原因之一。临床表现为下腹疼痛、不孕、月经异常、白带增多等。为最常见的生殖器结核类型。

03.034　子宫内膜结核　endometrial tuberculosis
结核分枝杆菌侵及子宫内膜导致的病变。表现为异常子宫出血，继而发生月经量减少甚至闭经，导致不孕。常由输卵管结核蔓延而来。

03.035　卵巢结核　ovarian tuberculosis
结核分枝杆菌侵及卵巢导致的病变。主要由输卵管结核蔓延而来。

03.036　宫颈结核　cervical tuberculosis
结核分枝杆菌侵及宫颈导致的病变。常由子宫内膜结核蔓延而来或经淋巴或血液循环传播，较少见。表现为异常阴道出血、分泌物增多、宫颈溃疡或肿物。

03.037　盆腔腹膜结核　pelvic-peritoneal tuberculosis
结核分枝杆菌侵及盆腔腹膜导致的病变。分为渗出型和粘连型。分别以腹水和盆腔粘连为主要病变特点，常可导致肠梗阻及女性生殖器官结核，继而引起不孕。

04.　妇科肿瘤或瘤样病变

04.01　外阴肿瘤或瘤样病变

04.001　外阴尖锐湿疣　condyloma acuminatum of vulva
一种与低危型人乳头瘤病毒相关的，主要由人乳头瘤病毒6/11型引起的生殖器乳头状良性增生性病变。表现为散在或呈簇状增生的粉色或灰白色小乳头样突起，也可融合成片状或块状，好发于易受损的性交部位，如会阴后联合、小阴唇及前庭部。

04.002　外阴佩吉特病　Paget disease of vulva
一种生长在外阴、以肿瘤细胞在表皮内为主要特征的腺癌。多发生于外阴及肛周，呈湿疹样外观，表现为界限清楚的红色斑块，表面有渗出性结痂，病程缓慢。

04.003　外阴乳头状瘤　papilloma of vulva
由外阴鳞状上皮细胞增生形成的良性肿瘤。表现为外生性生长，形成较多指样或乳头状突起，并可呈菜花状或绒毛状外观，可带蒂。

04.004　外阴汗腺瘤　hidradenoma of vulva
由表皮内顶浆分泌性汗腺的腺上皮增生而成的一种外阴良性肿瘤。表现为单个或多个隆起于皮肤表面、界限清晰、生长缓慢的小结节，多位于大阴唇表面或大小阴唇交界的皱褶处。

04.005　外阴脂肪瘤　lipoma of vulva
一种发生于外阴部位的由成熟性脂肪小叶组成的良性肿瘤。表现为皮下组织内质软的分叶状结节。多无症状，增大时有下坠感。

04.006　外阴平滑肌瘤　leiomyoma of vulva
一种来源于外阴平滑肌、毛囊立毛肌或血管平滑肌的良性肿瘤。表现为突出于皮肤表面的光滑、质硬、可活动的结节或肿块，常位于大阴唇、小阴唇或者阴蒂部。

04.007　外阴纤维瘤　fibroma of vulva
一种发生于外阴，由成纤维细胞增生而成的良性肿瘤。表现为皮下小结节或增大为带蒂的实性肿块，多为单发，常见于大阴唇。

04.008　外阴黑色素痣　vulvar nevus
一种发生于外阴皮肤的黑色素细胞良性肿瘤。表现为褐色或黑色斑丘疹、斑片或结节，其上可有毛发。

04.009　外阴鳞状上皮内病变　vulvar squamous intraepithelial lesion
又称"外阴上皮内瘤变（vulvar intraepithelial neoplasia，VIN）"。外阴发生的局限于鳞状上皮内的一组病变。有进展为浸润癌的潜在风险。

04.010　外阴低级别鳞状上皮内病变　vulvar low-grade squamous intraepithelial lesion
发生于外阴上皮的由人乳头瘤病毒感染导致的外阴鳞状上皮内病变。外阴上皮层内细胞轻度增生伴核异型性，上皮过度增生和异型细胞改变局限于上皮下1/3。病变常可自行消退，进展为浸润癌的风险极低。

04.011　外阴高级别鳞状上皮内病变　vulvar high-grade squamous intraepithelial lesion
发生于外阴上皮的常与高危型人乳头瘤病毒感染相关的外阴鳞状上皮内病变。表现为外阴上皮层内细胞有中重度增生伴核异型、核分裂象增加，细胞排列紊乱，占上皮的下2/3或几乎全层。进展为浸润癌的风险较高。

04.012　分化型外阴上皮内瘤变　differentiated-type vulvar intraepithelial neoplasia
一种与人乳头瘤病毒感染无关的外阴上皮内瘤变。常伴硬化性苔藓、扁平苔藓等外阴慢性病变。病变常位于阴蒂及周围，伴反复、顽固性瘙痒。多呈单病灶，表面不平，色素减退，或为边界不清、较厚的白色斑块。组织病理学表现为鳞状上皮基底细胞和（或）旁基底细胞有轻微异型性，细胞密集、核深染，或出现单个或小簇细胞角化不良，形态分化好。

04.013　外阴鳞状细胞癌　squamous cell carcinoma of vulva
原发于外阴鳞状细胞的恶性上皮性肿瘤。是外阴最常见的恶性肿瘤。表现为外阴瘙痒及外阴肿物，合并感染或较晚期时可出现局部疼痛、渗液和出血。

04.014　外阴恶性黑色素瘤　malignant melanoma of vulva
由外阴皮肤内黑色素细胞聚集且异常增生形成的恶性肿瘤。表现为平坦、稍隆起或结节状突起的伴有色素沉着样病变，多伴溃疡或出血，单发或多发，好发于阴蒂及大小阴唇。

04.015　外阴基底细胞癌　vulva basal cell carcinoma
发生于外阴表皮原始基底细胞或毛囊的一种生长缓慢的低度恶性肿瘤。主要表现为外阴肿物及局部瘙痒或烧灼感。病变呈湿疹样改变或结节性，偶见明显的色素沉着。

04.016 外阴腺癌 adenocarcinoma of vulva
原发于外阴腺体组织的恶性肿瘤。包括起源于巴氏腺、尿道旁腺或汗腺的腺癌。表现为阴道疼痛和肿胀。中晚期患者可出现溃疡，合并感染时可出现渗液或流血。

04.017 外阴肉瘤 sarcoma of vulva
发生于外阴的一类恶性间叶性肿瘤。包括胚胎性横纹肌肉瘤、腺泡状横纹肌肉瘤、平滑肌肉瘤、上皮样肉瘤、腺泡状软组织肉瘤、恶性外周神经鞘瘤、脂肪肉瘤、血管肉瘤、卡波西肉瘤、纤维肉瘤等一大组恶性肿瘤。表现为外阴肿物，肿物增大侵犯皮肤形成溃疡后可有出血和疼痛。

04.018 外阴局部扩大切除术 vulval wide local excision

早期外阴癌的一种手术方式。要求手术切除范围达病灶外2cm，深部达尿生殖膈下方；如果病灶侵犯尿道口，在预期不引起尿失禁的情况下可切除尿道远端1cm。适用于外阴恶性黑色素瘤及国际妇产科联盟（FIGO）分期为ⅠA期（病灶直径≤2cm，间质浸润深度≤1mm）的外阴鳞癌。

04.019 外阴根治性切除术 radical vulvectomy
适用于外阴肿瘤中病灶较大或病灶累及尿道或肛门的一种手术方式。手术范围包括切除全外阴，手术切缘应至少超过肿瘤边缘2～3cm，切除深度应达泌尿生殖膈下筋膜或耻骨骨膜，甚至行部分尿道、直肠切除及造瘘。

04.02 阴道肿瘤或瘤样病变

04.020 阴道鳞状上皮内病变 vaginal squamous intraepithelial lesion
又称"阴道上皮内瘤变（vaginal intraepithelial neoplasia，VaIN）"。由人乳头瘤病毒感染引起的阴道鳞状上皮异常。是阴道鳞癌的癌前病变。

04.021 阴道癌 vaginal cancer，carcinoma of vagina
原发于女性阴道部位的恶性肿瘤。罕见，约占女性生殖器官恶性肿瘤的1%。主要病理类型为上皮来源，如鳞癌、腺癌。

04.022 阴道鳞状细胞癌 vaginal squamous cell carcinoma
原发于阴道鳞状上皮细胞的恶性肿瘤。好发于绝经后老年女性。以阴道后壁中上段最常见，常呈多中心性，未累及宫颈外口和外阴。可能与高危型人乳头瘤病毒感染、阴道壁长

期受机械性或炎性刺激等有关。临床及病理表现类似宫颈鳞癌。

04.023 阴道腺病 vaginal adenosis
阴道壁表面或表皮黏膜下结缔组织内出现腺体组织或增生的腺组织结构的一种疾病。多见于子宫内暴露于己烯雌酚的女性。患者可无明显自觉症状。或表现为白带增多，亦可出现性交后出血、性交痛及阴道灼热感等。

04.024 阴道腺癌 vaginal adenocarcinoma
一种发生于阴道的恶性、浸润性腺癌。包括子宫内膜样癌、透明细胞癌、黏液性癌（宫颈管型或肠型）、中肾管癌等。

04.025 阴道腺鳞癌 vaginal adenosquamous carcinoma
一种具有腺癌和鳞状细胞癌两种成分的阴道恶性上皮性肿瘤。恶性程度较高，预后较

差，主要与人乳头瘤病毒感染相关。

04.026 阴道侵袭性血管黏液瘤 vaginal aggressive angiomyxoma

一种好发于女性盆腔、会阴深部和阴道软组织的，具有局部侵袭性的软组织肿瘤。肿瘤含有丰富的黏液水肿样基质，常显示某些肌样分化的星形和梭形细胞。肿物常为无痛性缓慢生长，具有局部浸润破坏和复发的潜

能，但一般不发生转移。

04.027 阴道恶性黑色素瘤 vaginal malignant melanoma

由阴道鳞状上皮内黑色素细胞聚集且异常增生形成的一种高度恶性肿瘤。多见于绝经后女性，表现为阴道黏膜表面散在分布的棕黑色息肉样赘生物或结节。可有阴道异常分泌物、阴道肿物等。

04.03 宫 颈 肿 瘤

04.028 宫颈病变 cervical lesion

在子宫颈区域发生的各种病变。包括炎症、损伤、肿瘤（以及癌前病变）、畸形和子宫内膜异位症等。

04.029 宫颈鳞状上皮内病变 cervical squamous intraepithelial lesion

与宫颈浸润癌密切相关的一组非浸润性宫颈鳞状上皮病变，多与人乳头瘤病毒感染相关。分为低级别宫颈鳞状上皮内病变及高级别宫颈鳞状上皮内病变。

04.030 低级别宫颈鳞状上皮内病变 low-grade cervical squamous intraepithelial lesion，LSIL

一种多数由人乳头瘤病毒感染宫颈鳞状上皮的非浸润性病变。组织学表现为鳞状上皮呈基底及副基底样细胞增生，细胞核极性轻度紊乱，未明确诊断意义的不典型鳞状上皮细胞有轻度异型性，核分裂象少，局限于上皮下1/3层，P16染色阴性或在上皮内散在点状阳性的宫颈病变多与低危型人乳头瘤病毒感染有关，多数可自行消退，或需较长时间方可发展为高级别病变。

04.031 高级别宫颈鳞状上皮内病变 high-grade cervical squamous intraepithelial

lesion，HSIL

一种多数由人乳头瘤病毒感染宫颈鳞状上皮的非浸润性病变。组织学表现为鳞状上皮呈基底细胞增生，细胞核极性紊乱，核质比增加，核分裂象增多，异型细胞扩展到上皮下2/3层甚至全层，P16在上皮>2/3层面内呈弥漫性、连续阳性的宫颈病变。包括宫颈上皮内瘤变2级、宫颈上皮内瘤变3级、中/重度鳞状上皮不典型增生及原位癌。属于宫颈癌前病变，如果不治疗进展为浸润性癌的风险较高。

04.032 宫颈上皮内瘤变 cervical intraepithelial neoplasia，CIN

一组宫颈癌前期病变的统称。包括宫颈上皮细胞不典型增生和子宫原位癌。分为3级。

04.033 宫颈上皮内瘤变1级 cervical intraepithelial neoplasia Ⅰ，CIN Ⅰ

一种多数由人乳头瘤病毒感染导致的宫颈上皮内病变。包括人乳头瘤病毒感染所致的扁平湿疣病变，基底细胞增生和挖空细胞形成，上2/3层面为分化成熟细胞，核分裂主要出现在下1/3层面的宫颈上皮内病变。相当于极轻度和轻度不典型增生。

04.034 宫颈上皮内瘤变2级 cervical intraepithelial neoplasia Ⅱ，CIN Ⅱ

一种由高危型人乳头瘤病毒感染导致的宫颈上皮内病变。成熟细胞出现在上皮的上1/2至2/3层面，细胞核异型性较宫颈上皮内瘤变1级更为明显；核分裂象增多，主要存在于上皮的下2/3层面。相当于中度不典型增生。

04.035 宫颈上皮内瘤变 3 级 cervical intraepithelial neoplasia Ⅲ，CINⅢ
一种由高危型人乳头瘤病毒感染导致的宫颈上皮内病变。成熟细胞仅见于上皮的上1/3层面或完全缺如，细胞核呈显著异型性，核分裂象增多，常出现病理性核分裂象的宫颈上皮内病变。相当于重度不典型增生和原位癌。

04.036 鳞-柱交接部 squamocolumnar junction，SCJ
位于宫颈外口处鳞状上皮与柱状上皮交接的部位。由活跃的化生上皮构成，分为原始鳞-柱交接部和生理鳞-柱交接部。

04.037 原始鳞-柱交接部 original squamocolumnar junction，OSCJ
胎儿期来源于泌尿生殖窦的鳞状上皮向头侧生长，至宫颈外口与宫颈管柱状上皮相邻的结合部。

04.038 生理鳞-柱交接部 physiological squamocolumnar junction，PSCJ
生育年龄女性生理情况下的宫颈鳞-柱交接部。青春期后在雌激素作用下，宫颈管柱状上皮及其下的间质成分到达宫颈阴道部，使原始鳞-柱交接部外移，外移的柱状上皮由交接部内侧向宫颈方向逐渐被鳞状上皮替代，形成新的鳞-柱交接部，即生理鳞-柱交接部。

04.039 宫颈转化区 cervical transformation zone
又称"宫颈移行带"。宫颈原始鳞-柱交接部和生理鳞-柱交接部之间的区域，由活跃的化生上皮构成，是宫颈癌前病变及宫颈癌的高发区域。

04.040 宫颈 1 型转化区 cervical transformation zone type 1
阴道镜视野下，转化区和病变区域全部边界均位于宫颈外口处，鳞-柱交接部完全可见的转化区状态。

04.041 宫颈 2 型转化区 cervical transformation zone type 2
阴道镜视野下，转化区和病变区域部分位于宫颈管外，部分位于宫颈管内，镜下仅能见到部分转化区和部分病变区域边界的转化区状态。通过辅助手段（如宫颈扩张器等）可完全暴露转化区。

04.042 宫颈 3 型转化区 cervical transformation zone type 3
阴道镜视野下，转化区全部或绝大部分及宫颈病变的全部边界均位于宫颈管内的不可见的转化区状态。

04.043 宫颈腺囊肿 cervical adenocele
又称"纳氏囊肿（Naboth cyst）"。宫颈腺管口狭窄或堵塞，导致腺体分泌物引流受阻、潴留形成的囊肿。表现为宫颈表面或宫颈内大小不等的囊性肿物，内为黏液。

04.044 宫颈鳞状上皮化生 cervical squamous metaplasia
暴露于宫颈阴道部的柱状上皮受阴道酸性环境影响，柱状上皮下未分化储备细胞开始增殖，并逐渐转化为鳞状上皮，继之柱状上皮脱落，被复层鳞状细胞所替代的过程。

04.045 宫颈鳞状上皮化 cervical squamous epithelialization

宫颈阴道部鳞状上皮直接长入柱状上皮与其基底膜之间，直至柱状上皮完全脱落而被鳞状上皮替代的过程。

04.046 宫颈腺上皮内瘤变 cervical glandular intraepithelial neoplasia，CGIN

为宫颈浸润前期的腺上皮病变，被认为是宫颈腺癌的癌前病变。其发病多与高危型人乳头瘤病毒感染相关。

04.047 低级别宫颈腺上皮内瘤变 low-grade cervical glandular intraepithelial neoplasia，LG-CGIN

又称"宫颈腺体不典型增生（atypical endocervical glandular hyperplasia）"。具有细胞异型性，但不足以诊断腺体原位癌/高级别腺上皮内瘤变的病变。

04.048 高级别宫颈腺上皮内瘤变 high-grade cervical glandular intraepithelial neoplasia，HG-CGIN

为浸润前期的宫颈腺上皮病变。包括腺体原位癌/高级别腺上皮内瘤变，若不治疗，有显著发展为浸润性腺癌的风险。其组织学诊断标准为细胞具有重度和显著异型性，可见核分裂象，常见细胞凋亡。

04.049 人乳头瘤病毒疫苗 human papilloma virus vaccine，HPV vaccine

通过将人乳头瘤病毒主要衣壳蛋白晚期基因1诱导生成的人乳头瘤病毒衣壳蛋白病毒样颗粒装配在酵母菌、杆状病毒、大肠埃希菌、痘病毒等不同的载体中，诱导机体产生特异性抗体，从而达到预防相关型别人乳头瘤病毒感染导致的宫颈癌及宫颈癌前病变等疾病的一种疫苗。

04.050 宫颈物理治疗 cervical physiotherapy

使用如冷冻、激光、电熨等物理方法治疗宫颈病变的一种方式。针对活检提示宫颈上皮内瘤变、宫颈管诊刮阳性，阴道镜、细胞学检查或活检未怀疑浸润且无原位癌或腺癌的治疗。

04.051 宫颈冷冻治疗 cervical cryotherapy

一种宫颈病变的治疗方法。应用冷冻的方法，采用冰点下温度使组织发生局部破坏，使宫颈病变上皮坏死脱落，然后病变处再被新生的鳞状上皮覆盖，从而达到治疗效果。

04.052 宫颈激光消融 cervical laser ablation

一种宫颈病变的治疗方法。应用激光的方法使宫颈病变上皮坏死脱落，然后病变处再被新生的鳞状上皮覆盖，从而达到治疗效果。

04.053 宫颈电灼 electrocautery of cervix

一种宫颈病变的治疗方法。应用电灼的方法使宫颈病变上皮坏死脱落，然后病变处再被新生的鳞状上皮覆盖，从而达到治疗效果。

04.054 光动力治疗 photodynamic therapy，PDT

一种应用光敏剂、光特性及氧分子治疗疾病的方法。其原理是光敏剂被吸收入细胞内，相应波长的光照射病变部位后，激发态的光敏剂转移能量给氧，产生活性氧自由基，达到阈值后可直接杀伤肿瘤细胞、封闭肿瘤血管并可提升抗肿瘤免疫作用。

04.055 宫颈冷刀锥切术 cold knife conization，CKC

应用手术刀锥形切除包括宫颈转化区及部分宫颈管组织的术式。切除范围包括病变区域、移行带和颈管区域。目的是通过病理学检查确诊宫颈病变，并治疗部分宫颈病变。

04.056 宫颈环形电切除术 loop electrosurgical excision procedure，LEEP

应用高频环形电极对宫颈病变部分进行锥形切除的术式。切除第1块包括围绕病变的宫颈外区域，深度为8～10mm，第2～3块为宫颈内口组织。

04.057　宫颈癌　cervical cancer
原发于宫颈的恶性肿瘤。是女性生殖系统最常见的恶性肿瘤。危险因素包括高危型人乳头瘤病毒持续感染、过早性行为、多个性伴侣、多孕多产、吸烟、免疫功能缺陷等。临床表现主要为异常子宫出血，如不规则阴道出血、性交后出血、阴道排液，晚期出现腰腹疼痛及贫血、严重消瘦等全身衰竭症状。

04.058　宫颈微小浸润性鳞状细胞癌　microscopic infiltrating squamous cell carcinoma of cervix
在宫颈高级别鳞状上皮内病变基础上，镜检发现小滴状、锯齿状癌细胞团突破基底膜而浸润间质的一种宫颈癌类型。

04.059　宫颈浸润性鳞状细胞癌　infiltrating squamous cell carcinoma of cervix
发生于宫颈鳞状上皮的恶性肿瘤。宫颈鳞状细胞癌病灶浸润间质范围超出微小浸润癌，多呈网格状或团块状浸润宫颈间质。大部分与高危型人乳头瘤病毒（HPV）尤其是HPV16型感染相关，可分为角化型和非角化型。早期宫颈浸润性鳞状细胞癌可出现阴道出血、阴道排液或无明显临床表现；晚期因病变累及范围差异而出现不同的继发性症状。

04.060　外生型宫颈浸润性鳞状细胞癌　exophytic infiltrating squamous cell carcinoma of cervix
宫颈浸润性鳞状细胞癌的一种生长类型。宫颈局部癌灶向外生长，呈乳头状或菜花样，组织脆，触之易出血。典型临床表现为接触

性出血。

04.061　内生型宫颈浸润性鳞状细胞癌　endophytic infiltrating squamous cell carcinoma of cervix
宫颈浸润性鳞状细胞癌的一种生长类型。宫颈癌病灶向宫颈深部组织浸润，宫颈肥大变硬，呈桶状。早期临床表现多不典型，可表现为阴道排液、不规则子宫出血。

04.062　颈管型宫颈浸润性鳞状细胞癌　cervical canal infiltrating squamous cell carcinoma of cervix
宫颈浸润性鳞状细胞癌的一种生长类型。宫颈鳞状细胞癌灶发生于宫颈管内，宫颈外观无明显异常，宫颈呈桶状，常有阴道排液。

04.063　溃疡型宫颈浸润性鳞状细胞癌　ulcerative infiltrating squamous cell carcinoma of cervix
宫颈浸润性鳞状细胞癌的一种生长类型。外生型和内生型宫颈浸润性鳞状细胞癌继续发展，癌灶坏死脱落，宫颈局部形成溃疡或空洞，似火山口状。典型临床表现为阴道排液、分泌物多，有恶臭味。

04.064　角化型宫颈浸润性鳞状细胞癌　keratinizing infiltrating squamous cell carcinoma of cervix
宫颈浸润性鳞状细胞癌的一种病理类型。大致相当于宫颈高分化鳞癌，癌细胞体积大，有明显角化珠形成，可见细胞间桥，细胞异型性较轻，无核分裂象或核分裂象罕见。预后相对较好。

04.065　非角化型宫颈浸润性鳞状细胞癌　nonkeratinizing infiltrating squamous cell carcinoma of cervix

宫颈浸润性鳞状细胞癌的一种病理类型。大致相当于宫颈中分化和低分化鳞癌。细胞体积大或较小，可有单细胞角化但无角化珠，细胞间桥不明显，细胞异型性常明显，核分裂象多见。预后相对较差。

04.066　宫颈腺癌　cervical adenocarcinoma
发生于宫颈腺上皮的恶性肿瘤。大部分与高危型人乳头瘤病毒（HPV）尤其是HPV18型感染相关，少部分为非人乳头瘤病毒感染相关型。病变多起源于宫颈管内膜，根据分化方向及形态特征分为普通型宫颈腺癌、黏液性宫颈腺癌、绒毛腺管状癌、宫颈内膜样癌等。其发生位置较深，早期临床症状不明显。

04.067　普通型宫颈腺癌　common cervical adenocarcinoma
宫颈腺癌最常见的组织学亚型。与高危型人乳头瘤病毒感染相关，约占宫颈腺癌的90%。来源于宫颈管柱状黏液细胞。镜下见腺体结构复杂，呈筛状和乳头状，腺上皮细胞增生呈复层，核异型性明显，核分裂象多见。

04.068　宫颈原位腺癌　adenocarcinoma *in situ* of cervix
局限于宫颈管黏膜及黏膜腺体的宫颈病变。宫颈病变保持正常腺体结构，黏膜上皮或腺腔上皮被覆核大、深染、胞质黏液减少、有核仁的恶性细胞，细胞核分裂活跃，上皮呈不同程度的复层，但基底层完整。是宫颈腺癌的前期病变，与人乳头瘤病毒感染密切相关。

04.069　宫颈混合癌　mixed cervical carcinoma
来源于宫颈的含有多种病理成分的恶性肿瘤。根据鳞癌和腺癌两种成分的多少，分为鳞腺癌和腺鳞癌。

04.070　宫颈腺肉瘤　cervical adenosarcoma
原发于宫颈的、由良性或有轻度非典型腺上皮成分与低度恶性间质成分组成的恶性肿瘤。

04.071　宫颈癌肉瘤　cervical carcinosarcoma
又称"宫颈恶性米勒管混合瘤（cervical malignant mixed Müllerian tumor）"。来自宫颈肌层、宫颈管内膜间质、结缔组织上皮或血管或以上混合成分的宫颈恶性肿瘤，常见类型有平滑肌肉瘤、子宫内膜间质肉瘤、恶性米勒管混合瘤、横纹肌肉瘤等。

04.072　宫颈恶性黑色素瘤　cervical malignant melanoma
一种原发于宫颈黑色素细胞的罕见高度恶性肿瘤。临床多表现为阴道分泌物增多、不规则阴道出血。

04.073　宫颈残端癌　stump carcinoma of cervix
子宫次全切除术后所残留的宫颈局部发生癌变。

04.074　宫颈癌临床分期　clinical staging of cervical cancer
通过各种临床检查，包括妇科检查、影像学检查等，评估原发肿瘤的范围及是否有局部和远处转移，从而对患者的宫颈癌做出分期。

04.075　筋膜外子宫切除术　extrafascial hysterectomy
于宫颈筋膜外切除全子宫的一种手术方式。

04.076　次广泛子宫切除术　subradical hysterectomy
又称"Ⅱ型子宫切除术（type Ⅱ radical hysterectomy）"。早期宫颈癌手术方式之一。包括切除子宫、子宫旁、阴道2～3cm、双侧骶韧带2cm、双侧主韧带及阴道旁各2cm。

保留或切除双侧卵巢。适用于ⅠA2期及放疗后仅有宫颈部分残留或复发的宫颈癌患者。

04.077 广泛性子宫切除术 radical hysterectomy

又称"宫颈癌根治术""Ⅲ型子宫切除术（type Ⅲ radical hysterectomy）"。早期宫颈癌手术治疗的一种式式。包括切除子宫，近盆壁处切除主韧带，近骶骨处切除宫骶韧带（主韧带、骶韧带切1/2～2/3），切除阴道上1/3～1/2，保留或切除双侧卵巢。

04.078 A型广泛性子宫切除术 type A radical hysterectomy

又称"宫颈癌最小根治术（minimal radical surgery）"。宫颈癌手术治疗的一种式式。即输尿管识别但不游离，宫颈旁组织切除至输尿管内侧，宫颈外侧的宫骶韧带及膀胱子宫韧带基本不切除，宫旁组织最小化切除，阴道切除小于1cm。适用于宫颈原位癌、早期浸润癌、晚期癌放化疗后。

04.079 B型广泛性子宫切除术 type B radical hysterectomy

又称"改良广泛性子宫切除术（modified radical hysterectomy）"。宫颈癌手术治疗的一种式式。宫颈旁组织切除达输尿管"隧道"水平，部分切除宫骶韧带及膀胱子宫韧带，不切除宫颈旁组织中子宫深静脉下方的神经丛，阴道切除至少1cm，可经阴道、经腹和经腹腔镜进行。适用于早期宫颈浸润癌。包括宫颈癌B1型和B2型根治术。

04.080 C型广泛性子宫切除术 type C radical hysterectomy

宫颈癌手术治疗的一种式式。是经典的宫颈癌根治式式。切除宫颈旁组织至与髂内血管交界处（保留子宫深静脉下方神经），切除宫骶韧带于直肠水平（保留腹下神经），切除膀胱子宫韧带于膀胱水平（保留膀胱支），切除距肿瘤或宫颈下缘1.5～2cm的阴道及阴道旁组织。可经阴道、经腹和经腹腔镜进行。适用于ⅠB1～ⅡA2期宫颈癌。包括C1型广泛性子宫切除术和C2型广泛性子宫切除术。

04.081 C1型广泛性子宫切除术 type C1 radical hysterectomy

又称"保留神经的广泛性子宫切除术（nerve-sparing radical hysterectomy，NSRH）"。广泛性子宫切除术的一种类型。手术中，分离出背侧的自主神经后切除背侧宫旁组织；暴露腹下神经丛，在切除侧方宫旁组织时仅切除盆丛的子宫支；膀胱阴道韧带内盆丛的膀胱支予以保留，故只切除腹侧宫旁组织的内侧，暴露输尿管下方的腹下神经，保留膀胱支。

04.082 C2型广泛性子宫切除术 type C2 radical hysterectomy

经典的广泛性子宫切除术。切除范围与C1型广泛性子宫切除术相同，但在宫旁组织处理中不保留盆腔内脏神经（膀胱支及腹下神经）。

04.083 D型广泛性子宫切除术 type D radical hysterectomy

宫颈癌手术治疗的一种式式。切除宫旁组织达盆壁，血管达髂内血管以上，暴露坐骨神经根并完全游离。包括D1型广泛性子宫切除术和D2型广泛性子宫切除术。可经阴道、经腹和经腹腔镜进行。

04.084 D1型广泛性子宫切除术 type D1 radical hysterectomy

又称"侧盆扩大广泛性子宫切除术（laterally extended radical hysterectomy）"。D型广泛性子宫切除术的一种类型。将输尿管完全游离，结扎髂内外动静脉，切除包括其所有分支在内的盆腔内容物。切缘为骶神经丛、梨状肌和闭孔内肌。适用于ⅡB期宫颈癌患者。

04.085　D2型广泛性子宫切除术　type D2 radical hysterectomy

又称"侧盆廓清术（laterally extended endopelvic resection，LEER）"。手术范围是D1型手术及切除脏器相关的筋膜和肌肉组织。根据宫颈癌侵犯部位不同，切除直肠、子宫和膀胱及其周围组织。若肿瘤侵犯固定于盆壁，则切除固定的盆壁肌肉筋膜及部分盆底肌，如闭孔内肌等。

04.086　广泛性宫颈切除术　radical trachelectomy，RT

又称"根治性宫颈切除术"。根治性切除宫颈及宫旁组织，保留其余部分子宫及生育功能的手术方法。术中宫旁组织切除范围与宫颈癌B型根治术相同。适用于有生育要求的、年轻的、ⅠA2～ⅠB1期的宫颈鳞癌或腺癌患者。

04.087　盆腔淋巴结清扫术　pelvic lymphadenectomy

妇科恶性肿瘤中评估盆腔淋巴结受累情况或切除转移淋巴结的手术方式。切除范围包括髂总淋巴结、髂外淋巴结、髂内淋巴结、腹股沟深淋巴结、闭孔淋巴结等，其结果关系到肿瘤分期、预后及术后治疗方法的选择。

04.088　盆腔廓清术　pelvic exenteration

针对盆腔内复发的妇科恶性肿瘤，切除所有受累的盆腔脏器并进行相关重建的手术。根据切除范围分为前盆腔、后盆腔及全盆腔廓清术。主要用于中央型复发性宫颈癌。

04.04　子宫肿瘤

04.089　子宫肌瘤　uterine myoma，uterine fibroid

又称"子宫平滑肌瘤（uterine leiomyoma）"。子宫平滑肌组织增生形成的良性肿瘤。由平滑肌及纤维结缔组织组成，是女性生殖器官中最常见的良性肿瘤。最常见的临床症状包括月经量增多、经期延长、不规则阴道出血、腹部包块、压迫症状、疼痛、不孕等。

04.090　子宫体肌瘤　myoma of uterine corpus

生长于子宫体部的平滑肌瘤。是最常见的子宫平滑肌瘤类型，主要表现为月经量增多、腹部包块、压迫症状、疼痛、不孕等。

04.091　[子]宫颈肌瘤　cervical myoma，cervical fibroid

生长于宫颈部的平滑肌瘤。由宫颈间质内平滑肌组织或血管肌组织增生形成。常见临床症状包括压迫症状（尿频、尿潴留、排尿不畅、便秘）、阴道不规则出血、阴道分泌物增多等。

04.092　子宫肌壁间肌瘤　uterine intramural myoma，uterine intramural fibroid

生长于子宫肌层内的平滑肌瘤。周围有正常的肌层包绕，可表现为子宫增大，子宫形状改变，呈不规则突起，可出现月经量增多、经期延长、不规则阴道出血、腹部包块、压迫症状等。

04.093　子宫浆膜下肌瘤　uterine subserous myoma，uterine subserous fibroid

生长于子宫肌层并向子宫浆膜面生长的子宫平滑肌瘤。肌瘤突出于子宫表面，表面仅由少许肌壁及子宫浆膜覆盖。表现为子宫增大，外形不规则，带蒂浆膜下肌瘤可表现为子宫旁的实性肿物。主要表现为腹部包块、压迫症状、疼痛等。

04.094 子宫黏膜下肌瘤 uterine submucous myoma, uterine submucous fibroid
生长于子宫肌层并向宫腔方向生长的子宫平滑肌瘤。肌瘤突出于宫腔，表面仅有子宫内膜覆盖，表现为月经量增多、经期延长、不规则阴道出血、贫血、阴道分泌物增多、不孕等。

04.095 子宫阔韧带肌瘤 uterine broad ligamentous myoma
生长于阔韧带前后腹膜之间的平滑肌瘤。分为真性子宫阔韧带肌瘤和假性子宫阔韧带肌瘤。

04.096 真性子宫阔韧带肌瘤 true broad ligament leiomyoma
生长于阔韧带前后腹膜之间的、与子宫体不相连的平滑肌瘤。由平滑肌及纤维结缔组织组成，可压迫附近输尿管、膀胱、髂血管，引起输尿管积水、肾积水、尿频等症状。

04.097 假性子宫阔韧带肌瘤 false broad ligament leiomyoma
生长于阔韧带前后腹膜之间的平滑肌瘤。其蒂部位于子宫或宫颈侧壁，瘤体突向阔韧带内。可压迫附近输尿管、膀胱、髂血管，引起输尿管积水、肾积水、尿频等症状。

04.098 圆韧带肌瘤 myoma of round ligament
原发于子宫圆韧带平滑肌组织的肌瘤。表现为子宫圆韧带走行部位由平滑肌及纤维结缔组织增生形成的实性包块。常无明显症状，较大者可出现压迫症状。

04.099 子宫寄生性肌瘤 uterine parasitic myoma
子宫肌瘤因各种原因脱落于盆腹腔内，种植于大网膜、肠系膜等处，获得血液供应并生长而形成的肌瘤。

04.100 子宫肌瘤变性 uterine fibroid degeneration
子宫肌瘤细胞质内或细胞间质内呈现异常物质或正常物质增多的现象，主要为各种原因引起子宫肌瘤局部血运供给不足所致的退行性变。

04.101 子宫肌瘤玻璃样变 hyaline degeneration of uterine fibroid
又称"子宫肌瘤透明变性"。子宫肌瘤肌纤维退变，剖面旋涡结构或编织状结构消失的一种子宫肌瘤变性类型。镜下见病变区肌细胞消失，为均匀透明无结构区。

04.102 子宫肌瘤囊性变 cystic degeneration of uterine fibroid
子宫肌瘤肌细胞坏死液化发生的囊性改变。肌瘤内出现大小不等的囊腔，其间有结缔组织相隔，腔内含清亮液体，也可凝固成胶冻状的一种子宫肌瘤变性类型。镜下见囊腔由玻璃样变的肌瘤组织构成，内壁无上皮覆盖。

04.103 子宫肌瘤红色变性 red degeneration of uterine fibroid
子宫肌瘤的一种特殊类型坏死表现。多见于妊娠期或产褥期，患者可出现发热、腹痛等症状。肌瘤剖面为暗红色，如半熟的牛肉，质软。镜下组织高度水肿，瘤体小静脉内有血栓形成，血管扩张充血，广泛出血并有溶血。

04.104 子宫肌瘤肉瘤变 sarcomatous change of uterine fibroid
子宫平滑肌细胞异常增生、细胞有异型性、核分裂象易见的一种子宫肌瘤变性类型。肌瘤组织变软且脆，切面呈灰黄色，似生鱼肉状，与周围组织界限不清。镜下见平滑肌细胞增生活跃，排列紊乱，漩涡状结构消失，细胞有异型性，核分裂象易见（＞10个/10HPF），并可出现肿瘤细胞凝固性坏死。患者可表现为子宫肌瘤增长迅速、月经量增多、不规则阴道出血等。

04.105　弥漫性子宫平滑肌瘤病　diffuse leiomyomatosis of uterus

一种罕见的、特殊类型的子宫平滑肌瘤。表现为子宫弥漫性增大，几乎整个子宫肌层都布满无数界限不清、富于细胞的平滑肌瘤结节，细胞无不典型性改变。患者可表现为月经量增多、不规则阴道出血、腹部包块等。

04.106　良性转移性平滑肌瘤　benign metastasizing leiomyoma

具有典型良性形态学特点但发生全身其他部位转移的平滑肌肿瘤。非常少见。起源于组织学上良性的平滑肌瘤。临床上以子宫肌瘤剔除或全子宫切除术后数年发现，好发于肺、骨盆、淋巴结、乳房、骨骼和心脏等部位，其中以肺部最为常见。在发现转移灶并且排除其他非子宫区域（如胃肠道、腹膜后等部位）原发性平滑肌肿瘤后才能确定诊断。

04.107　腹膜播散性平滑肌瘤病　leiomyomatosis peritonealis disseminata

一种特殊类型子宫平滑肌瘤。表现为多发性平滑肌瘤小结节播散分布于腹膜、大网膜、肠系膜、直肠子宫陷凹及盆腹腔脏器表面，结节为灰白色、实性、大小不等。多在手术时发现，肿瘤为良性，对周围组织无浸润或破坏。患者同时有子宫肌瘤或既往有子宫肌瘤手术史，医源性腹膜播散性平滑肌瘤病与腹腔镜手术非密闭的肌瘤粉碎器使用相关。

04.108　子宫静脉内平滑肌瘤病　intravenous leiomyomatosis of uterus

由子宫肌瘤向静脉内生长或由静脉壁本身的平滑肌组织增生后突向管腔内形成的肿瘤。病变在腔内自由漂浮或与血管壁黏附。大体检查见血管内平滑肌瘤组织呈蠕虫样生长，病灶可扩散到子宫外而进入盆腔静脉，或沿下腔静脉进入心脏，有时可累及肺部。常见临床表现为盆腔疼痛、阴道出血等，累及静脉时可出现昏厥、呼吸困难，甚至死亡。

04.109　恶性潜能未定的子宫平滑肌瘤　uterine smooth muscle tumor of uncertain malignant potential

又称"子宫不典型性平滑肌瘤（uterine atypical smooth muscle neoplasm，uterine atypical leiomyoma）"。不能明确诊断为平滑肌肉瘤，但也不完全符合平滑肌瘤或其亚型诊断标准，其可能具有恶性生物学行为的一种子宫平滑肌瘤类型。组织病理学表现为肿瘤具有可疑的凝固性坏死或无坏死，但是核分裂象＞15个/10HPF，或虽然核分裂象＜10个/10HPF，但是具有细胞的不典型性，上皮样或黏液性平滑肌瘤在不典型性及增生活性方面介于良恶性之间，或不能确定是上皮样还是黏液性分化的肿瘤。

04.110　子宫肌瘤切除术　myomectomy

仅切除子宫内平滑肌瘤而保留子宫的手术。适用于有生育要求的女性。可经腹、经腹腔镜、经阴道或经宫腔镜完成。

04.111　子宫切除术　hysterectomy

切除子宫的手术。根据切除范围分为广泛子宫切除术、全子宫切除术、次全子宫切除术等。手术可经腹、经阴道或经腹腔镜进行。

04.112　子宫动脉栓塞术　uterine arterial embolization，UAE

采用血管介入的手段，选择性阻断子宫动脉

及其分支，以减少子宫血供的一种手术方式。用于治疗子宫肌瘤，控制或减少子宫出血性疾病（如产后大出血、剖宫产瘢痕妊娠、宫颈妊娠等）所致的出血等。

04.113　高能聚焦超声　high intensity focused ultrasound，HIFU
将超声波聚焦后，穿透人体，汇聚至肿瘤部位，利用焦点处超声波的热效应，在靶区形成60℃以上的高温，导致蛋白质变性及组织细胞凝固性坏死或不可逆的严重损伤，从而达到治疗肿瘤目的的一种治疗方法。可用于子宫肌瘤、子宫腺肌瘤等。

04.114　子宫腺肌瘤　uterine adenomyoma
子宫腺肌病病灶呈局限性生长形成的似肌壁间肌瘤的结节或团块。由平滑肌围绕不同数量的子宫内膜腺体和子宫内膜间质所构成的良性病变，平滑肌是其中的主要成分。可表现为痛经。其与周围子宫肌层无明显界限，难以剥除。

04.115　子宫肉瘤　uterine sarcoma
来源于子宫肌层、肌层内结缔组织和内膜间质的恶性肿瘤，或继发于子宫平滑肌瘤的恶性间叶性肿瘤。少见，恶性程度高。临床表现有阴道不规则出血，下腹疼痛、下坠等不适感，腹部包块，压迫症状等。

04.116　子宫平滑肌肉瘤　uterine leiomyo-sarcoma
完全由具有平滑肌分化的细胞构成的子宫恶性肿瘤，是子宫最常见的恶性间叶性肿瘤。分为原发性子宫平滑肌肉瘤和继发性子宫平滑肌肉瘤两种。原发性子宫平滑肌肉瘤指由具有平滑肌分化的细胞组成的恶性肿瘤，发自子宫肌层或肌壁间血管壁的平滑肌组织。继发性子宫平滑肌肉瘤为原已存在的平滑肌瘤恶变。临床表现有阴道不规则出

血，下腹痛、下坠等不适感，腹部包块，压迫症状等。

04.117　子宫内膜间质肉瘤　endometrial stromal sarcoma，ESS
子宫内膜间质来源的恶性间叶性肿瘤。包括低级别子宫内膜间质肉瘤、高级别子宫内膜间质肉瘤和未分化子宫肉瘤。临床表现主要有不规则阴道出血、月经量增多、阴道排液、贫血、下腹痛等。

04.118　低级别子宫内膜间质肉瘤　low-grade endometrial stromal sarcoma，LG-ESS
一种细胞形态类似增殖期子宫内膜间质细胞的恶性肿瘤。表现为浸润性生长，累及子宫肌层和（或）脉管。肿瘤呈息肉状或结节状，突向宫腔或侵及肌层，边界欠清。镜下见子宫内膜间质细胞侵入子宫肌层肌束间，细胞形态、大小一致，无明显的不典型和多型性，核分裂象一般＜5个/10HPF，无坏死或坏死不明显。预后相对较好。临床表现主要有不规则阴道出血、月经量增多、阴道排液、贫血、下腹痛等。

04.119　高级别子宫内膜间质肉瘤　high-grade endometrial stromal sarcoma，HG-ESS
一种子宫内膜间质来源的高度恶性肿瘤。肿瘤通常呈破坏、浸润性生长，肿瘤呈息肉状或结节状，突向宫腔或侵及肌层，无明确边界。镜下见肿瘤细胞缺乏均匀一致性，具有渗透样浸润性生长方式，肿瘤细胞大，核异型性明显，核分裂象常＞10个/10HPF。该类型易发生宫外转移，预后较差。临床表现主要有不规则阴道出血、月经量增多、阴道排液、贫血、下腹痛等。

04.120　未分化子宫肉瘤　undifferentiated uterine sarcoma
一种发生于子宫内膜或肌层的恶性肿瘤。肿

瘤边界不清，侵袭破坏肌层，肿瘤细胞呈高级别特征，没有特定分化表现。大体检查见侵入宫腔内的息肉样肿物，伴出血、坏死。镜下见肿瘤细胞分化差，细胞大小不一致，核异型性明显，核分裂活跃，多脉管受侵犯，恶性程度高。临床表现主要有不规则阴道出血、月经量增多、阴道排液、贫血、下腹痛等。

04.121　子宫腺肉瘤　uterine adenosarcoma
一种具有良性腺上皮成分及肉瘤样间叶成分的恶性肿瘤。镜下见被间质挤压成裂隙状的腺上皮成分，周围间叶细胞排列密集，细胞轻度异型性。当≥25%的肿瘤由高级别肉瘤成分构成时，被归类为腺肉瘤伴肉瘤过度生长。约30%出现局部复发。发生转移的病例通常伴有肉瘤过度生长，预后较差。临床表现主要有不规则阴道出血、月经量增多、阴道排液、贫血、下腹痛等。

04.122　子宫内膜息肉　endometrial polyp
由良性腺体和间质杂乱增生所构成的局限性病变。常隆起并高于毗邻黏膜表面。镜下常见病变内的子宫内膜腺体扩张、呈囊性变，间质纤维化和具有厚壁血管。临床可无明显症状或表现为月经失调、阴道不规则出血。

**04.123　子宫腺肌瘤性息肉　uterine adenomy-
　　　　　omatous polyp**
伴有显著平滑肌成分的子宫内膜局限性增生，呈结节状突向宫腔的病变。临床可无明显症状或表现为月经失调、阴道不规则出血。

04.124　子宫内膜增生　endometrial hyperplasia
子宫内膜非生理状态的腺体过度增生的病变。由雌激素长期刺激、缺乏孕激素拮抗导致。分为子宫内膜增生伴不典型性和子宫内膜非典型增生。

**04.125　子宫内膜增生伴不典型性　endome-
　　　　　trial hyperplasia without atypia**
子宫内膜过度增生，伴腺体大小和形态不规则，腺体和间质比例高于增殖期子宫内膜，但无明显细胞不典型性的子宫内膜改变，包括既往所称的单纯型增生和部分复杂型增生，为长期雌激素作用而无孕激素拮抗所致。

**04.126　子宫内膜不典型增生　endometrial
　　　　　atypical hyperplasia，EAH**
子宫内膜增生伴有细胞不典型的状态。子宫内膜腺体增生明显超过间质增生，增生子宫内膜腺上皮细胞形态明显不同于周围子宫内膜或病变区域内腺体比例超过间质。镜下表现为管状结构或分支腺体排列拥挤，并伴有细胞不典型性（包括细胞核增大、多形性、圆形、极性丧失等），病变区域腺体比例超过间质，腺体拥挤，仅有少量间质分隔。属于癌前病变。

04.127　子宫内膜癌　endometrial carcinoma
发生于子宫内膜的一组上皮性恶性肿瘤。以来源于子宫内膜腺体的腺癌最常见。为女性生殖道三大恶性肿瘤之一。多见于老年妇女，主要表现为绝经后阴道出血。采用以手术为主的综合治疗，因多在早期发现，预后较好。

**04.128　Ⅰ型子宫内膜癌　type Ⅰ endometrial
　　　　　carcinoma**
又称"雌激素依赖型子宫内膜癌（estrogen-dependent endometrial carcinoma）"。可能发生于无孕激素拮抗的雌激素长期作用的子宫内膜样癌。患者较年轻，常伴有肥胖、高血压、糖尿病、不孕或不育及绝经延迟，或无排卵性疾病等。肿瘤分化较好，雌、孕激素受体阳性率高，预后好。*PTEN*基因失活和微卫星不稳定是常见的分子事件。

04.129　Ⅱ型子宫内膜癌　type Ⅱ endometrial carcinoma
又称"非雌激素依赖型子宫内膜癌（estrogen-independent endometrial carcinoma）"。发病与雌激素无明确关系的一种子宫内膜癌少见类型。包括子宫内膜浆液性癌、透明细胞癌、癌肉瘤等。多见于老年女性，肿瘤恶性程度高，分化差，雌、孕激素受体多阴性或低表达，预后不良。*p53*基因突变和人表皮生长因子受体-2（*HER2*）基因过度表达为常见分子事件。

04.130　林奇综合征　Lynch syndrome
又称"遗传性非息肉病性结直肠癌综合征（hereditary nonpolyposis colorectal cancer, HNPCC）"。一种由错配修复基因突变引起的常染色体显性遗传病。具有家族遗传性，先证者常为家族中早发结直肠癌患者，其遗传学特征是DNA错配修复基因功能障碍导致的高度微卫星不稳定性。与年轻女性的子宫内膜癌发病有关。

04.131　子宫内膜样癌　endometrioid carcinoma
一类具有子宫内膜样分化的子宫内膜癌。属于Ⅰ型子宫内膜癌，病理表现为子宫内膜腺体高度异常增生，上皮复层，并形成筛孔状结构。癌细胞异型性明显，核大、不规则、深染，核分裂活跃，分化差的子宫内膜样癌腺体少，腺结构消失，呈实性癌块。常见临床表现有阴道出血（绝经后阴道出血、围绝经期月经紊乱）、异常的阴道排液、宫腔积液或积脓、下腹痛等。

04.132　子宫内膜浆液性癌　endometrial serous carcinoma
一种Ⅱ型子宫内膜癌。多见于绝经后女性，与*p53*基因突变相关，高度恶性，预后差。病理学特征为复杂的乳头状结构，细胞异型性明显，多为不规则复层排列，呈乳头状、腺样及实性巢片状生长，1/3的病例伴砂粒体。常见临床表现有阴道出血（绝经后阴道出血、围绝经期月经紊乱）、异常阴道排液、下腹痛等。

04.133　子宫内膜黏液性癌　endometrial mucinous carcinoma
Ⅰ型子宫内膜癌的一种类型。病理表现为肿瘤半数以上由胞质内充满黏液的细胞组成，大多数腺体结构分化良好。常见临床表现有阴道出血（绝经后阴道出血、围绝经期月经紊乱）、异常的阴道排液、下腹痛等。临床分期早，分化好，预后相对好。

04.134　子宫内膜透明细胞癌　endometrial clear cell carcinoma
Ⅱ型子宫内膜癌的一种类型。病理多表现为呈实性片状、腺管样或乳头状排列，细胞质丰富、透亮，核呈异型性，或由靴钉细胞组成。常见临床表现有阴道出血（绝经后阴道出血、围绝经期月经紊乱）、异常的阴道排液、下腹痛等。

04.135　子宫癌肉瘤　uterine carcinosarcoma
又称"恶性米勒管混合瘤（malignant mixed Müllerian tumor）"。一种由恶性上皮和恶性间叶成分混合组成的子宫恶性肿瘤。镜下见恶性上皮成分通常为米勒上皮，间叶成分分为同源性和异源性。恶性程度高。常见临床表现有绝经后阴道出血、异常阴道排液、腹盆腔包块、腹水、下腹痛等。

04.136　子宫内膜去除术　endometrial ablation
采用各种不同的方法去除全层子宫内膜及部分浅表肌层的手术方式。多用于治疗异常子宫出血等。

04.137　热球子宫内膜去除术　uterine balloon thermo-ablation，UBT

用特定设备以短期高热效应破坏子宫内膜的功能层和基底层的腺上皮及基底层下浅层平滑肌组织，使其变性坏死，以减少月经量的一种手术方式。用于治疗月经过多且不要求生育的妇女。

04.138　子宫内膜癌分期手术　staging surgery of endometrial carcinoma
子宫内膜癌的手术方式。包括腹腔冲洗液/腹水细胞学检查、全面盆腹腔探查及活检、全子宫双附件切除、盆腔及腹主动脉旁淋巴结切除，根据术后病理进行子宫内膜癌的手术病理分期，并进一步行辅助治疗。

04.139　前哨淋巴结绘图活检　sentinel lymph node mapping biopsy
在注入示踪染料至或接近原发肿瘤后，对发现的阳性淋巴结、肿瘤特异或器官特异的淋巴结进行选择性切除和有限切除，从而避免系统淋巴结切除的方法。

04.05　卵巢肿瘤

04.140　卵巢肿瘤　ovarian neoplasm
来源于卵巢的肿瘤。可发生于任何年龄，其组织起源及组织病理学类型繁多，可以来源于各型上皮细胞、性索-间质细胞、生殖细胞及其他少见的组织细胞。不同类型的卵巢肿瘤生物学行为不同。

04.141　卵巢上皮性肿瘤　ovarian epithelial tumor
来源于卵巢表面生发上皮的肿瘤。是最常见的卵巢肿瘤类型。占原发性卵巢肿瘤的50%～70%，依据细胞类型分为浆液性、黏液性、浆液-黏液性、子宫内膜样、透明细胞及卵巢移行细胞瘤，依据肿瘤生物学行为分为良性、交界性及恶性。

04.142　卵巢浆液性肿瘤　ovarian serous tumor
一组细胞特征类似于输卵管上皮的肿瘤。分为良性、交界性和恶性。是卵巢上皮性肿瘤中最常见的类型。

04.143　卵巢浆液性囊腺瘤　ovarian serous cystadenoma
卵巢浆液性肿瘤的一种良性类型。单侧多见，多为囊性，表面光滑，壁薄，囊内充满淡黄色清亮液体。组织病理学表现为囊壁内衬输卵管样上皮（分泌细胞和纤毛细胞）或单层扁平至立方上皮，细胞无异型性，无核分裂象。

04.144　卵巢浆液性表面乳头状瘤　ovarian serous surface papilloma
卵巢浆液性肿瘤较少见的一种良性类型。一般为双侧，位于卵巢表面，乳头生长不匀称，外无包膜，易脱落到腹腔内，种植到腹膜上，产生腹水。

04.145　卵巢浆液性腺纤维瘤　ovarian serous adenofibroma
卵巢浆液性肿瘤的一种良性类型。缺乏特殊症状，大部分患者在妇科检查或B超等辅助检查时被发现，以单侧发病占绝大多数。大体检查可见肿瘤为实性，表面光滑或有分叶，呈结节状，活动度好。组织病理学可见间质细胞密度大和纤维化形成大的实性区域，伴有散在的浆液性腺体或粗的乳头结构。

04.146　卵巢浆液性交界性肿瘤　serous borderline ovarian tumor，SBOT
组织学形态和生物学行为处于良性浆液性肿瘤和浆液性癌之间的一种卵巢上皮性肿瘤。镜下观察可见上皮增生不超过3层，细胞核异型，染色较深，限于中度范围下，核分裂象较少，≤1个/HPF，间质无浸润。早期预后相对较好，有反复复发倾向。

04.147　卵巢浆液性交界性肿瘤微乳头亚型　ovarian serous borderline tumor-micropapillary variant

又称"卵巢非浸润性低级别浆液性癌（ovarian non-invasive low-grade serous carcinoma）"。卵巢浆液性交界性肿瘤中的少见类型。组织病理学表现为粗大乳头表面出现细长密集的长宽之比大于5∶1的微乳头，后者可融合成筛状结构；微乳头/筛状结构连续成片，或病变占肿瘤10%以上的成分。此型肿瘤较普通型更易发生腹膜种植等卵巢外病变（50%比8%），故其复发率较高。当出现卵巢外病变时，预后与低级别浆液性癌相似。

04.148　卵巢浆液性癌　ovarian serous carcinoma

最常见的卵巢恶性上皮性肿瘤。多为双侧发生，以实性为主，可伴广泛盆腹腔转移和腹水。镜下可见囊壁上皮明显增生，呈复层排列，一般在4～5层及以上，癌细胞为立方形或柱状，细胞异型性明显，并向间质浸润。根据细胞核分级及核分裂计数，可分为高级别卵巢浆液性癌和低级别卵巢浆液性癌两类。

04.149　低级别卵巢浆液性癌　low-grade serous carcinoma of ovary

一种恶性程度较低的卵巢浆液性癌。镜下可见上皮呈低度恶性细胞形态。预后比高级别卵巢浆液性癌好，对化疗的敏感性欠佳。

04.150　高级别卵巢浆液性癌　high-grade serous carcinoma of ovary

一种高度恶性的卵巢浆液性癌。镜下可见上皮呈高级别核异型性，常呈乳头状、腺样和实性生长。预后较差。

04.151　卵巢黏液性肿瘤　ovarian mucinous tumor

一种组织发生来源于卵巢表面生发上皮的卵巢肿瘤。分为宫颈内膜样型和肠型黏液上皮。多数无症状，大的肿瘤表现为盆腹腔包块。

04.152　卵巢黏液性囊腺瘤　ovarian mucinous cystadenoma

一种衬覆胃肠型黏液上皮的良性卵巢肿瘤。单侧多见，多为多房囊性，体积较大，表面光滑，囊内充满胶冻样黏液。组织病理学表现为囊壁内衬单层黏液柱状上皮，可见杯状细胞。

04.153　卵巢黏液性腺纤维瘤　ovarian mucinous adenofibroma

一种特殊的卵巢黏液性良性肿瘤。多为实性，表面光滑或有分叶，呈结节状，活动度好。组织病理学表现为肿瘤间质成分较多，黏液腺上皮成分较少。

04.154　卵巢黏液性交界性肿瘤　ovarian mucinous borderline tumor

卵巢肿瘤组织学形态和生物学行为处于良性黏液性肿瘤和黏液性囊腺癌之间的一种卵巢上皮性肿瘤。镜下观察可见上皮复层化达2～3层，不超过3层，细胞轻、中度非典型性，黏液分泌减少，可见杯状细胞；核分裂象≤5个/10HPF，肿瘤细胞不侵及间质。预后较好。

04.155　卵巢黏液性腺癌　ovarian mucinous adenocarcinoma

卵巢上皮性恶性肿瘤中的一种类型。多为转移性，常为胃肠道及阑尾来源，原发性黏液性腺癌不常见。瘤体巨大，单侧，包膜光滑，切面呈多房囊性或实性，囊内多为黏液，可见出血、坏死。镜下见异型黏液性上皮排列成腺管状或乳头状，出现融合性或毁损性间质浸润。原发性黏液性腺癌可分为膨胀性和毁损性浸润两种生长模式，预后不同。

04.156　卵巢子宫内膜样肿瘤　ovarian endometrioid tumor
组织来源于卵巢表面上皮、向子宫内膜样上皮化生的一种卵巢上皮性肿瘤。

04.157　卵巢子宫内膜样囊腺瘤　ovarian endometrioid cystadenoma
卵巢子宫内膜样良性肿瘤的一种类型。大体检查可见呈囊样结构，囊腔内有陈旧性出血。组织病理学表现为囊壁衬覆良性子宫内膜样上皮，与子宫内膜囊肿不同的是，上皮下方缺乏子宫内膜间质及其小血管成分。

04.158　卵巢子宫内膜样腺纤维瘤　ovarian endometrioid adenofibroma
一种子宫内膜分化的卵巢良性肿瘤。肿瘤腺体形态与子宫内膜相似，常有明显的纤维间质。多为实性，表面光滑或有分叶，呈结节状，活动度好。组织病理学表现为肿瘤由腺管及纤维两种成分组成，并且纤维间质成分突出，有时呈致密的纤维瘤样改变。

04.159　卵巢子宫内膜样交界性肿瘤　ovarian endometrioid borderline tumor
组织学形态和生物学行为处于良性子宫内膜样肿瘤与恶性子宫内膜样腺癌之间的一种卵巢肿瘤。镜下可见腺上皮有非典型增生，细胞核有异型性，但无间质浸润。

04.160　卵巢子宫内膜样癌　ovarian endometrioid carcinoma
卵巢上皮性癌的一种类型。多为单侧，较大，切面呈囊性或实性，有乳头生长，囊液多为血性。镜下特点与子宫内膜癌极相似，多为高分化腺癌，常伴鳞状分化。

04.161　卵巢浆黏液性癌　ovarian seromucinous carcinoma
又称"卵巢宫颈型黏液混合米勒上皮性癌（ovarian endocervical-type mucinous and mixed epithelial carcinoma of Müllerian type）"。以浆液性和宫颈型黏液性上皮类型为主的混合性卵巢上皮性恶性肿瘤。相对少见，平均发病年龄约为45岁。临床以盆腔肿物为主要表现，超过半数有腹膜子宫内膜异位症。组织病理学表现为肿瘤形成乳头结构，也可形成筛状及融合的腺体结构，出现间质浸润；被覆上皮主要有类似浆液性上皮组织，同时混合有宫颈内膜上皮细胞及透明细胞，部分伴有卵巢子宫内膜异位症。肿瘤预后与临床分期相关。

04.162　卵巢透明细胞肿瘤　ovarian clear cell tumor
一种由具有多角形、胞质透亮的细胞组成的卵巢上皮性肿瘤。起源于米勒上皮，是卵巢的一大类肿瘤，包括良性肿瘤、交界性肿瘤和恶性肿瘤。可以上皮成分为主，也可以纤维成分为主。上皮成分中最常见的是透明细胞或鞋钉样细胞。大多以腺纤维瘤为背景。

04.163　卵巢透明细胞囊腺瘤　ovarian clear cell cystadenoma
卵巢透明细胞良性肿瘤的一种类型。非常少见，肿瘤大体呈囊性。组织病理学表现为腺体或囊腔的内衬由具有透明或嗜酸性胞质的立方形或扁平细胞构成。这种肿瘤的细胞形态通常较为温和，没有明显的异型性和核分裂象。

04.164　卵巢透明细胞腺纤维瘤　ovarian clear cell adenofibroma
卵巢透明细胞良性肿瘤中最为常见的类型。肿瘤为实性，表面光滑或有分叶，呈结节状，活动度好。组织病理学表现为纤维间质丰富、致密，其间可见大小不等的囊腔，囊腔内衬覆立方、扁平细胞或鞋钉样细胞，胞质透明，偶尔呈细颗粒状或嗜酸性。细胞无明显异型性，无核分裂象。有时可见子宫内膜异位症病灶。

04.165 卵巢透明细胞交界性肿瘤 border-line ovarian clear cell tumor

一种比较少见的卵巢交界性上皮性肿瘤。瘤细胞巢的上皮由1～3层多角形细胞或鞋钉样细胞组成，可见非典型细胞，核分裂象≤3个/10HPF，间质无浸润。

04.166 卵巢透明细胞癌 clear cell carcinoma of ovary

一种卵巢上皮性癌。镜下可见透明细胞、鞋钉样细胞及嗜酸细胞，细胞异型性明显，可见核分裂象，排列成实性片状、条索状、腺管乳头状。临床研究显示卵巢透明细胞癌与卵巢子宫内膜异位囊肿有相关性。

04.167 卵巢浆黏液性肿瘤 ovarian seromucinous tumor

一种卵巢上皮性肿瘤类型。具有两种及以上米勒上皮成分，其中主要的上皮成分类似于宫颈黏液上皮，故以往被归入黏液性肿瘤中的宫颈型，肿瘤中还可见浆液性上皮，部分伴有卵巢子宫内膜异位症。

04.168 卵巢浆黏液性囊腺瘤 ovarian seromucinous cystadenoma

一种由浆液、黏液两种或两种以上米勒上皮构成的多呈囊性的卵巢上皮性良性肿瘤。多为单侧发生，表面光滑，囊内含有浆液或黏液成分。组织病理学表现为囊内壁衬覆细胞由浆液性和宫颈型黏液性细胞混合组成，有时也含有子宫内膜样上皮、移行细胞及鳞状上皮成分，部分区域可伴有卵巢子宫内膜异位病灶。

04.169 卵巢浆黏液性腺纤维瘤 ovarian seromucinous adenofibroma

一种由浆液、黏液两种或两种以上米勒上皮构成的以实性为主的卵巢囊性上皮性良性肿瘤。切面呈灰白色。组织病理学表现为腺上皮成分同囊腺瘤，由浆液性和宫颈型黏液性细胞混合组成，但以间质成分居多，也可伴有卵巢子宫内膜异位症。

04.170 卵巢浆黏液性交界性肿瘤 ovarian seromucinous borderline tumor

又称"卵巢不典型增生性浆黏液性肿瘤（ovarian atypical proliferative seromucinous tumor）"。一种由两种及以上米勒上皮混合组成的具有低度恶性生物学行为的卵巢上皮性肿瘤。好发于中青年女性，平均年龄为34～44岁，近1/3的患者伴有子宫内膜异位症，肿瘤较大，平均长径为8～10cm，多为单侧。组织病理学表现为主要由浆液性和宫颈型黏液性细胞混合组成，形成复杂的乳头结构，细胞呈轻至中度异型。肿瘤中可出现少量子宫内膜样上皮、透明细胞及移行细胞等成分。肿瘤常伴有ARID1A基因突变，整体预后较好。

04.171 卵巢移行细胞瘤 transitional cell tumor of ovary

又称"布伦纳瘤（Brenner tumor）"。一种原发于卵巢的，具有类似泌尿道的正常移行上皮或膀胱移行上皮特点的卵巢上皮性肿瘤。来源于卵巢的表层上皮，分为良性、交界性和恶性卵巢移行细胞瘤。

04.172 卵巢良性移行细胞瘤 benign transitional cell tumor of ovary

又称"卵巢良性布伦纳瘤（benign Brenner tumor of ovary）"。一种良性行为的卵巢移行细胞瘤。镜下可见肿瘤由上皮细胞巢和纤维间质组织构成，上皮细胞巢周围有明显的基底膜围绕，巢内细胞呈圆形或多角形，细胞界限清楚，胞质透明且富含糖原。

04.173 卵巢交界性移行细胞瘤 borderline transitional cell tumor of ovary

又称"卵巢交界性布伦纳瘤（borderline Brenner tumor of ovary）"。一种交界性行为的卵巢移行细胞瘤。较少见，镜检可见分支的纤维血管乳头表面被覆移行细胞上皮，结构较复杂，细胞增生活跃，呈轻至重度异型及核多形性，分裂活跃，无间质浸润，常有局灶性坏死。

04.174 卵巢恶性移行细胞瘤 malignant transitional cell tumor of ovary

又称"卵巢移行细胞癌""卵巢恶性布伦纳瘤（malignant Brenner tumor of ovary）"。一类原发于卵巢的具有移行上皮特点的恶性肿瘤，且组织中无良性、化生性或增生性卵巢移行细胞瘤上皮成分。

04.175 卵巢中肾样腺癌 ovarian mesonephric-like adenocarcinoma

起源于女性生殖道的中肾管残余的一种肿瘤。罕见，原发于卵巢的呈现中肾管分化的腺癌，大部分肿瘤发生于绝经后妇女。临床表现无特异性，当卵巢肿瘤大到引起腹部不适时可出现腹胀或腹痛等症状。组织学特征等同于女性生殖道其他部位发生的中肾癌，包括小管样、腺样（假子宫内膜样）、导管样（裂隙样或成角的腺体）、乳头状和实性类型。

04.176 卵巢未分化癌 ovarian undifferenti-ated carcinoma

一种不能呈现任何米勒细胞分化特征的卵巢恶性上皮性肿瘤。非常少见，平均发病年龄为55岁，诊断时多为晚期。肿瘤呈实性，常伴有大片状坏死。组织病理学表现为肿瘤呈实性巢片状、索条状等结构，肿瘤细胞以圆形为主，部分可呈梭形，核分裂象高。近一半病例伴有错配修复蛋白的表达缺失，肿瘤进展快，预后差。

04.177 卵巢癌肉瘤 ovarian carcinosarcoma

又称"卵巢恶性米勒管混合瘤（ovarian malignant mixed Müllerian tumor）"。属卵巢上皮和间质混合性肿瘤。是一种含有恶性上皮和恶性间叶成分的高侵袭性肿瘤。

04.178 卵巢混合细胞腺癌 mixed cell ovarian adenocarcinoma，MCOA

一种恶性妇科肿瘤。由浆液性、黏液性和乳头状肿瘤细胞组成。患者的临床特征和预后尚不清楚。

04.179 卵巢间叶性肿瘤 ovarian mesen-chymal tumor

一类起源于间叶组织的卵巢肿瘤。罕见。

04.180 卵巢子宫内膜间质肉瘤 ovarian endometrial stromal sarcoma

一种起源于卵巢间充质的恶性肿瘤。肿瘤由圆形或卵圆形细胞组成，肿瘤细胞围绕厚壁小血管呈旋涡状排列。较少见，分为低级别及高级别两种病理类型。

04.181 卵巢低级别子宫内膜间质肉瘤 ovarian low-grade endometrioid stromal sarcoma

原发于卵巢的、类似于子宫内膜间质细胞组成的低度恶性间叶性肿瘤。好发于围绝经期或绝经后女性，常表现为腹胀及腹痛，常单侧卵巢受累，有近1/3的病例表现为双侧卵巢受累，多数肿瘤合并子宫内膜异位症。组织病理学表现类似于子宫发生的低级别子宫内膜间质肉瘤，由短梭形及卵圆形类似增生期子宫内膜间质细胞组成。

**04.182　卵巢高级别子宫内膜间质肉瘤
ovarian high-grade endometrioid
stromal sarcoma**
原发于卵巢的、具有子宫内膜间质分化迹象的恶性间叶性肿瘤。好发于围绝经期或绝经后女性，常表现为腹胀及腹痛，常单侧卵巢受累。组织病理学表现为类似子宫发生的高级别子宫内膜间质肉瘤，肿瘤细胞具有高度异型性，核分裂象易见，预后差。

**04.183　卵巢混合性上皮–间叶性肿瘤　ovarian
mixed epithelial and mesenchymal tumor**
同时含有上皮和间质两种成分的卵巢肿瘤。多数为恶性，包括卵巢腺肉瘤和癌肉瘤。

04.184　卵巢黏液瘤　ovarian myxoma
原发于卵巢的良性间叶性肿瘤。罕见，好发于生育期女性，多无临床症状，常为单侧附件肿物。组织病理学表现为肿瘤由分化良好的梭形细胞和丰富的黏液样基质组成，部分黏液瘤可能为卵巢间质瘤的黏液变所致。临床上多为良性，偶有复发病例报道。

**04.185　卵巢性索–间质肿瘤　ovarian sex
cord-stromal tumor**
又称"卵巢性腺–间质肿瘤"。由性索和胚胎性腺的特异性间质衍化而来的卵巢肿瘤。

04.186　卵巢纤维瘤　ovarian fibroma
由产生大量胶原的梭形细胞构成的卵巢良性肿瘤。是性索–间质肿瘤中较常见的一种。可产生胸腔积液、腹水，切除肿瘤后胸腔积液、腹水消失。

**04.187　卵巢富于细胞性纤维瘤　ovarian
cellular fibroma**
卵巢细胞瘤中的一种特殊病理类型。较少见，临床表现同卵巢纤维瘤，部分患者合并胸腔积液、腹水及血清CA125升高，临床易误诊为恶性肿瘤。较纤维瘤大，长径平均为8cm。组织病理学表现为肿瘤细胞丰富、密集，细胞质界限不清，核呈圆形或卵圆形，无或仅有轻度异型性，核分裂象为1～3个/10HPF，胶原成分较少，一般为良性，预后良好，偶见复发。

04.188　卵巢卵泡膜细胞瘤　ovarian thecoma
一种瘤细胞与卵泡膜细胞及其黄素化细胞相似的卵巢性索–间质肿瘤。瘤细胞可分泌雌激素。

**04.189　卵巢黄素化卵泡膜细胞瘤　ovarian
luteinized thecoma**
部分黄素化的卵泡膜细胞瘤是卵泡膜细胞瘤的一种变体。为一组肿瘤，其中包括卵泡膜细胞瘤，来源于成熟的卵巢间质。可归类为介于卵泡膜细胞瘤和间质黄体瘤之间的卵巢细胞型特化性索–间质肿瘤。

**04.190　卵巢硬化性间质瘤　ovarian sclero-
sing stromal tumor**
一种良性的卵巢间质肿瘤。好发于年轻女性，没有性激素分泌异常症状，一般单侧发生，呈灰白实性或分叶状。组织病理学表现为肿瘤由成纤维细胞和圆形或多边形间质细胞构成，富于细胞的假小叶和少细胞的硬化或水肿带不规则相间分布。小叶内常见管腔大小不均的薄壁血管。属于良性，完整切除后预后良好。

**04.191　卵巢微囊性间质瘤　ovarian micro-
cystic stromal tumor**
卵巢纯间质来源的良性肿瘤。罕见，单侧发生。组织病理学表现为瘤组织由微囊结构与实性富于细胞的区域和纤维性间质共存。免疫组织化学检查显示肿瘤细胞CD10和波形蛋白呈强阳性，而抑制素和钙视网膜蛋白呈阴性或弱阳性。

04.192　卵巢印戒细胞间质瘤　ovarian signet-ring stromal tumor

卵巢纯间质来源的良性肿瘤。仅见个案报道，为单侧发生。组织病理学表现为肿瘤由印戒状间质细胞构成，胞质内不含脂质、糖原或中性/酸性黏多糖。免疫组织化学检查显示瘤细胞可表达CD56、α抑制素和平滑肌肌动蛋白。

04.193　卵巢间质细胞瘤　ovarian Leydig cell tumor

由纤维瘤样间质和成簇类似睾丸的间质细胞构成的卵巢良性间质瘤。肿瘤由多角形细胞组成，胞质呈嗜酸性或淡染。类似睾丸的间质细胞内含赖因克结晶。完全或主要由间质细胞组成的卵巢类固醇细胞瘤罕见。起病隐匿，且临床表现多不典型。肿瘤一般不大，切面呈黄色或暗棕色。手术切除后预后良好。

04.194　卵巢类固醇细胞瘤　steroid cell tumor of ovary

一组由形态上类似睾丸间质细胞、黄体细胞或肾上腺皮质样细胞的瘤细胞组成的卵巢肿瘤的统称。罕见，肿瘤大多具有不同程度的内分泌功能。青春期前女性多表现为性早熟，育龄期女性表现为男性化及月经紊乱，绝经后女性表现为阴道出血。

04.195　卵巢恶性类固醇细胞瘤　ovarian malignant steroid cell tumor

生长方式和细胞学特征属于恶性的卵巢类固醇细胞瘤。约占卵巢类固醇细胞瘤的1/3，组织病理学表现为肿瘤出现局部侵犯是判定恶性的唯一标准。提示恶性的相关指征包括瘤体长径>7cm，核分裂象>2个/10HPF，

坏死、出血明显，细胞重度异型。

04.196　卵巢纤维肉瘤　ovarian fibrosarcoma

卵巢原发的恶性纤维性肿瘤。罕见，多发生于绝经后女性，表现为腹部肿物。肿瘤一般较大、质软，常伴明显的出血、坏死。组织病理学表现为肿瘤细胞极其丰富，呈编织状排列。细胞中至重度异型，核分裂象>4个/10HPF，可见病理性核分裂象。属于高度恶性肿瘤，预后极差。

04.197　卵巢颗粒细胞瘤　ovarian granulosa cell tumor

仅由卵巢颗粒细胞构成的肿瘤或颗粒细胞所占比例>10%的肿瘤。背景常为纤维卵泡膜瘤样间质。低度恶性，具有远期复发特点，根据病理组织特征，分为成人型颗粒细胞瘤和幼年型颗粒细胞瘤两种类型。肿瘤多为单侧，呈圆形或椭圆形，分叶状，表面光滑，呈实性或部分囊性；切面组织脆而软，伴出血、坏死灶。肿瘤能分泌雌激素。

04.198　卵巢成人型颗粒细胞瘤　adult granulosa cell tumor of ovary

又称"卵巢成年型粒层细胞瘤"。卵巢颗粒细胞瘤的一种病理亚型。是一种低度恶性的卵巢性索-间质肿瘤。镜下见颗粒细胞环绕成小圆形囊腔，呈菊花样排列，中心含嗜伊红物质及核碎片（考尔-埃克斯纳小体）。肿瘤能分泌雌激素，青春期前女性可出现性早熟，育龄期女性出现月经紊乱，绝经后女性有不规则阴道出血。

04.199　卵巢幼年型颗粒细胞瘤　ovarin juvenile type granulosa cell tumor，JGCT

又称"卵巢幼年型粒层细胞瘤"。卵巢颗粒细胞瘤的一种病理亚型。是一种主要发生于儿童和年轻成人的特殊类型的颗粒细胞瘤，占颗粒细胞瘤的5%，98%为单侧。镜下见瘤

细胞多呈弥漫性分布，部分呈结节状，以小滤泡结构居多，罕见核碎片（考尔-埃克斯纳小体）。多数患者初诊时为早期，预后良好。若肿瘤破裂、腹水细胞学阳性或肿瘤生长突破卵巢，则术后复发风险较高。

04.200 卵巢支持细胞瘤 ovarian Sertoli cell tumor

完全或几乎由类似睾丸支持细胞样细胞构成的单纯性卵巢性索肿瘤。少见，仅占卵巢性索-间质肿瘤的4%，多数支持细胞瘤无激素分泌功能，少数伴有高雌激素所致阴道出血等症状，极少数有雄激素所致去女性化及男性化表现，部分患者伴有生殖器发育异常。肿瘤呈实性，质硬，包膜完整。组织病理学表现为肿瘤完全或几乎由形成实性或空心小管的支持细胞构成，间质无或有极少的间质细胞。

04.201 卵巢环状小管性索肿瘤 ovarian sex cord tumor with annular tubule

由性索成分（支持细胞）排列成单纯性或复杂性环状小管构成的卵巢支持细胞瘤。罕见。根据临床是否伴有波伊茨-耶格综合征分为两种亚型：不伴者，为散发性，多为单侧发生，瘤体较大，组织病理学表现为瘤细胞排列复杂，由环状小管盘绕而成，此型约20%呈恶性，可出现淋巴结转移；伴有者，发病时更年轻，多为双侧卵巢受累，瘤体极小，组织病理学表现为多灶错构瘤样微瘤，钙化明显，瘤组织环状小管结构较简单，由环状或实心小管构成，绝大部分为良性。

04.202 卵巢混合性性索-间质肿瘤 ovarian mixed sex cord-stromal tumor

由多种组织成分组成的卵巢性索-间质肿瘤。包括性索瘤伴环状小管、两性母细胞瘤和不能分类的性索-间质肿瘤等。

04.203 卵巢支持-间质细胞瘤 ovarian Sertoli-Leydig cell tumor，ovarian SLCT

又称"卵巢睾丸母细胞瘤"。一种由不同比例的支持细胞和类似睾丸间质细胞的细胞构成的卵巢肿瘤。镜下见不同分化程度的支持细胞及间质细胞。高分化者为良性，中低分化者为恶性。多发生于40岁以下妇女，单侧居多，通常较小，实性。

04.204 卵巢生殖细胞肿瘤 ovarian germ cell tumor

来源于原始生殖细胞、向多个方向分化的一组卵巢异质性肿瘤。多发生于年轻妇女及幼女，除成熟性畸胎瘤等少数组织学类型外，大多数为恶性肿瘤。

04.205 卵巢畸胎瘤 ovarian teratoma

卵巢生殖细胞肿瘤的一种最常见的类型。由多胚层组织构成，偶见只含一种胚层成分。肿瘤多数为良性，由成熟组织组成；少数为恶性，由未成熟组织组成。

04.206 卵巢成熟畸胎瘤 ovarian mature teratoma

发生于卵巢的、完全由来自两个或三个胚层（包括内胚层、中胚层和外胚层）的成熟组织构成的良性肿瘤。

04.207 卵巢未成熟畸胎瘤 ovarian immature teratoma

发生于卵巢的、含有数量不等的未成熟胚性成分（通常为未成熟的神经外胚层成分，如原始神经管）的畸胎瘤。根据未成熟神经外胚层成分的多少分为1级、2级、3级。有向成熟畸胎瘤转化的特性。

04.208 卵巢单胚层畸胎瘤 ovarian monodermal teratoma

完全或主要由单胚层（内胚层、外胚层）来

源的卵巢成熟性畸胎瘤。

04.209　卵巢甲状腺肿　struma ovarii
完全或主要由甲状腺组织构成的卵巢畸胎瘤。有可能分泌甲状腺激素，可出现甲状腺功能亢进的症状。可出现和正常甲状腺滤泡组织一样的改变，具有以上成分方可诊断。卵巢甲状腺肿包括甲状腺瘤和（或）甲状腺癌（恶性卵巢甲状腺肿）。甲状腺癌最常见的是乳头状癌，其次是滤泡癌。

04.210　畸胎瘤伴恶性转化　teratoma with malignant transformation
良性畸胎瘤向恶性畸胎瘤转变的现象。组织病理学表现为肿瘤内同时可见分化良好和分化不良的组织，还有胚胎性癌样组织、灶性恶性上皮性组织及间叶组织。临床表现为良性畸胎瘤转化为具有侵袭倾向的恶性畸胎瘤，发生转移、浸润等恶性生物学行为。

04.211　卵巢甲状腺肿类癌　ovarian strumal carcinoid
原发性卵巢类癌的一种亚型。肿瘤同时含有甲状腺组织和类癌两种成分。罕见。因临床症状及体征不典型，易造成误诊，多为偶然发现。组织病理学上肿瘤中甲状腺成分可以是巨滤泡，也可以是小滤泡，类癌成分多为梁状或岛状。预后良好。

04.212　卵巢无性细胞瘤　ovarian dysger-minoma
一种中度恶性的卵巢生殖细胞肿瘤。肿瘤细胞在组织化学和超微结构上均与原始生殖细胞相同。肿瘤为圆形或椭圆形，中等大，实性，触之如橡皮，表面光滑或呈分叶状，切面呈淡棕色。

04.213　卵巢卵黄囊瘤　ovarian yolk sac tumor
又称"卵巢内胚窦瘤（ovarian endodermal sinus tumor）"。一种来源于胚外结构卵黄囊的卵巢生殖细胞肿瘤。好发于儿童及年轻妇女。恶性程度高，生长迅速，易早期转移，对化疗敏感。经正规治疗后预后良好。

04.214　卵巢胚胎性癌　ovarian embryonal carcinoma
一种极少见的未分化并具有多种分化潜能的高度恶性生殖细胞肿瘤。

04.215　卵巢非妊娠绒毛膜癌　ovarian non-gestational choriocarcinoma
一种卵巢生殖细胞中的多潜能细胞向胚外结构（滋养细胞或卵黄囊等）发展而来的恶性程度极高的生殖细胞肿瘤。卵巢细胞异常分化，形成恶性滋养细胞，有侵袭转移能力，也可以分泌人绒毛膜促性腺激素（hCG），常表现为卵巢较大体积的实性肿物，内部缺血、坏死，伴有血hCG水平显著升高。

04.216　卵巢混合性生殖细胞肿瘤　ovarian mixed germ cell tumor
由两种或更多种生殖细胞肿瘤构成的卵巢恶性肿瘤。可包括无性细胞瘤、卵黄囊瘤、胚胎癌等多种成分。

04.217　卵巢生殖细胞-性索-间质肿瘤　ovarian germ cell-sex cord-stromal tumor
一组由生殖细胞和性索-间质成分混合组成的卵巢肿瘤。包括性腺母细胞瘤及其他混合性生殖细胞-性索-间质肿瘤。罕见。预后与所含的生殖细胞类型有关。

04.218　卵巢性腺母细胞瘤　ovarian gonado-blastoma
由伴有恶性生殖细胞肿瘤的性腺母细胞瘤、不成熟性索细胞和生殖细胞混合而成的肿瘤（生殖细胞部分可视为原位恶性生殖细胞肿瘤）。罕见，几乎均发生在有发育异常的性腺组织中。多数为双侧病变，瘤体较小；当伴有恶性生殖细胞瘤，如无性细胞瘤成分过度生长时，肿瘤明显增大。组织病理学表现为肿瘤由原始生殖细胞与不成熟的支持或粒层细胞混杂排列，生殖细胞成分主要为无性细胞瘤或类似睾丸精原细胞瘤的成分，这些成分可以出现退变及钙化，也可以过度增生。

04.219　卵巢网腺瘤　adenoma of rete ovarii
起源于卵巢网的良性肿瘤。罕见。多发生于绝经后妇女，可表现为盆腔/腹腔不适或因血清睾酮升高而导致的男性化迹象。组织病理学表现为卵巢网腺瘤位于卵巢门的中央，边界清楚，由拉长至圆形的、扩张的密集小管组成，部分管腔内有不同复杂程度的局灶性乳头。衬覆细胞呈立方形至轻微柱状，有很少的嗜酸性至淡染胞质，通常无细胞异型性和核分裂象。间质稀少，其中可能含有睾丸间质细胞或黄素化细胞。

04.220　卵巢网腺癌　adenocarcinoma of rete ovarii
起源于卵巢网的恶性肿瘤。罕见。多发生于绝经后妇女。组织病理学可表现为分支状小管、囊肿，或呈乳头状和实性生长，有细胞异型性和核分裂象活性。

04.221　卵巢沃尔夫管肿瘤　ovarian Wolffian tumor
又称"卵巢中肾管肿瘤"。一种沃尔夫管起源的、罕见的、独特的上皮性肿瘤。大多数附件沃尔夫管肿瘤位于阔韧带和输卵管中段。仅20%见于卵巢，位于门部，靠近卵巢网。临床上多无症状，少数患者表现为腹痛、腹腔肿物或阴道出血。

04.222　卵巢实性假乳头状瘤　ovarian solid pseudopapillary neoplasm
原发于卵巢的、组织形态与胰腺实性假乳头状瘤相似的肿瘤。罕见。发病年龄为17～57岁，临床表现为非特异性的卵巢肿物。肿瘤直径常＞10cm，呈囊实性。组织病理学表现同胰腺同名肿瘤，瘤细胞呈片状和巢状排列，其间可见索状和假乳头状结构。

04.223　卵巢高血钙型小细胞癌　ovarian hypercalcemic type small cell carcinoma
罕见的卵巢未分化肿瘤。好发于年轻女性，临床上常伴有血钙水平升高。肿瘤通常较大，常伴有出血、坏死。组织病理学表现为瘤细胞常呈弥漫性排列，其间可见灶状滤泡样腔隙，腔内含嗜酸性液体，肿瘤细胞较小，但其间可见大细胞成分。该肿瘤具有*SMARCA4*基因突变，治疗效果不理想，预后差。

04.224　卵巢肾母细胞瘤　ovarian nephroblastoma
又称"卵巢维尔姆斯瘤（ovarian Wilms tumor）"。原发于卵巢的类似于肾母细胞瘤特征的肿瘤。肿瘤来源于后肾组织，偶见于卵巢或原始中胚层。原发于卵巢者罕见，儿童及成人均可发生。组织病理学表现与肾的同名肿瘤相同，对化疗非常敏感。

04.225　卵巢瘤样病变　ovarian tumor-like lesion
卵巢非肿瘤性囊肿或增生性病变。可为生理性，亦可为病理性。

04.226　卵巢滤泡囊肿　ovarian follicle cyst
由于卵泡上皮变性、卵泡壁结缔组织增生变厚、卵细胞死亡、卵泡液未被吸收或者增多而形成的卵巢囊肿。属于生理性囊肿。多见于育龄期的非妊娠女性。一般无临床症状。囊肿直径≥3cm，多为孤立性，切面为单房，内含水样或血性液体。组织病理学表现为卵泡囊壁衬覆两层细胞，内层为颗粒细胞，外层为卵泡膜细胞。囊肿常在4～6周自动吸收消失，持续存在或进行性增大者可行手术切除。

04.227 卵巢黄体囊肿 ovarian corpus luteum cyst
卵巢在排卵后形成黄体，正常成熟黄体的直径为2～3cm，呈囊性结构，若囊性黄体持续存在或增长，黄体腔内有大量的积液，形成直径超过3cm的囊肿。单房，内含淡黄色或血性液体，囊壁有浅黄色波浪状花环样结构或不完整的黄色条带。多发生于排卵后或妊娠期，多数无症状。可发生囊肿破损、出血，严重者可引起急腹症。组织病理学表现为囊壁较厚，可见由黄素化的颗粒细胞和卵泡膜细胞组成的皱褶样结构，两层细胞结构清晰。

04.228 卵巢巨大孤立性黄素化滤泡囊肿 ovarian large solitary luteinized follicle cyst
以单侧、大而孤立的黄素化滤泡囊肿为特征，囊壁菲薄、光滑，囊内含水样液或黏液样物质的卵巢囊肿。多见于妊娠中晚期或产褥期。组织病理学表现为囊壁衬覆单层至数层黄素化的颗粒细胞及卵泡膜细胞，二者常不易区分。多数囊肿可自发消失。体积巨大者可手术切除，预后良好。镜下可见囊壁衬覆多层黄素化细胞。

04.229 卵巢高反应黄素化 ovarian hyper-reaction luteinalis
又称"卵巢过度黄素化反应"。多与妊娠相关，与生理及病理状态下人绒毛膜促性腺激素过度刺激有关的卵巢良性囊肿。常见于多胎妊娠、妊娠滋养细胞疾病及促排卵药物治疗的患者。一般无症状，往往在剖宫产术中或于B超检查时发现。双侧卵巢增大，最大可至直径15cm以上。切面见多发囊肿，壁菲薄，内含水样或血性液体。组织病理学表现为囊壁衬覆黄素化卵泡膜细胞与颗粒细胞，中央缺乏纤维化。一般在产褥期退缩，少数可持续6个月，个别囊肿长期不退缩或伴有卵巢广泛出血梗死者需手术治疗。

04.230 卵巢妊娠黄体瘤 ovarian pregnancy luteoma
正常妊娠时黄体细胞增生所形成的单个或多个结节状肿物。产后自然消退，多在妊娠末期出现，典型者发生于30～40岁的多产次女性。多数患者无症状，常在剖宫产或输卵管结扎术时偶然发现。有时为明显的盆腔包块，少数患者可出现男性化表现。病变组织常呈现较大的实性结节，直径最大达20cm，平均为6.6cm，常为多发性。切面呈红色至棕黄色，质软，边缘清晰，常见局灶性出血。组织病理学表现为结节由片状或巢状增生的黄素化细胞组成，少数可见滤泡样腔隙及淡红色液体或胶样物质。

04.231 卵巢间质增生 ovarian stromal hyperplasia
与黄素化细胞无关的卵巢间质细胞的非肿瘤性增生现象。多发于围绝经期及绝经后女性，大多数无症状，少数出现雌激素或雄激素升高的临床表现。双侧卵巢正常大小或轻度增大。组织病理学表现为间质细胞呈结节状或弥漫性生长，占卵巢的大部分，皮髓质界限消失。

04.232 卵巢间质卵泡增生 ovarian stromal hyperthecosis
与卵泡有一定距离的间质内出现黄素化间质细胞，常伴卵巢间质增生的现象。主要发生于育龄期女性，常出现去女性化或男性化等内分泌症状，血浆中睾酮升高，多为双侧受累，卵巢正常大小或轻度增大。组织病理学表现为卵巢间质中散在黄素化间质细胞，周围是卵巢正常结构。

04.233 卵巢纤维瘤病 ovarian fibromatosis
因间质成纤维细胞增生与胶原沉积导致的卵巢呈瘤样增大的较常见的良性肿瘤。通常保留滤泡等卵巢原有结构。好发于中青年女性。临床表现为月经异常与不孕症；一侧或双侧卵巢增大；卵巢表面光滑，呈白色结节状或分叶状。组织病理学表现为纤维细胞呈短束状交织排列，可有席纹样结构，伴较多胶原沉积，类似于少细胞性纤维瘤，细胞学形态为良性。对于双侧卵巢受累但希望保留生育功能的患者，可行卵巢楔形切除术。术后多数患者内分泌症状消失。

04.234 卵巢巨块性水肿 ovarian massive edema
因间质内积聚水肿液导致卵巢呈瘤样增大的现象。通常保留卵巢原有的滤泡结构。好发于年轻女性。常有急腹症症状。表现为卵巢巨大，卵巢大多保持原有轮廓，外表苍白、有光泽、质软，若扭转严重形成卵巢卒中时则呈暗紫色。组织病理学表现为间质水肿明显，各级卵泡等正常卵巢结构被疏松的水肿组织分隔。属于良性病变。为排除肿瘤，需手术楔形切除并行冰冻切片检查。

04.235 卵巢间质细胞增生 ovarian Leydig cell hyperplasia
又称"卵巢门细胞增生（ovarian hilus cell hyperplasia）"。卵巢门区域的间质细胞数量增多的现象。多发生于妊娠期或绝经期前后。一些患者表现出雄激素或雌激素增高的症状。卵巢常无明显异常所见，在部分病例的卵巢门处可发现微小的黄色结节。组织病理学表现为间质细胞数量增多，呈弥散性或结节状排列，多位于血管及神经干旁。属于良性病变。术后患者的内分泌症状多能自行消失。

04.236 卵巢转移性肿瘤 metastatic tumor of ovary
由其他器官或组织转移至卵巢而形成的肿瘤。

04.237 卵巢克鲁肯贝格瘤 ovarian Krukenberg tumor
一种特殊的卵巢转移性癌。原发部位在胃肠道，肿瘤多为双侧性，中等大，多保持卵巢原状或呈肾形。组织病理学上肿瘤通常由印戒细胞组成，也可形成腺管状、梁状、巢片状结构。

04.238 原发性腹膜浆液性癌 primary peritoneal serous carcinoma
原发于腹膜的浆液性癌。诊断标准包括双侧卵巢正常或良性增大，卵巢外病灶大于卵巢表面病灶。

04.239 卵巢类癌 ovarian carcinoid
发生于卵巢的、与胃肠道类似的高分化神经内分泌肿瘤。可以是原发性或转移性，组织学上分为4型：岛状或巢状、小梁状或花带状、黏液性类癌和甲状腺肿类癌。

04.240 卵巢恶性肿瘤全面分期手术 comprehensive staging surgery of ovarian cancer
早期卵巢癌的手术方式之一。可采用开腹或经腹腔镜入路，手术步骤包括腹水或腹腔冲洗液细胞学检查；全面探查腹膜和腹腔脏器表面，活检和（或）切除任何可疑病灶；正常腹膜随机盲检，如右结肠旁沟、直肠子宫陷凹等部位；全子宫和双附件切除；横结肠下网膜切除；选择性盆腔淋巴结切除及腹主动脉旁淋巴结取样；黏液性肿瘤应行阑尾切除。

04.241 卵巢癌肿瘤细胞减灭术 cytoreductive surgery of ovarian cancer

晚期卵巢癌的手术方式之一。手术目的是尽可能切除所有原发灶和转移灶，使残余肿瘤病灶体积最小，必要时可切除部分肠管、膀胱、脾脏等脏器，尽可能去除肉眼所见的肿瘤，达到满意的肿瘤细胞减灭术，以获得最优的生存预后。

04.06　输卵管肿瘤

04.242　输卵管肿瘤　tumor of fallopian tube
发生于输卵管的肿瘤。包括良性和恶性肿瘤，以上皮性肿瘤多见。

04.243　输卵管腺瘤样瘤　adenomatoid tumor of fallopian tube
一种输卵管良性肿瘤。位于输卵管肌壁或浆膜下，与周围组织界限分明，无完整包膜。镜下肿瘤由许多大小不等的腺管状腔隙组成，间质为胶原或平滑肌。

04.244　输卵管平滑肌瘤　leiomyoma of fallopian tube
一种来源于输卵管平滑肌的良性间叶性肿瘤。主要见于输卵管间质部，通常单发，体积不大。

04.245　输卵管乳头状瘤　papilloma of fallopian tube
一种输卵管发生的良性上皮性肿瘤。通常为单侧性。罕见。位于壶腹部时可导致输卵管增粗，管腔扩张，并常合并输卵管积水。位于伞端时，多呈疣状或小菜花样，以细蒂与伞端黏膜相连。镜下可见乳头状结构，乳头表面被覆单层柱状上皮，间质为富含血管的结缔组织。

04.246　输卵管畸胎瘤　teratoma of fallopian tube
一种发生于输卵管的畸胎瘤。一般为成熟畸胎瘤，未成熟畸胎瘤罕见。

04.247　输卵管浆液性上皮内癌　serous tubal intraepithelial carcinoma，STIC
为输卵管（浆液性）分化的非浸润性高级别上皮恶性肿瘤。绝大多数发生于伞端，肿瘤细胞可以脱落而累及卵巢和腹膜。

04.248　初次肿瘤细胞减灭术　primary cytoreductive surgery
初诊晚期输卵管-卵巢癌患者进行的初次最大程度减灭肿瘤的手术。经妇科查体及影像学检查综合评估，有实现满意减瘤可能则可直接手术。

04.249　中间型肿瘤细胞减灭术　interval cytoreductive surgery
又称"间期肿瘤细胞减灭术""间歇性肿瘤细胞减灭术"。晚期卵巢癌的手术方式之一。经评估无法达到满意肿瘤细胞减灭术的晚期卵巢癌患者，在获得明确的细胞学或组织学诊断后可先行新辅助化疗，再行肿瘤细胞减灭术，手术后继续化疗。

04.250　再次肿瘤细胞减灭术　secondary cytoreductive surgery
卵巢癌患者经初次手术及化疗后肿瘤复发，为再次减少肿瘤负荷而进行的二次手术。常用于首次治疗后达到临床完全缓解又复发的患者。

04.251　妊娠滋养细胞疾病 gestational
trophoblastic disease，GTD
一组来源于胎盘滋养细胞的增生性疾病。组织学上分为妊娠滋养细胞肿瘤（包括绒毛膜癌、胎盘部位滋养细胞肿瘤和上皮样滋养细胞肿瘤）、葡萄胎妊娠（完全性葡萄胎、部分性葡萄胎和侵蚀性葡萄胎）、非肿瘤病变及异常（非葡萄胎）绒毛病变。

04.252　葡萄胎 hydatidiform mole
又称"水泡状胎块"。妊娠后胎盘绒毛滋养细胞增生、间质水肿，形成大小不一的水泡，水泡间借蒂相连成串，形如葡萄。常见的典型表现为停经后阴道出血，子宫异常增大、变软，妊娠呕吐。

04.253　完全性葡萄胎 complete hydatidiform mole
葡萄胎的一种。为发生于胎盘的非肿瘤性无序增生，且不伴有胚胎发育，染色体核型为二倍体，均来自父系。病理学表现为胎盘绒毛全部受累水肿，弥漫性滋养细胞增生，可确认的胎儿或胚胎组织缺失。大体检查可见水泡状物，大小不一，直径自数毫米至数厘米不等，其间有纤细的纤维素相连，常混有血块及蜕膜碎片。为葡萄胎最常见的类型。

04.254　卵巢黄素化囊肿 theca lutein ovarian cyst
大量人绒毛膜促性腺激素刺激卵巢卵泡内膜细胞发生黄素化而形成的一种卵巢囊肿。常为双侧、多囊性，表面呈分叶状，囊壁薄，内含清亮或琥珀色液体。多无症状，亦可因发生扭转或破裂导致患者急性腹痛。多见于葡萄胎，正常妊娠及多胎妊娠时也可发生。

04.255　部分性葡萄胎 partial hydatidiform
mole
葡萄胎的一种。表现为部分胎盘绒毛呈水泡状，局部滋养细胞增生，胚胎及胎儿组织可见。染色体核型为三倍体，由一个单倍体卵子和两个单倍体精子或一个减数分裂缺陷的双倍体精子受精而成。

04.256　复发性葡萄胎 recurrent hydatidiform
mole
同一患者发生两次或两次以上的葡萄胎。

04.257　家族性复发性葡萄胎 familial recurrent hydatidiform mole
在一个家系中两个或两个以上的家族成员反复发生（两次或两次以上）葡萄胎。

04.258　持续性葡萄胎 persistent mole
葡萄胎完全排空后3个月，人绒毛膜促性腺激素持续阳性，未降至正常范围的一种疾病状态。

04.259　妊娠滋养细胞肿瘤 gestational
trophoblastic neoplasia，GTN
一组与妊娠滋养细胞相关的肿瘤。包括侵蚀性葡萄胎、绒毛膜癌、胎盘部位滋养细胞瘤及上皮样滋养细胞肿瘤等。无转移性妊娠滋养细胞肿瘤的主要表现是异常阴道出血，多继发于葡萄胎妊娠；转移性妊娠滋养细胞肿瘤多继发于非葡萄胎妊娠，主要通过血行转移至全身，特别是肺等。

04.260　侵蚀性葡萄胎 invasive mole
葡萄胎组织侵入子宫肌层或转移至子宫以外部位的一种妊娠滋养细胞肿瘤。来源于良性葡萄胎，多数发生在葡萄胎清除后半年内。组织病理学表现为水泡状组织侵入肌层，有绒毛结构及滋养细胞增生和异型性。

临床表现为不规则阴道出血，亦可合并子宫外转移病灶。

04.261　绒毛膜癌　choriocarcinoma
简称"绒癌"。一种高度恶性的滋养细胞肿瘤。可继发于各种类型的妊娠，如葡萄胎、流产、异位妊娠、足月产之后。组织病理学表现可见肿瘤细胞呈大片状，具有明显异型性的合体滋养细胞和细胞滋养细胞，伴出血、坏死或有血管浸润，无绒毛形成。临床主要表现为阴道出血和各种转移症状。以血行转移为主，对化疗高度敏感。

04.262　胎盘部位滋养细胞肿瘤　placental site trophoblastic tumor，PSTT
起源于胎盘种植部位的一种特殊类型的滋养细胞肿瘤。较为少见。由单一增生的胎盘中间滋养叶细胞组成。免疫组织化学检查显示胎盘催乳素（HPL）阳性，而仅少部分细胞人绒毛膜促性腺激素阳性。表现为阴道不规则流血、子宫增大和胎盘种植部位结节。治疗以手术为主。

04.263　上皮样滋养细胞肿瘤　epithelioid trophoblastic tumor，ETT
由绒毛膜型中间滋养细胞恶变形成的一种罕见的滋养细胞肿瘤。主要见于育龄期女

性，可继发于各种妊娠，临床表现缺乏特异性，主要表现为异常阴道出血。组织病理学表现为瘤细胞呈散在的巢团状、片状分布，镶嵌在平滑肌组织间，呈地图样改变，细胞巢内及瘤细胞间有小灶性出血坏死。

04.264　胎盘部位过度反应　exaggerated placental site，EPS
又称"合体细胞性子宫内膜炎（syncytial endometritis）"。一种比较少见的非肿瘤性病变。见于正常妊娠、流产或葡萄胎。呈良性经过，可以自然消退，预后良好。

04.265　胎盘部位结节　placental site nodule
由绒毛膜型中间滋养细胞和透明化间质构成，呈边界清晰的结节状或斑块样病变。是一种良性病变，无恶变及复发倾向。

04.266　静息型滋养细胞疾病　quiescent ges- tational trophoblastic disease，Q-GTD
一种特殊类型的滋养细胞疾病。发生在葡萄胎排出后或妊娠滋养细胞肿瘤或绒毛膜癌化疗后，没有临床异常表现或放射学证据，血清人绒毛膜促性腺激素持续低水平，或升高的人绒毛膜促性腺激素从未降至正常或低值，一般小于200mU/ml或更低，对化疗无反应，手术无效，低值至少持续3个月。

05.　生殖器损伤疾病

05.001　生殖道瘘　genital tract fistula
由各种原因导致的生殖器官与其毗邻器官之间形成的异常通道。

05.002　尿瘘　urinary fistula
生殖道与泌尿道之间形成的异常通道。表现为尿液不受控制地从阴道流出。

05.003　膀胱子宫瘘　vesicouterine fistula
膀胱与子宫间形成的异常通道。在泌尿生殖道瘘中十分少见，通常为剖宫产后切口继发形成。主要症状为产后经阴道漏尿，偶伴发热等。

05.004　膀胱宫颈瘘　vesicocervical fistula
膀胱与宫颈之间形成的异常通道。膀胱瘘孔通向宫颈管腔，尿液由宫颈口持续流出，阴

道壁上无瘘孔。

05.005　膀胱阴道瘘　vesicovaginal fistula
因分娩、手术或放疗损伤，或恶性肿瘤侵犯等形成的膀胱和阴道之间的异常通道。临床表现为尿液经阴道不自主流出。

05.006　尿道阴道瘘　urethrovaginal fistula
尿道和阴道之间形成的异常通道。多见于分娩损伤、外伤和妇产科手术损伤尿道所致。主要表现为术后或者产后尿液经阴道不自主流出、会阴部湿疹等。

05.007　输尿管阴道瘘　ureterovaginal fistula
输尿管和阴道之间形成的异常通道。表现为尿液经阴道不自主流出，可经内镜、造影检查等确诊。多因妇科术中损伤输尿管所致。

05.008　膀胱输尿管阴道瘘　vesicoutero-vaginal fistula
膀胱、输尿管和阴道之间形成的异常通道。

05.009　亚甲蓝试验　methylene blue test
一种泌尿生殖道瘘的诊断方法。将三个棉球逐一放在阴道顶端、中1/3处和远端。用稀释的亚甲蓝溶液200ml充盈膀胱，必要时可嘱患者走动30分钟，然后逐一取出棉球，根据蓝染棉球是在阴道上、中、下段估计瘘孔的位置。

05.010　直肠阴道瘘　rectovaginal fistula
直肠和阴道之间的先天性或后天性通道。主要临床表现为经阴道排气排便，严重时大便不能自控。

05.011　低位直肠阴道瘘　low rectovaginal fistula
又称"肛门阴道瘘"。直肠侧瘘口位于齿状线或低于齿状线，而阴道侧瘘口位于阴唇系带或低于阴唇系带的直肠阴道瘘。

05.012　中位直肠阴道瘘　mid-level rectovaginal fistula
阴道侧瘘口位于阴道中1/3、介于低位和高位之间的直肠阴道瘘。

05.013　高位直肠阴道瘘　high rectovaginal fistula
阴道侧瘘口位于近宫颈或阴道穹隆平面的直肠阴道瘘，瘘管也可开口于乙状结肠。

05.014　盆底功能障碍性疾病　pelvic floor dysfunction，PFD
各种病因导致的盆底支持组织薄弱、损伤，导致盆腔脏器下移及盆腔器官功能异常的一类疾病。

05.015　女性盆底　female pelvic floor
由封闭骨盆出口的肌肉、筋膜和韧带组成的结构。在女性中，尿道、阴道和直肠经此贯穿而出。盆底支持组织承托并保持子宫、膀胱和直肠等盆腔脏器于正常位置。

05.016　盆腔器官脱垂　pelvic organ prolapse，POP
由于盆底支持组织损伤或薄弱，子宫及其相邻的尿道、膀胱和直肠向下移位的一种疾病。严重者可脱出于阴道口外。

05.017　阴道前壁脱垂　anterior vaginal wall prolapse
因阴道前壁支持结构损伤或薄弱所致的阴道前壁下移的一种疾病。严重者可脱出于阴道口外。

05.018　尿道膨出　urethrocele
由于尿道下方的支持组织损伤或薄弱，尿道下方的阴道远端以尿道口为支点向下膨出的一种疾病。

05.019　膀胱膨出　cystocele
由于耻骨宫颈筋膜损伤或薄弱，膀胱向阴道内突出的一种疾病。严重者可脱出于阴道口外。

05.020　阴道后壁脱垂　posterior vaginal wall prolapse
因阴道后壁支持结构异常所致的阴道后壁下移的一种疾病。严重者可脱出于阴道口外。

05.021　直肠膨出　rectocele
由于直肠前筋膜损伤或薄弱，直肠向阴道内突出的一种疾病。严重者可脱出于阴道口外。

05.022　直肠子宫陷凹疝　rectouterine fossa hernia
盆腔腹膜突入阴道后壁与无腹膜的直肠前壁之间形成疝囊的一种疾病。小肠、乙状结肠或大网膜可进入疝囊。

05.023　子宫脱垂　uterine prolapse
子宫从正常位置沿阴道下降，宫颈外口达坐骨棘水平以下，甚至子宫全部脱出于阴道口外的一种疾病。常合并有阴道前壁和（或）后壁膨出。

05.024　阴道穹隆脱垂　vaginal cuff prolapse
阴道断端（子宫切除后）或宫颈沿阴道下降，甚至脱出于阴道口外的一种疾病。

05.025　盆腔器官脱垂定量分期　pelvic organ prolapse quantification system，POP-Q system
一种量化盆腔器官脱垂的分期系统。利用阴道前壁、阴道顶端（或宫颈）、阴道后壁各两个解剖指示点与处女膜的关系来界定脱垂程度，与盆底的三腔室理论相对应，由此将脱垂量化到各个腔室。

05.026　子宫托　pessary
用于治疗女性子宫脱垂的一种医疗器具。由聚乙烯、硅橡胶等材料制成，放置于阴道内起承托作用。

05.027　盆底康复治疗　pelvic floor rehabilitation
通过康复训练达到治疗及预防盆底功能障碍性疾病目的的一种治疗方式。可辅助电刺激、磁刺激、射频等物理治疗手段。

05.028　阴道前后壁修补术　anterior and posterior colporrhaphy
通过缝合加固阴道前后壁的筋膜及部分肛提肌以治疗阴道前后壁脱垂的一种手术方式。

05.029　骶骨固定术　sacrocolpopexy
通过补片或其他移植物将阴道前后壁及阴道顶端或宫颈与骶前筋膜桥接缝合固定的一种手术方式。用于治疗中盆腔脱垂。

05.030　骶棘韧带固定术　sacrospinous ligament fixation，SSLF
通过将阴道穹隆或宫颈缝合固定于骶棘韧带以纠正中盆腔脱垂的一种手术方式。

05.031　高位子宫骶韧带悬吊术　high uterosacral ligament suspension，HUS
经阴道及经腹将宫颈或阴道顶端与坐骨棘水平以上的双侧骶韧带缝合固定以治疗中盆腔脱垂的一种手术方式。

05.032　曼彻斯特手术　Manchester operation
又称"曼市手术"。一种治疗脱垂的手术方式。起源于英国曼彻斯特市，故名。主要包括阴道前后壁修补、主韧带缩短及宫颈部分切除术。适用于年龄较轻、宫颈延长的子宫脱垂患者。

05.033 盆底重建手术 pelvic floor reconstructive surgery
一种治疗女性盆腔脏器脱垂的手术方法。通过结构重建和组织替代，达到解剖复位及功能改善的目的。

05.034 盆底整体理论 integral theory of pelvic floor
一种关于盆腔脏器脱垂发病机制的理论。盆底有关韧带、筋膜和肌肉相互协调，从而保持盆腔器官位置正常并参与维持盆腔脏器功能。解剖和功能是一个整体。盆底支持结构的解剖变化可带来相应的盆腔脏器功能异常，而解剖的修复可带来功能的恢复。

05.035 阴道支持三水平理论 three levels of vaginal support theory
一种关于阴道的支持理论。在水平方向上将阴道支持轴分为三个水平支持。第一水平：顶端支持，由骶韧带-子宫主韧带复合体垂直支持子宫、阴道上1/3，是盆底最为主要的支持力量；第二水平：水平支持，由耻骨宫颈筋膜附着于两侧腱弓形成白线和直肠阴道筋膜肛提肌中线，水平支持膀胱、阴道上2/3和直肠；第三水平：远端支持，耻骨宫颈筋膜体和直肠阴道筋膜远端延伸融合于会阴体，支持尿道远端。由德兰西（DeLancey）提出。

05.036 盆底三腔室理论 three compartment of pelvic floor theory
一种将盆底结构从垂直方向分为前盆腔、中盆腔和后盆腔的理论。前盆腔包括阴道前壁、膀胱和尿道；中盆腔包括阴道顶部和子宫；后盆腔包括阴道后壁和直肠。是盆底整体理论的核心。由彼得罗斯（Petros）提出。

05.037 压力性尿失禁 stress urinary incontinence
由腹压增加导致的尿液不自主经尿道流出，不伴随逼尿肌收缩的一种疾病。

05.038 解剖型压力性尿失禁 anatomical stress urinary incontinence
又称"尿道高活动性压力性尿失禁（urethral hypermobility stress urinary incontinence）"。因盆底支持组织薄弱而使膀胱尿道结合处下移所致的尿失禁类型。占压力性尿失禁的90%以上。

05.039 尿道内括约肌障碍型尿失禁 stress urinary incontinence with intrinsic sphincteric deficiency
因储尿期括约肌不能有效收缩所致的尿失禁。占压力性尿失禁的10%以下。

05.040 压力试验 bladder stress test
又称"压力性尿失禁诱发试验""尿失禁压力诱发试验"。用于诊断压力性尿失禁的一种试验。患者膀胱充盈时，取膀胱截石位或站立位检查。嘱患者向下屏气用力或咳嗽，观察尿道口有无尿液不自主溢出，如有则为阳性，提示压力性尿失禁。如果截石位状态下没有尿液溢出，应让患者站立位时重复压力试验。

05.041 指压试验 Marshall-Bonney test
又称"膀胱颈抬高试验"。用于辅助诊断尿失禁的一种试验。检查者把中指、示指放入阴道前壁的尿道两侧，指尖位于膀胱与尿道交接水平，向前上轻轻抬高膀胱颈，再行诱发压力试验。如压力性尿失禁现象消失，则为阳性，提示为尿道高活动性压力性尿失禁。

05.042 棉签试验 cotton swab test
用于检查是否有尿道高活动的方法。患者取仰卧位，将涂有利多卡因凝胶的棉签置入尿道，使棉签头处于尿道膀胱交界处，分别测量患者在静息时及向下屏气用力动作时棉签棒与地面之间形成的角度。在静息及做向下屏气用力动作时该角度差小于15°为良好结果，说明有良好的解剖学支持；如角度差大于30°，说明解剖学支持薄弱；如角度差为15°～30°，则结果不能确定。

05.043 尿动力学检查 urodynamic study, UDS
采用流体力学、生物力学等方法阐述下尿路病理生理学机制的一种检查方法。包括尿流率测定、充盈期膀胱压力-容积测定、排尿期压力-流率测定、同步盆底肌电图测定、漏尿点压力测定、尿道压力测定等。

05.044 耻骨后膀胱尿道悬吊术 retropubic urethropexy
将尿道旁筋膜缝合至耻骨后韧带上，以抬高膀胱颈，达到提高尿道压治疗尿失禁目的的一种手术方式。包括伯奇手术和MMK手术。

05.045 伯奇手术 Burch procedure
缝合膀胱颈旁阴道及阴道周围组织至同侧库珀韧带，以抬高膀胱颈，达到提高尿道压，治疗压力性尿失禁的一种手术方式。

05.046 MMK 手术 Marshall-Marchetti-Krantz procedure
全称"马歇尔-马尔凯蒂-克兰茨手术"。将膀胱颈旁筋膜组织缝合在耻骨联合后方的骨膜上，以抬高膀胱颈，达到提高尿道压，治疗压力性尿失禁的一种手术方式。

05.047 经阴道尿道中段无张力悬吊术 mid-urethral tension-free vaginal tape procedure，TVT
一种治疗尿失禁的手术方式。通过穿刺引导将吊带放置在尿道中段下方，保持无张力状态，当腹压增加时吊带可阻止尿道下移并压迫尿道提高尿道压力，适用于解剖型压力性尿失禁、尿道内括约肌障碍性压力性尿失禁及合并有急迫性尿失禁的混合性尿失禁。

05.048 经闭孔尿道中段无张力悬吊术 trans-obturator mid-urethral sling procedure
一种治疗尿失禁的手术方式。经闭孔路径穿刺引导将吊带放置在尿道中段下方，保持无张力状态，当腹压增加时吊带可阻止尿道下移并压迫尿道提高尿道压力，适用于解剖型压力性尿失禁、尿道内括约肌障碍性压力性尿失禁及合并有急迫性尿失禁的混合性尿失禁。

05.049 经耻骨后尿道中段无张力悬吊术 retropubic mid-urethral sling procedure
一种治疗尿失禁的手术方式。经耻骨后路径穿刺引导将吊带放置在尿道中段下方，保持无张力状态，当腹压增加时吊带可阻止尿道下移并压迫尿道提高尿道压力，适用于解剖型压力性尿失禁、尿道内括约肌障碍性压力性尿失禁及合并有急迫性尿失禁的混合性尿失禁。

05.050 自体阔筋膜悬吊术 autologous fascia lata sling surgery
经耻骨后路径穿刺引导，将自体阔筋膜替代合成吊带放置在膀胱颈下方，抬高尿道，提高尿道压力的一种尿失禁手术。适用于多种类型尤其是复发型尿失禁手术治疗。

06. 妇科急慢性腹痛

06.001 妇科急腹症 gynecologic acute abdominal disease

由于生殖器官发生病理变化，从而产生以腹痛为主要症状，同时伴有全身反应的临床综合征。

06.002 异位妊娠 ectopic pregnancy
又称"宫外孕"。受精卵种植并发育在子宫体腔以外部位的妊娠。

06.003 输卵管妊娠 tubal pregnancy
受精卵因某些因素在输卵管内运行受阻而在输卵管某一部位着床、发育的一种常见的异位妊娠。根据着床部位不同分为壶腹部妊娠、峡部妊娠、间质部妊娠及伞部妊娠。

06.004 输卵管妊娠破裂 rupture of tubal pregnancy
受精卵着床于输卵管黏膜，绒毛向管壁方向侵蚀，突破肌层及浆膜，造成输卵管妊娠破裂和腹腔内出血的一种急腹症。多见于输卵管峡部妊娠。

06.005 输卵管妊娠流产 tubal abortion
受精卵种植在输卵管黏膜，由于蜕膜形成不完整，发育中的囊胚向管腔突出，突破包膜，发生流产，从而导致出血的一种急腹症。多见于输卵管壶腹部或伞部妊娠。

06.006 原发性腹腔妊娠 primary abdominal pregnancy
胚胎或胎儿着床及发育于子宫、输卵管和卵巢以外的腹腔内的一种异位妊娠。常见的种植部位包括阔韧带、直肠子宫陷凹、膀胱子宫陷凹、输卵管和子宫表面。

06.007 继发性腹腔妊娠 secondary abdominal pregnancy
输卵管妊娠流产或破裂后受精卵种植到腹腔而发生的一种异位妊娠。

06.008 卵巢妊娠 ovarian pregnancy
受精卵在卵巢着床和发育而导致的一种异位妊娠。可分为原发性卵巢妊娠或继发性卵巢妊娠。

06.009 宫角妊娠 cornual pregnancy
受精卵附着在输卵管开口近宫腔侧，但向宫腔侧发育而不向间质部发育的一种异位妊娠。超声可见妊娠囊与子宫内膜相连。

06.010 剖宫产瘢痕妊娠 cesarean scar pregnancy，CSP
受精卵着床于前次剖宫产子宫切口瘢痕处的一种异位妊娠。

06.011 宫颈妊娠 cervical pregnancy
受精卵着床和发育在宫颈管内的一种异位妊娠。

06.012 子宫残角妊娠 pregnancy in rudimentary horn
受精卵着床并发育于残角子宫内的一种异位妊娠。

06.013 阔韧带妊娠 broad ligament pregnancy
受精卵着床于阔韧带并在此生长、发育的一种异位妊娠。

06.014 子宫肌壁间妊娠 uterine intramural pregnancy
受精卵着床并发育于子宫肌层的一种异位妊娠。常发生在子宫肌瘤剔除术后，也可见于剖宫产术后等。

06.015 多胎异位妊娠 multiple ectopic pregnancy
至少有一处妊娠为异位妊娠的多胎妊娠。包

括宫内外复合妊娠及宫外多胎妊娠。

06.016　宫外多胎妊娠　multiple extrauterine pregnancy

子宫以外的多胎妊娠。为异位妊娠的极特殊类型，多见于输卵管内多胎妊娠或双侧输卵管妊娠。

06.017　宫内外复合妊娠　intrauterine and extrauterine compound pregnancy

宫内外妊娠同时存在，即两个或多个胚胎在母体内发育，并且其中至少一个是在子宫内妊娠，其余为异位妊娠的现象。是一种特殊类型的异位妊娠。

06.018　未知部位妊娠　pregnancy of unknown location，PUL

患者行人绒毛膜促性腺激素检查结果阳性，但超声检查未确定妊娠部位的一种特殊类型妊娠。

06.019　重复异位妊娠　recurrent ectopic pregnancy

又称"反复异位妊娠"。首次异位妊娠经手术切除或保守治疗（手术或药物治疗）治愈后，再次发生的异位妊娠。

06.020　持续性异位妊娠　persistent ectopic pregnancy

又称"持续性宫外孕"。异位妊娠（通常为输卵管妊娠）行保守性手术后，残余滋养细胞继续生长的一种疾病状态。可再次发生腹腔内出血、腹痛等。

06.021　陈旧性异位妊娠　old ectopic pregnancy

输卵管妊娠流产或破裂后，长期反复内出血形成血肿、机化并与周围组织粘连形成包块的一种异位妊娠。

06.022　黄体破裂　rupture of corpus luteum

卵巢排卵后形成黄体，卵巢黄体在外力作用或其他因素作用下发生的破裂。破裂后发生出血，可引起急腹症。是临床最常见的卵巢破裂类型。

06.023　卵巢囊肿蒂扭转　ovarian cyst torsion

卵巢囊肿或肿瘤以骨盆漏斗韧带、卵巢固有韧带和输卵管为蒂发生扭转导致的妇科急腹症。多发生于瘤蒂长、中等大小、活动度好、重心偏于一侧的卵巢囊肿，当蒂向一个方向扭转时，导致供应卵巢的血管发生扭曲，使卵巢囊肿缺血，甚至坏死破裂，引起剧烈腹痛。

06.024　卵巢扭转　ovarian torsion

因各种原因导致的卵巢以卵巢固有韧带、骨盆漏斗韧带为轴发生的扭转，继而卵巢血供受阻、缺血，甚至卵巢破裂的一种急腹症。表现为突发腹痛或反复腹痛。

06.025　卵巢肿瘤破裂　rupture of ovarian tumor

因卵巢肿瘤增长速度过快或外力作用下引起肿瘤壁的薄弱部分破裂，内容物流出的一种急腹症。常表现为急性腹痛、腹膜刺激征，甚至休克。常见于卵巢恶性肿瘤。

06.026　子宫肌瘤扭转　torsion of uterine fibroid

以子宫肌瘤蒂部为轴发生的肌瘤旋转，因血液回流障碍及血供受阻可产生腹痛表现的一种急腹症。常见于子宫浆膜下肌瘤。

06.027　子宫扭转　torsion of uterus

由妊娠、子宫肌瘤、子宫畸形等导致的子宫重心偏移于一侧而发生旋转并引起腹痛的一种急腹症。临床可表现为剧烈腹痛、恶心、呕吐、腹胀或排尿困难。可通过超声或手术诊断。

06.028　出血性输卵管炎　hemorrhagic salpingitis
输卵管间质层发生出血，突破黏膜层进入管腔，甚至由输卵管伞端流入腹腔，引起腹腔内出血及剧烈腹痛为主要症状的妇科急腹症。

06.029　异位妊娠保守手术　conservative surgery for ectopic pregnancy
在异位妊娠部位取出妊娠组织，保留妊娠部位器官的手术。适用于有生育要求的年轻女性。

06.030　输卵管开窗术　salpingotomy
在输卵管妊娠手术时，于输卵管系膜的对侧，即输卵管的游离缘、输卵管妊娠最薄弱处做一切口，取出妊娠组织，保留输卵管的一种手术方式。

06.031　输卵管节段切除端端吻合术　partial tube resection and tubal anastomosis
切除妊娠段或梗阻段输卵管，检查两端输卵管通畅后，两残端对合缝合的手术。适用于输卵管峡部及壶腹部近侧段妊娠或梗阻者。

06.032　卵巢部分切除术　partial oophorectomy
去除卵巢妊娠物及孕囊或去除卵巢病变，保留卵巢的手术方式。

06.033　输卵管伞端成形术　fimbrioplasty
重建远端闭合的输卵管，使其恢复正常输卵管结构的手术方式。适用于治疗输卵管伞部阻塞而输卵管伞部黏膜皱襞依然可以辨别的不孕症患者，或清除输卵管伞端妊娠的妊娠组织后，缝合止血并恢复输卵管伞端结构

的患者。

06.034　异位妊娠根治性手术　radical surgery for ectopic pregnancy
输卵管妊娠时切除患侧输卵管的手术。

06.035　输卵管切除术　salpingectomy
自输卵管伞端至该侧宫角处切除输卵管的手术。

06.036　输卵管卵巢切除术　salpingo-oophorectomy
又称"附件切除术（adnexectomy）"。同时切除输卵管、卵巢的手术。

06.037　输卵管卵巢脓肿切开引流术　incision and drainage for tubo-ovarian abscess
将输卵管卵巢脓肿切开，引流其内脓液，从而保留输卵管卵巢的手术。主要用于抗生素控制不满意的输卵管卵巢脓肿。

06.038　卵巢囊肿切除术　ovarian cystectomy
又称"卵巢囊肿剥除术"。将卵巢内囊肿剥离取出，保留正常卵巢组织的手术。

06.039　卵巢成形术　oophoroplasty
完成卵巢肿瘤切除后，将卵巢的正常组织整形缝合，达到止血、成形卵巢目的的一种手术方式。

06.040　剖宫产瘢痕妊娠清除术　resection of cesarean scar pregnancy
针对剖宫产瘢痕妊娠，清除妊娠组织的手术。

06.041　慢性盆腔痛　chronic pelvic pain, CPP
非周期性的、定位于盆腔的，包括腹壁、盆腔脏器、会阴区域、腰骶部、臀部的持续6个月以上的疼痛。可由泌尿道、生殖道、胃肠道、肌肉骨骼等的器质性疾病或者功能

性疾病引起。

06.042　盆腔粘连　pelvic adhesion
盆腔内的组织器官由于感染、创伤、肿瘤等因素引起正常处于分离状态的盆腔内脏器或盆腔内脏器与腹膜之间附着在一起的状态。

06.043　卵巢残余综合征　ovarian remnant syndrome，ORS
卵巢切除后，非有意残留的卵巢组织引起盆腔疼痛或包块等症状和体征的一种综合征。

06.044　残留卵巢综合征　residual ovarian syndrome，ROS
因良性病变行子宫切除术，有意保留一侧或两侧卵巢，术后卵巢出现包块、盆腔疼痛、性交痛等症状及体征的一种综合征。

06.045　性交痛　dyspareunia
在性交时发生的生殖器或盆腔的疼痛。

06.046　外阴痛　vulvodynia
外阴部位发生的疼痛和不适。可有瘙痒、性交困难、疼痛、烧灼感、粗糙感、搏动感、刺痛等临床表现。可见于外阴溃疡、阴道炎症急性期等。

06.047　外阴前庭炎　vulvar vestibulitis
又称"外阴前庭综合征（vulvar vestibulitis syndrome，VVS）"。一种发生于外阴的慢性持续性临床综合征。表现为接触时外阴疼痛，以阴道口剧烈疼痛为主，有烧灼感，并可伴有尿频、尿痛。妇科检查可见前庭红斑和触痛。

06.048　间质性膀胱炎　interstitial cystitis，IC
一种原因不明，表现为尿频、尿急、夜尿增多及盆腔疼痛的慢性非细菌性膀胱炎症。

06.049　肠易激综合征　irritable bowel syndrome，IBS
一组持续或间歇发作，以腹痛、腹胀、排便习惯和（或）大便性状改变为主要特征，同时缺乏胃肠道结构和生物化学异常的肠道功能紊乱性疾病的综合征。

06.050　阴部神经痛　pudendal neuralgia
阴部神经卡压或受损导致其分支所支配区域的肌肉、筋膜及皮肤的疼痛。

06.051　阴部神经阻滞术　pudendal nerve block
使用药物或物理措施阻断阴部神经支配区域感觉神经纤维的传导功能，以达到缓解或消除疼痛目的的一种治疗方式。

06.052　阴部神经解压术　pudendal nerve decompression
通过解除阴部神经的卡压，从而缓解疼痛的一种手术方式。

06.053　阴部神经调节　pudendal neuromodulation
利用介入技术，将特定电刺激施加于阴部神经，从而缓解阴部神经支配区域疼痛的一种治疗方式。

06.054　盆底张力性肌痛　pelvic floor tension myalgia
由各种原因造成盆底肌肉痉挛、张力增高而引发的盆腔疼痛，经阴道或经肛门检查常可扪及盆底肌肉筋膜的压痛点。

06.055　腹部肌肉筋膜疼痛　abdominal myofascial pain
由腹壁或盆底肌肉、筋膜炎症、损伤或病变导致的慢性盆腔疼痛。

06.056　扳机点　trigger point
又称"触发点"。按压肌肉筋膜时能够激惹疼痛的某一特定位置。具有深层组织敏感、结节、放射痛三个特点。

06.057　髂腹下神经阻滞　iliohypogastric nerve block
使用药物或物理措施阻断髂腹下神经支配区域感觉神经纤维的传导功能，以达到缓解或消除疼痛目的的一种治疗方式。

06.058　髂腹股沟神经阻滞　ilioinguinal nerve block
使用药物或物理措施阻断髂腹股沟神经支配区域感觉神经纤维的传导功能，以达到缓解或消除疼痛目的的一种治疗方式。

06.059　生殖股神经阻滞　genitofemoral nerve block
使用药物或物理措施阻断生殖股神经支配区域感觉神经纤维的传导功能，以达到缓解或消除疼痛目的的一种治疗方式。

06.060　腹直肌分离　rectus abdominis diastasis
两侧腹直肌从腹白线位置向两侧分离的一种状态。多发生于妊娠晚期及产后。

06.061　梨状肌综合征　piriformis syndrome
当梨状肌受到周围的骶髂关节、腰骶椎病变等刺激，出现肌痉挛、肥大、挛缩，导致其压迫坐骨神经，引起以坐骨神经痛、间歇性跛行为主要表现的综合征。

06.062　耻骨联合分离　pubic symphysis diastasis
骨盆前方两侧耻骨纤维软骨联合处，因各种因素出现分离移位，表现为耻骨联合距离增宽或上下脱位，出现局部疼痛和下肢抬举困

难等功能障碍的软组织损伤疾病。

06.063　腹腔镜子宫神经消融术　laparoscopic uterine nerve ablation，LUNA
切除或消融部分子宫骶韧带，以破坏位于韧带中的感觉神经纤维及二级神经节的一种手术方式。

06.064　骶前神经切断术　presacral neurectomy，PSN
手术切断骶前神经，可用于治疗严重痛经及与子宫内膜异位症相关的慢性盆腔痛的一种手术方式。

06.065　神经节阻滞　ganglion block
在神经节周围注射局麻药，阻滞其冲动传导，使所支配的区域产生麻醉作用的一种治疗方式。

06.066　奇神经节阻滞　ganglion impar block，Walther ganglion block
在奇神经节周围注射局麻药，阻滞其冲动传导，以达到缓解或消除疼痛目的的一种治疗方式。

06.067　盆腔淤血综合征　pelvic congestion syndrome，PCS
由盆腔静脉迂曲扩张造成的盆腔疼痛的一种综合征。主要特点是钝痛或下坠感，经前及久立后加重，深部性交痛、性交后疼痛等。影像学检查特点为子宫或卵巢静脉迂曲扩张，血流缓慢。

06.068　卵巢静脉栓塞术　embolization of ovarian vein
利用静脉导管技术对盆腔静脉淤血的患者进行卵巢静脉栓塞以治疗盆腔疼痛的技术。

07. 子宫内膜异位症和子宫腺肌病

**07.001　子宫内膜异位症　endometriosis,
　　　　　EMT**
具有生长功能的子宫内膜组织（腺体和间质）出现在子宫体以外部位的疾病。绝大多数位于盆腔脏器和壁腹膜，以卵巢、宫骶韧带最常见。异位的子宫内膜随卵巢激素变化而发生周期性出血。主要症状为下腹痛与痛经、不孕及性交不适。

**07.002　卵巢子宫内膜异位囊肿　ovarian
　　　　　endometriomas**
又称"卵巢巧克力囊肿（ovarian chocolate cyst）"。卵巢出现子宫内膜异位所形成的囊肿。源于子宫内膜在卵巢内种植或由生发上皮化生为子宫内膜所致。

**07.003　原发性卵巢子宫内膜异位囊肿
　　　　　primary ovarian endometrioma**
子宫内膜种植到卵巢，使该处卵巢皮质凹陷形成的囊肿。直径多＜2cm，囊壁有粘连、层次不清，手术不易剥离。

**07.004　继发性卵巢子宫内膜异位囊肿　secon-
　　　　　dary ovarian endometrioma**
原发性卵巢子宫内膜异位囊肿或卵巢表面子宫内膜异位症病灶浸润并蔓延至生理性囊肿如黄体囊肿或滤泡囊肿壁上形成的囊肿。囊壁层次清楚，手术相对易剥离。分为a、b、c三个亚型。

**07.005　腹膜型子宫内膜异位症　peritoneal
　　　　　endometriosis**
异位子宫内膜侵犯腹膜，形成分布于盆腔腹膜及脏器表面病灶的一种疾病。主要包括红色病变（早期病变）、蓝色病变（典型病变）及白色病变（陈旧病变）。以子宫骶骨韧带、直肠子宫陷凹和子宫后壁下段浆膜最为常见。

**07.006　深部浸润型子宫内膜异位症　deeply
　　　　　infiltrating endometriosis，DIE**
病灶浸润深度≥5mm的子宫内膜异位症。累及部位包括宫骶韧带、直肠子宫陷凹、阴道穹隆、直肠阴道隔、直肠或结肠壁等，也可侵犯膀胱壁和输尿管。

07.007　假孕疗法　pseudopregnancy therapy
通过外源性高效孕激素及相对较小量的雌激素，模拟妊娠期间体内激素的状态来治疗子宫内膜异位症的方法。

**07.008　药物性卵巢切除　medication-induced
　　　　　ovarian suppression**
育龄期女性连续使用促性腺激素释放激素激动剂（GnRH-a），持续抑制垂体分泌性腺激素，导致卵巢分泌的激素水平明显下降，出现暂时性闭经的一种治疗方法。

07.009　子宫腺肌病　uterine adenomyosis
又称"子宫腺肌症"。子宫内膜腺体及间质侵入子宫肌层，形成弥漫性或局限性病灶的病变。主要表现为继发性渐进性痛经、月经过多和不孕。

08. 生殖器发育异常

08.01 性腺发育

08.001　原始生殖嵴 primordial genital ridge
胚胎发育至4～5周时，在体腔背面肠系膜的基底部两侧，左右两侧各出现两个由体腔上皮增生所形成的隆起。内侧的短而细长的隆起称为生殖嵴，是生殖腺发生的原基，根据性别的发育方向，未来在女性发育成卵巢，在男性发育成睾丸。

08.002　生殖嵴 gonadal ridge
又称"生殖腺嵴"。人胚胎发育第5周时，位于胚体尾端、原始消化管背系膜与中肾嵴之间的纵行隆起。由体腔上皮及其下方的间充质增生聚集而成。是形成卵巢的原基。

08.003　尿生殖嵴 urogenital ridge
人胚胎发育第4周末，生肾索体积不断增大，从胚体后壁突向体腔，在背主动脉两侧形成左右对称的一对纵行隆起。是中肾、性腺和性腺管道发生的原基。

08.004　原始生殖细胞 primordial germ cell
产生雄性和雌性生殖细胞的早期细胞。胚胎形成第3～4周时，近尿囊根部的卵黄囊内胚层内出现大而圆的细胞；于第4周沿背侧肠系膜迁入生殖嵴，后分化为精原细胞或卵原细胞。

08.005　原始性腺 primordial gonad
又称"原始生殖腺"。尚未发生性别分化的生殖腺。由原始生殖细胞迁移分化而来，最终发育成雌性生殖腺卵巢或雄性生殖腺睾丸。

08.006　性决定区 sex determining region
又称"Y染色体性别决定区（Y chromosome sex determining region）"。存在于Y染色体短臂上的决定生物个体性别的性染色体基因编码区。

08.007　抗米勒管激素 anti-Müllerian hormone
又称"中肾旁管抑制物"。转化生长因子-β家族中的一种糖蛋白。妊娠后约5周由小窦卵泡和早期窦状卵泡表达。可抑制米勒管上皮的增殖，从而使米勒管退化。缺乏该激素米勒管不退化而发育为输卵管、子宫和阴道上段。在女性中由小窦卵泡和早期窦状卵泡表达。抗米勒管激素的水平反映了原始卵泡池的大小，并且可能是多种临床情况下反映卵巢功能的最佳生化标志物。

08.008　生殖结节 genital tubercle
胚胎形成第5周初，尿生殖褶的头端靠拢，中胚层增殖形成的隆起。是阴茎或阴蒂的原基。如果生殖腺分化为睾丸，在睾丸产生的雄激素作用下，可发育为阴茎；如果生殖腺分化为卵巢，可增大发育成阴蒂。

08.009　尿生殖窦 urogenital sinus
胚胎7周时，尿直肠隔融合入泄殖腔膜的内侧面，形成尿生殖膜的前面和直肠膜的后面，从而将直肠与泌尿生殖道分隔开。尿生殖膜上形成孔道与羊膜腔相通，形成原始的尿生殖窦。女性尿道下部与阴道均由尿生殖窦发育而成。

08.02 常见生殖器发育异常

08.010　处女膜闭锁 imperforate hymen
又称"无孔处女膜"。由于胚胎发育过程中，位于阴道末端的泌尿生殖窦组织未腔化，使阴道开口梗阻的一类外阴畸形。表现为青春期后闭经、周期性下腹痛或盆腔包块。查体发现阴道口呈蓝紫色膨隆。

08.011　筛孔处女膜　cribriform hymen
开口为多个小孔的处女膜。

08.012　纵隔处女膜　septate hymen
又称"双孔型处女膜"。开孔中间有纵行条带分隔的处女膜。

08.013　MRKH 综合征　Mayer-Rokitansky-Küster-Hauser syndrome
又称"先天性子宫阴道缺如综合征"。双侧米勒管发育不全或双侧米勒管尾端发育不良所致的一种先天性女性生殖道畸形。表现为先天性无阴道，几乎均合并无子宫或仅有始基子宫，卵巢发育及功能多为正常。

08.014　阴道闭锁　vagina atresia
米勒管尾端或泌尿生殖窦发育缺陷造成的阴道完全或部分闭合，子宫发育良好，伴或不伴宫颈发育异常。在窦结节和阴道板形成阴道的过程中，由于未管化或管化后上皮过度增生，管腔未重新开通引起的畸形。

08.015　阴道下段闭锁　atresia of lower vagina
泌尿生殖窦未参与形成阴道下段所致的一种先天性阴道畸形。子宫体、宫颈及阴道上段均正常，子宫内膜功能正常，多表现为月经血及分泌物流出受阻。

08.016　阴道完全闭锁　complete atresia of vagina
米勒管尾端及泌尿生殖窦发育缺陷导致的阴道全部闭合。可合并宫颈发育不良，子宫体正常、发育不良或畸形，子宫内膜功能较差。

08.017　阴道横隔　transverse vaginal septum
两侧米勒管会合后的尾端与尿生殖窦相接处未贯通或部分贯通所致的一种先天性阴道畸形。横隔可位于阴道内任何部位，但以阴道上、中部交界处多见。表现为月经血及分泌物流出受阻。

08.018　完全性阴道横隔　complete transverse vaginal septum
无孔的阴道横隔。多位于阴道下部。

08.019　不完全性阴道横隔　incomplete transverse vaginal septum
有小孔的阴道横隔。多位于阴道上部。

08.020　阴道纵隔　longitudinal vaginal septum
双侧米勒管会合后，尾端纵隔未消失或部分消失所致的一种先天性阴道畸形。分为完全纵隔和不完全纵隔。完全纵隔以对称性为特点。前者下端达阴道口，后者未达阴道口。常伴有双子宫、双宫颈。

08.021　阴道斜隔综合征　oblique vaginal septum syndrome，OVSS
又称"HWWS（Herlyn-Werner-Wunderlich syndrome）"。一种双子宫、双宫颈、双阴道，一侧阴道完全或不完全闭锁的先天性畸形。可能为一侧米勒管向下延伸未达到泌尿生殖窦形成一盲端所致。多伴闭锁阴道侧的泌尿系统畸形，以肾缺如多见。

08.022　无孔阴道斜隔　oblique vaginal septum without hole
阴道斜隔的一种分型。闭锁阴道隔膜后的子宫与外界及另侧子宫完全隔离，宫腔积血聚积在隔后腔。

08.023　有孔阴道斜隔　oblique vaginal septum with hole

阴道斜隔的一种分型。闭锁阴道隔膜上有数毫米的小孔，隔后子宫与另侧子宫隔绝，经血通过小孔滴出，引流不畅。

08.024 无孔阴道斜隔合并宫颈瘘管 oblique vaginal septum without hole combined with cervical fistula
阴道斜隔的一种分型。闭锁阴道隔膜上无开孔，但在两侧宫颈管间有小瘘管，有隔一侧子宫内的经血可通过另一侧宫颈排出，引流不畅。

08.025 先天性宫颈发育异常 congenital anomaly of cervix
由米勒管尾端发育不全或发育停滞所致的宫颈发育异常。主要包括宫颈未发育、宫颈闭锁、先天性宫颈管狭窄、双宫颈等。

08.026 [子]宫颈未发育 cervical agenesis
又称"[子]宫颈缺如""[子]宫颈发育不良（hypoplasia of cervix）""先天性无[子]宫颈（congenital absence of cervix）"。宫颈结构完全缺失的一种宫颈发育缺陷。常合并阴道完全闭锁。

08.027 [子]宫颈外口闭塞 cervical external orifice occlusion
宫颈内口发育正常，宫颈管腔存在，宫颈管内膜发育正常，但宫颈外口未发育的一种宫颈发育异常。

08.028 [子]宫颈闭锁 cervical atresia
具有正常或发育不良的宫颈阴道部结构，但宫颈管完全闭锁的一种宫颈发育异常。

08.029 先天性宫颈管狭窄 congenital stenosis of cervical canal
具有正常或发育不良的宫颈阴道部结构，有连接宫腔及阴道的宫颈管腔，但孔道狭窄的

一种宫颈发育异常。表现为经血流出不畅。

08.030 双宫颈 double cervix
有两个宫颈阴道部，各自有宫颈管与宫腔及阴道相通，两个宫颈阴道部可分开或相连，宫颈管间也可有交通的一种宫颈发育异常。

08.031 宫颈纵隔 cervical septum
仅有一个宫颈阴道部，宫颈管腔正中有纵行隔膜的一种宫颈发育异常。可合并完全子宫纵隔。

08.032 先天性无子宫 congenial absence of uterus
因双侧米勒管形成子宫段未融合退化所致的一种子宫形成缺陷。常合并无阴道。卵巢输卵管发育正常，第二性征不受影响。

08.033 始基子宫 rudimentary uterus
由双侧米勒管融合后不久即停止发育导致的子宫发育异常。子宫极小，仅长1~3cm。多数无宫腔或为一实体肌性子宫；无子宫内膜。无月经来潮。卵巢输卵管发育可正常。

08.034 幼稚子宫 hypoplastic uterus, infantile uterus
由双侧米勒管融合形成子宫后发育停止导致的子宫发育异常。子宫较正常小，常呈极度前屈或后屈，宫颈相对较长，多呈锥形，外口小，可有宫腔和内膜。卵巢输卵管常发育正常。可造成痛经、月经过少、闭经或不孕。

08.035 单角子宫 unicornous uterus
仅一侧米勒管正常发育，另一侧米勒管完全未发育或未形成管道而形成的子宫。同侧卵巢、输卵管功能正常，另一侧米勒管完全未发育或未形成管道，未发育侧卵巢、输卵管和肾脏也往往同时缺如。

08.036 残角子宫 rudimentary horn of uterus
一侧米勒管发育，另一侧米勒管不同程度发育异常所形成的子宫。仅有子宫体及输卵管形成，而无宫颈及阴道结构，子宫体末端为盲端。残角子宫内可有或无宫腔和子宫内膜，常与正常输卵管和卵巢相连。

08.037 双子宫 didelphic uterus
双侧米勒管未融合，各自发育形成子宫体和宫颈的子宫发育异常。两个宫颈可分开或相连，宫颈之间也可有交通瘘管；也可为一侧宫颈发育不良、缺如，常有一小通道与对侧阴道相通。亦可伴有双阴道。

08.038 双角子宫 bicornuate uterus
双侧米勒管融合不良所致的一种子宫类型。按宫角在宫底水平融合不全分为完全双角子宫和不全双角子宫。

08.039 纵隔子宫 septate uterus
由双侧米勒管融合后纵隔吸收受阻导致的一种子宫畸形。是最常见的子宫畸形。表现为自宫底向宫腔纵向延伸形成的纤维隔。

08.040 完全纵隔子宫 complete septate uterus
子宫腔纵隔末端到达或超过宫颈内口的纵隔子宫类型。可合并双宫颈或宫颈纵隔。

08.041 不全纵隔子宫 incomplete septate uterus
子宫腔纵隔末端终止在内口以上水平的纵隔子宫类型。大多数纵隔子宫为不全纵隔子宫。

08.042 弓形子宫 arcuate uterus
由于米勒管尾侧轻度合并不全，子宫顶部轻度凹陷形成的子宫。子宫外形基本正常，宫底外形无切迹，宫腔底部内膜呈弧形内凹，内凹深度一般<1cm，两侧内膜夹角>90°。

08.043 输卵管缺失 absence of fallopian tube
同侧米勒管未发育导致的单侧输卵管缺如。常伴同侧输尿管和肾脏发育异常。

08.044 输卵管痕迹 remnant of fallopian tube
同侧米勒管未发育导致的输卵管部分结构残存。常伴同侧输尿管和肾脏发育异常。

08.045 输卵管发育不全 abnormal development of fallopian tube
输卵管细长弯曲，肌层存在不同程度的发育不全，无管腔或部分管腔不通畅，有憩室或副伞，是较常见的生殖器官发育异常。可造成不孕，是异位妊娠的原因之一。

08.046 副输卵管 supernumerary fallopian tube
单侧或双侧输卵管上附有一稍小但有伞端的输卵管。有的与输卵管之间有交通，有的不通。

08.047 双输卵管 duplication of fallopian tube
单侧或双侧有两条发育正常的输卵管，均与宫腔相通。

08.048 卵巢未发育 ovarian agenesis
单侧或双侧卵巢结构完全缺失的一种卵巢发育异常。多表现为低性腺激素。多发生于性染色体畸变女性。

08.049 46, XX/46, XY 卵睾型性发育异常 46, XX/46, XY gonadal dysgenesis of ovotestis disorder
染色体为46, XX/46, XY的嵌合型，性腺呈条索状，同时具有卵巢和睾丸两种性腺组织的性发育异常。一侧性腺可以是单纯的卵巢或睾丸，也可以是卵巢和睾丸在同一侧性腺内，成为卵睾。临床表型与嵌合成分所占比例相关。

08.050 异位卵巢 ectopic ovary
卵巢形成后仍停留在原生殖嵴部位，未下降至盆腔内，一般位置高于正常卵巢的状态。卵巢结构发育正常者无症状。

08.051 副卵巢 supernumerary ovary
正常卵巢以外的多余卵巢组织。一般远离正常卵巢部位，可出现在腹膜后。无症状，多因其他疾病手术时发现。

08.03 性发育异常

08.052 46, XX 型女性性发育异常 46, XX type disorder of sex development
所有染色体为46, XX的女性性发育异常。包括性腺及生殖道发育异常。

08.053 46, XX 性腺发育异常 46, XX gonadal dysplasia
又称"性腺发育不全（gonadal dysgenesis）"。染色体为46, XX，但性腺呈条索状，成年后雌激素水平低、促性腺激素水平升高的一种发育异常。表型为女性，第二性征不发育，内外生殖器为发育不良的女性型，有输卵管、子宫及阴道。

08.054 46, XX 卵睾型性发育异常 46, XX sex development of ovotestis disorder
染色体为46, XX，但同时具有卵巢和睾丸两种性腺组织的一种发育异常。一侧性腺可以是单纯的卵巢或睾丸，也可以是卵巢和睾丸在同一侧性腺内，成为卵睾。

08.055 睾丸型性发育异常 sex development of testicular disorder
又称"XX男性综合征（XX male syndrome）"。一种少见的性反转疾病。是染色体为46, XX的性反转男性，主要遗传基础是*SRY*基因异常。发病率约为1/20 000，患者表型为男性，内生殖器为睾丸，青春期呈现男性，第二性征稍差。

08.056 21-羟化酶缺陷症 21-hydroxylase deficiency
由编码21-羟化酶的*CYP21A2*基因突变所致的遗传性疾病。21-羟化酶缺陷使糖皮质激素、盐皮质激素合成减少，类固醇合成停留在孕酮和17-羟孕酮水平，其对下丘脑和腺垂体的反馈抑制作用减弱，引起促肾上腺皮质激素分泌增加。在促肾上腺皮质激素分泌增多的作用下形成过量的雄烯二酮，10%的雄烯二酮代谢成睾酮，过量的睾酮会引起女性胎儿男性化。因此，女性患者出生时外生殖器有不同程度的男性化表现。

08.057 11β-羟化酶缺陷症 11β-hydroxylase deficiency
由11β-羟化酶缺陷导致的肾上腺皮质类固醇激素合成障碍。11β-羟化酶缺陷时皮质醇与醛固酮合成均减少，去氧皮质酮、去氧皮质醇与雄激素均增多，造成女性男性化。胎儿在宫内受高雄激素作用，出生时外生殖器有男性化改变，进入青春期后月经紊乱、周期不规律或无月经来潮，伴有多毛、痤疮等高雄激素表现，成年女性可能表现为不孕。由于产生过多的去氧皮质酮可造成血压升高。

08.058 3β-羟基类固醇脱氢酶缺陷症 3β-hydroxysteroid dehydrogenase deficiency
由3β-羟基类固醇脱氢酶缺陷导致的肾上腺和卵巢激素合成障碍。可引起糖皮质激素、盐皮质激素、雄激素和雌激素等合成减少。女性患儿外阴正常或呈轻度男性化，高水平的脱氢表雄酮在外周转化为活性较强的雄激素，从而使阴蒂增大，少数有阴唇阴囊皱襞融合，呈女性假两性畸形。患者可出现不同程度的失盐表现。

08.059　17α-羟化酶缺陷症　17α-hydroxylase deficiency
一种因肾上腺皮质激素合成途径中17α-羟化酶缺陷引起的罕见的常染色体隐性遗传病。17α-羟化酶缺陷时性激素合成受阻，女性患者的雌激素合成缺乏，导致女性第二性征缺乏。典型者表现为外生殖器幼稚型，原发性闭经，乳房和阴毛不发育，多发性卵巢囊肿，低血钾性高血压，卵泡刺激素和黄体生成素升高。

08.060　先天性低促性腺激素性性腺功能低下　congenital hypogonadotropic hypogonadism
垂体分泌的促性腺激素水平低或功能异常，无法刺激女性性腺即卵巢合成雌激素的一种发育异常。表现为无女性第二性征，内外生殖器发育不良，青春期时无乳房发育，无腋毛、阴毛生长，无月经来潮。常见于卡尔曼综合征，是一种具有临床及遗传异质性的疾病，多伴嗅觉缺失。

08.061　46, XY 型女性性发育异常　46, XY type disorder of sex development
染色体为46, XY，但可能因发育期间Y染色体功能缺失，体内雄激素合成异常或其受体突变，外在表现为女性特征的一种发育异常。患者可出现发育不良的卵巢、无子宫、外生殖器发育不良及原发性闭经。

08.062　46, XY 性腺发育异常　46, XY gonadal dysplasia
又称"46, XY性腺发育不全（46, XY gonadal dysgenesis）"。染色体为46, XY，生殖器呈女性外观的一种发育异常。在胚胎早期睾丸不发育，未分泌睾酮和抗米勒管激素，因此中肾管缺乏睾酮刺激，未能向男性发育，米勒管未被抗米勒管激素抑制而发育为输卵管、子宫与阴道上段，外生殖器受雄激素水平降低影响而发育为女性外阴，性腺呈条索状。

08.063　46, XY 卵睾型性发育异常　46, XY sex development of ovotestis disorder
染色体为46, XY，但同时具有卵巢和睾丸两种性腺组织的一种发育异常。一侧性腺可以是单纯的卵巢或睾丸，也可以是卵巢和睾丸在同一侧性腺内，成为卵睾。

08.064　睾丸退化　testicular degeneration
染色体为46, XY，胚胎期睾丸在不同阶段发生退化，但在退化之前有一段时间有部分内分泌功能，分泌睾酮和抗米勒管激素。社会性别可为女性，外生殖器可有不同程度的男性化和米勒管不全退化导致的发育异常。外生殖器表现受睾酮影响仅部分发育。临床可表现为小阴唇融合、阴蒂稍增大、尿道开口在阴蒂根部。盆腔内为发育不全的输卵管，但无子宫。

08.065　5α-还原酶缺陷症　5α-reductase deficiency
5α-还原酶缺陷导致的病症。男性外生殖器的分化与发育依赖于靶器官内的5α-还原酶将循环的睾酮转化为双氢睾酮。缺乏5α-还原酶Ⅱ，在胚胎发育过程中，外生殖器不发育，出生时外生殖器多为女性表现，阴道为盲端，无子宫，中肾管分化良好，前列腺不发育。

08.066　胆固醇碳链裂解酶缺陷症　cholesterol desmolase deficiency
又称"StAR缺陷症（StAR deficiency）"。由类固醇生成急性调节蛋白（StAR）缺陷引起的类固醇激素合成严重受阻的病症。因为

StAR可将细胞内胆固醇递送到线粒体内膜，其缺陷可导致先天性类脂性肾上腺皮质增生症。StAR缺陷症罕见，StAR缺陷儿出生后不久出现肾上腺功能降低危象，出现皮质功能不足症状、假两性畸形（46, XY）。实验室检查发现所有的肾上腺或性腺激素均降低或检出不出。

08.067 雄激素不敏感综合征 androgen insensitivity syndrome
又称"睾丸女性化综合征（testicular feminization syndrome）"。位于Xq11—q12上的雄激素受体基因发生突变导致雄激素受体功能缺陷而出现不同程度女性化的一种发育异常。表现为患者有睾丸，染色体为46, XY，能产生雄激素，但由于体细胞缺乏雄激素受体，中肾管未分化为男性生殖管道，外生殖器及第二性征的表型均为女性的综合征。根据是否有男性化表现分为完全型和不完全型。

08.068 特纳综合征 Turner syndrome

又称"先天性卵巢发育不全（congenital agenesis of ovary）"。一种性染色体缺失导致的综合征。性染色体缺失一条X（45, XO），单一的X染色体多来自母亲；还可有多种嵌合型。患者呈女性体态，但卵巢发育不全，身材矮小，蹼状颈，宽胸，外生殖器和乳房呈女性型但发育不良，肘外翻，部分智力低下。

08.069 克兰费尔特综合征 Klinefelter syndrome
又称"先天性生精小管发育不全综合征"。一种染色体为47, XXY的性染色体数目异常导致的综合征。本病特点为患者有类无睾身材、男性乳房发育、小睾丸、无精子及尿中促性腺激素升高等。

08.070 45, X/46, XY 综合征 45, X/46, XY syndrome
染色体为45, X/46, XY的一种混合性性腺发育不良。罕见。临床表型与嵌合成分所占比例相关。

09. 妊 娠 生 理

09.01 生殖细胞、受精及胚胎早期发生

09.001 生殖细胞 germ cell
特殊分化的、最终产生单倍体配子的细胞的统称。包括从原始生殖细胞直到最终已分化的细胞。

09.002 精子发生 spermatogenesis
男性睾丸中生殖细胞从精原细胞发育至成熟精子的过程。始于精原干细胞的有丝分裂，是曲细精管中生精细胞增殖、分化的复杂过程。主要包括精原细胞增殖、精母细胞

减数分裂和精子变态形成3个阶段。

09.003 精子成熟 sperm maturation
精子离开生精小管，在附睾内停留8～17天，经历一系列成熟变化，获得运动能力，达到功能上成熟的过程。

09.004 卵子发生 oogenesis
卵原细胞经过初级卵母细胞和次级卵母细胞而生成卵子的过程。

09.005　排卵　ovulation
处于第二次成熟分裂中期的次级卵母细胞从卵巢表面排至腹膜腔的过程。

09.006　受精　fertilization
精子和卵子结合成受精卵的过程。是新个体发育的开端。

09.007　卵子运行　oocyte transport
排卵时处于第二次成熟分裂中期的次级卵母细胞连同周围的透明带和放射冠，随着输卵管上皮细胞的纤毛摆动和肌层收缩，通过腹腔进入输卵管壶腹部的过程。

09.008　精子运行　sperm transport
精子从射精部位向受精部位的移行。成熟精子从生精小管出发进入附睾，储存于附睾尾部，射精后精子穿过女性生殖道到达输卵管壶腹部。

09.009　精子获能　sperm capacitation
当精子通过女性生殖道受到管道中某些化学因子的作用时，去能因子被解除，获得穿透卵子透明带能力的生理过程。是精子受精前必须经历的一个重要阶段。

09.010　顶体反应　acrosome reaction
获能精子遇到卵细胞周围的放射冠时释放顶体酶，溶解放射冠颗粒细胞之间的基质，穿越放射冠，接触透明带，再次释放顶体酶并穿越透明带的过程。

09.011　胚胎发生　embryogenesis
从受精卵发育成一个新个体的整个过程。包括细胞的增殖、生长、识别、迁移、分化，以及组织和器官的形成等。

09.012　卵裂　cleavage
受精之后连续而迅速的细胞分裂。

09.013　卵裂球　blastomere
又称"分裂球"。卵裂产生的形态上尚未分化的细胞。

09.014　桑葚胚　morula
受精后第2~3天，卵裂球达16个，外包透明带，形似桑葚果的胚。

09.015　早期囊胚　early blastocyst
桑葚胚进一步分裂发育形成的球状幼胚。

09.016　晚期囊胚　late blastocyst
受精后第5~6天，早期胚泡透明带消失，总体积迅速增大，继续分裂发育形成的囊胚。

09.017　受精卵着床　zygote implantation
受精6~7天后胚胎植入子宫内膜的过程。受精卵着床经过定位、黏附和侵入三个过程。

09.018　受精卵定位　zygote apposition
透明带消失，晚期囊胚的内细胞团端接触子宫内膜的过程。

09.019　受精卵黏附　zygote adhesion
晚期囊胚黏附在子宫内膜的过程。囊胚表面滋养细胞分化为两层，外层为合体滋养细胞，内层为细胞滋养细胞。

09.020　受精卵侵入　zygote invasion
滋养细胞穿透子宫内膜、内1/3肌层及血管，囊胚完全埋入子宫内膜中且被内膜覆盖的过程。

09.021　胚层分化　germ layer differentiation
胚胎发育过程中，结构和功能相同的细胞分裂增殖成结构功能不同的细胞、组织和器官的过程。

09.02 胎膜与胎盘

09.022 胎膜 fetal membrane
由胚泡分化而来的胚胎本体的附属结构。由外层的平滑绒毛膜和内层的羊膜组成。维持羊膜腔的完整性，对胎儿起保护作用，在分娩发动上也有一定的作用。

09.023 绒毛膜 chorion
晚期囊胚植入后，植入部位的滋养层与其内面的胚外中胚层发育形成的结构。由绒毛膜板、各级绒毛膜干及绒毛组成。

09.024 绒毛膜板 chorionic plate
滋养层和衬于其内面的胚外中胚层组成的板状结构。在其基础上形成各级绒毛膜干及绒毛。

09.025 绒毛 villus
由绒毛膜板向外发出的若干突起。外包合体滋养层和细胞滋养层，内有胚外中胚层和血管。根据发育阶段和构成成分的不同分为一级绒毛、二级绒毛和三级绒毛。

09.026 胎盘 placenta
由胎儿部分的羊膜和叶状绒毛膜及母体部分的底蜕膜共同组成的圆盘形结构。分胎儿面和母体面，中央厚、边缘薄。具有物质交换、防御、合成及免疫功能，对保证胎儿正常发育至关重要。

09.03 羊膜与羊水

09.027 羊膜 amnion
附着在胎盘胎儿面的半透明薄膜。由单层上皮细胞互相连接构成，具有分泌羊水的作用，表面光滑，无血管、神经及淋巴，厚度为0.02～0.05mm。

09.028 羊水 amniotic fluid
充满在羊膜腔中的液体。最早由羊膜上皮分泌和血管渗透，中后期胎儿尿液成为主要来源，晚期胎肺也参与其形成。主要功能是保护胎儿和母体。

09.029 卵黄囊 yolk sac
由胚外内胚层和包于其外方的胚外中胚层组成的囊状结构。是母体和胚胎物质交换的最初始途径，在胎盘循环建立之前为胚胎提供营养、免疫、代谢、内分泌和造血等功能。

09.030 尿囊 allantois
胚盘尾端与卵黄囊交界处向体蒂内突出而形成的一个内胚层盲囊。出现于受精后的第3周初，仅存数周即大部退化，只有根部演变为膀胱的一部分，其壁上的尿囊动、静脉演变为脐动、静脉。

09.031 脐带 umbilical cord
连于胎儿脐部与胎盘胎儿面间的条索状结构。是母胎间气体交换、营养物质供应和代谢产物排出的重要通道。足月胎儿脐带长30～100cm，直径为0.8～2cm，外包光滑羊膜，内含黏液性结缔组织、脐动脉、脐静脉等。

09.032 叶状绒毛膜 chorion frondosum
与底蜕膜相接触的绒毛所形成的胎盘胎儿部分。是胎盘的主要结构。

09.033 底蜕膜 decidua basalis
又称"基蜕膜"。与囊胚滋养层接触的子宫

内膜。是胎盘的母体部分。

蜕膜以外覆盖子宫腔的蜕膜。

09.034　蜕膜　decidua
妊娠期的子宫内膜。受精卵着床后，在孕激素、雌激素作用下子宫内膜腺体增大，腺上皮细胞糖原增加，血管充血。分为底蜕膜、包蜕膜及真蜕膜。底蜕膜为囊胚着床部位的子宫内膜，发育为胎盘母体部分；包蜕膜为覆盖囊胚表面的蜕膜；真蜕膜是底蜕膜及包

09.035　母胎界面　maternal-fetal interface
由母体蜕膜和胎体胎盘共同组成，是母体与胎儿直接"对话"接触的界面。由蜕膜基质细胞、蜕膜免疫细胞和滋养细胞构成。其免疫特性在维持母体对胎儿的免疫耐受方面具有重要作用。

09.04　胎儿的发育及特点

09.036　孕龄　gestational age
孕妇的妊娠周数。临床常由末次月经第一天开始计算。孕龄早于受精日期约2周。由于孕妇月经周期长短不同，可结合早孕期超声检查来更准确地确定孕龄。

09.037　胎儿循环　fetal circulation

胎儿出生前的心血管系统分布及其血液流通途径。由于胎肺无呼吸作用，氧合血需由脐静脉进入胎儿，通过卵圆孔及动脉导管的交通供应全身，并通过脐动脉带走代谢产物。胎儿出生后脐血管关闭，新生儿肺开始呼吸活动，卵圆孔关闭，动脉导管关闭，主动脉和肺动脉不再交通。

09.05　母体生理变化

09.038　母体生理变化　maternal physiological change
为了适应胎儿生长发育的需要并为分娩做准备，在胎盘产生的激素和神经内分泌的影响下，孕妇体内各系统发生一系列的生理变化。

09.039　黑加征　Hegar sign
早期妊娠特有的变化。表现为胚胎着床处局部较软，妊娠6～8周，双合诊检查子宫峡部极软，感觉宫颈与宫体之间似不相连。

09.040　生理性子宫收缩　Braxton Hicks contraction
妊娠期子宫不规律的无痛性收缩。这种收缩是不规则和不对称的，收缩时子宫内压力不超过10～15mmHg。随着妊娠周数的增加，收缩的频率和幅度也相应增加。

09.041　子宫血流量　uterine blood flow
供应子宫的血流量。随着妊娠孕周的增加而增加，妊娠足月时为450～650ml/min，较非妊娠时增加4～6倍。

09.042　子宫下段　lower uterine segment
妊娠后宫体下部与宫颈阴道上部相连接处的较狭细部分即子宫峡部。随着子宫底的上升逐渐伸展拉长变薄而形成，妊娠期为宫腔的一部分，临产后伸展至7～10cm，成为产道的一部分。

09.043　蒙氏结节　Montgomery tubercle
妊娠期乳晕外围皮脂腺肥大形成散在的结节状隆起。

09.044　妊娠期血容量　maternal blood volume

妊娠期的血液容量。于妊娠6～8周开始增加，至妊娠32～34周达高峰，增加40%～45%，平均增加1450ml，在产后6周恢复。

09.045　生理性血液稀释　physiological blood dilution
妊娠期由血浆量增加多于红细胞增加引起的血液稀释。易出现生理性贫血。

09.046　妊娠纹　striae gravidarum
妊娠期间孕妇腹壁皮肤出现的宽窄不同、长短不一的粉红色或紫红色波浪状花纹。妊娠期肾上腺皮质分泌糖皮质激素增多，分解弹力纤维蛋白，弹力纤维变性，子宫增大时孕妇腹壁皮肤张力增大，皮肤弹力纤维断裂而形成。分娩后，这些花纹会逐渐消失，留下白色或银白色的有光泽的瘢痕线纹。

09.047　妊娠黄褐斑　chloasma gravidarum
妊娠期出现在面颊部并累及眶周、上唇、前额及鼻部的蝶状褐色斑。由于促黑素细胞刺激激素分泌增加，以及大量雌、孕激素刺激黑色素分泌增加，致皮肤出现色素沉着，产后逐渐消退。

09.048　妊娠腕管综合征　carpal tunnel syndrome in pregnancy
妊娠期水肿及腕部筋膜、肌腱和结缔组织的变化，致腕管内压力增加，使腕管的软组织变紧，压迫正中神经，导致手部麻木或疼痛，以及持物无力等症状的综合征。

10.　妊　娠　诊　断

10.001　妊娠期　gestational period
受孕后至分娩前的生理时期。从末次月经第一天开始计算，约280天（40周）。

10.002　早期妊娠　first trimester of pregnancy
从妊娠开始到妊娠13^{+6}周。

10.003　妊娠试验　pregnancy test
通过检测孕妇尿液或血液中是否含一定量的人绒毛膜促性腺激素来诊断是否妊娠的试验。

10.004　早孕反应　morning sickness
妊娠女性在停经6周左右开始出现的一系列生理症状。多在停经12周左右自行消失。

10.005　妊娠囊　gestational sac，GS
妊娠5周时超声检查发现子宫内出现的圆形或椭圆形囊状结构。其内为无回声区，妊娠囊内见卵黄囊或胎芽可以诊断宫内妊娠。

10.006　中期妊娠　second trimester of pregnancy
从妊娠14^{+0}周开始到妊娠27^{+6}周。

10.007　头臀长度　crown-rump length，CRL
超声检查时测量的胎儿头顶最高点到臀部最低点的长度。是早期妊娠确认孕龄最准确的方法。

10.008　晚期妊娠　third trimester of pregnancy
从妊娠28^{+0}周开始到妊娠41^{+6}周。

10.009　胎姿势　fetal attitude
胎儿在子宫内的姿势。正常胎姿势为胎头俯屈，颏部贴近胸壁，脊柱略弯曲，四肢屈曲交叉于胸腹前，胎儿体积及体表面积均明显缩小，整个胎体呈椭圆形。

10.010 胎产式 fetal lie
胎体纵轴与母体纵轴的关系。包括纵产式、横产式和斜产式。两纵轴平行者称为纵产式；两纵轴垂直者称为横产式；两纵轴交叉者称为斜产式。

10.011 胎先露 fetal presentation
最先进入母体骨盆入口的胎儿部分。

10.012 头先露 cephalic presentation
胎儿头部最先进入母体骨盆入口。

10.013 枕先露 occipital presentation
胎儿枕骨最先进入母体骨盆入口。胎头俯屈使下颏接近胸部。

10.014 面先露 face presentation
胎儿面部最先进入母体骨盆入口。胎头极度仰伸，胎儿枕部与胎背接触。多在临产后发现，经产妇多见。

10.015 额先露 brow presentation
胎儿额骨最先进入母体骨盆入口。胎头部分仰伸。

10.016 臀先露 breech presentation
胎儿臀部或胎儿足部最先进入母体骨盆入口。是最常见的异常胎位。可分为单臀先露、完全臀先露、不完全臀先露。以骶骨为指示点，有骶左前、骶左横、骶左后、骶右前、骶右横、骶右后6种胎方位。

10.017 单臀先露 frank breech presentation
又称"腿直先露"。胎儿臀部最先进入母体骨盆入口且双髋关节屈曲及双膝关节伸直。臀先露中最为常见。

10.018 完全臀先露 complete breech presentation

又称"混合臀先露"。胎儿臀部及双足最先进入母体骨盆入口，胎儿双髋关节及双膝关节均屈曲。臀先露中较为常见。

10.019 不完全臀先露 incomplete breech presentation
胎儿以一足或双足、一膝或双膝或一足一膝最先进入母体骨盆入口。臀先露中较少见。

10.020 肩先露 shoulder presentation
胎儿横产式，胎儿肩部最先进入母体骨盆入口。

10.021 忽略性肩先露 neglected shoulder presentation
肩先露胎膜早破后宫腔容积缩小，胎体易被宫壁包裹、折叠。随着产程进展，胎肩及胸廓一部分被挤入骨盆入口，胎儿颈部进一步侧屈使胎头折向胎体腹侧，嵌顿在一侧髂窝，胎臀则嵌顿在对侧髂窝或折叠在宫腔上部，胎肩先露侧上肢脱垂入阴道，另一侧上肢脱出于阴道口外。

10.022 复合先露 compound presentation
胎先露部伴有胎儿肢体同时进入骨盆入口。临床以一手或一前臂沿胎头脱出最常见，多发生于早产者。

10.023 胎方位 fetal position
胎先露指示点与母体骨盆的关系。枕先露以枕骨、面先露以颏骨、臀先露以骶骨、肩先露以肩胛骨为指示点。每个指示点与母体骨盆入口左、右、前、后、横的不同位置构成不同的胎方位。

10.024 枕前位 occipitoanterior, OA
胎儿枕骨位于母体骨盆前方的胎方位。头先露时以枕骨为指示点，每个指示点与母体骨盆入口左、右、前、后、横的不同位置构成不同的胎方位。枕前位是一种常见的胎方位，包括枕左前位和枕右前位。

10.025 颏前位 mentoanterior，MA
胎儿颏部位于母体骨盆前方的胎方位。面先露时以颏骨为指示点，每个指示点与母体骨盆入口左、右、前、后、横的不同位置构成不同的胎方位。颏前位包括颏左前位和颏右前位。

10.026 骶前位 sacroanterior，SA
胎儿骶骨位于母体骨盆前方的胎方位。臀先露时以骶骨为指示点，每个指示点与母体骨盆入口左、右、前、后、横的不同位置有6种胎方位。骶前位包括骶左前位和骶右前位。

10.027 肩前位 scapuloanterior，ScA
胎儿肩胛骨位于母体骨盆前方的胎方位。肩先露时以肩胛骨为指示点，每个指示点与母体骨盆入口左、右、前、后的不同位置有4种胎方位。肩前位包括肩左前位和肩右前位。

11. 产前检查与孕期保健

11.01 产前检查

11.001 产前检查 prenatal care
通过对孕妇及胎儿的监护，达到及早发现母胎异常情况的孕妇检查。规范的产前检查能够及早防治妊娠并发症或合并症，及时发现胎儿异常，评估孕妇及胎儿的安危，确定分娩时机和分娩方式，保障母胎安全。内容包括详细询问病史、全面体格检查、产科检查、必要的辅助检查和健康教育指导。

11.002 围产期 perinatal period，peripartum
妊娠达到及超过28周至产后1周的时期。各国采取的标准不统一。

11.003 预产期 estimated date of confinement，EDC
推算预期可能分娩的日期。通常按末次月经第1天开始计算的第280天。有条件者应根据早期妊娠超声检查来核对预产期。

11.004 末次月经 last menstrual period，LMP
自然状态下最后一次月经来潮的第1天。多数依据末次月经起始日计算妊娠周数及预产期。

11.005 四步触诊法 four maneuvers of Leopold
判定胎先露、胎方位、胎先露部是否衔接、胎产式，以及子宫大小和孕周是否相符的方法。

11.006 宫底高度 fundal height
耻骨联合上缘中点至子宫底的距离。用以间接判断胎儿生长发育与孕周是否吻合。

11.007 腹围 abdominal circumference
环绕腹部最膨隆处一周的围长。通常经过脐水平测量。

11.008 悬垂腹 pendulous abdomen
孕妇的一种腹型。腹部完全向前膨胀隆起并呈下垂状，多考虑由腹直肌无力或分离造成。

11.009 骨盆内测量 internal pelvimetry
通过内诊方法测量骨盆内各径线，用以了解

骨盆大小的方法。

11.010　对角径　diagonal conjugate，DC
耻骨联合下缘至骶岬前缘中点的距离。正常值为12.5～13cm。

11.011　坐骨棘间径　interspinous diameter
两侧坐骨棘间的距离。其长短与胎先露内旋转关系密切。正常值平均约为10cm。

11.012　坐骨切迹　incisura ischiadica
坐骨棘与骶骨下部间的距离。即骶棘韧带宽度，反映中骨盆后矢状径。测量时将阴道内的示指置于韧带上移动，若能容纳3横指（5.5～6cm）为正常，否则属中骨盆狭窄。

11.013　出口后矢状径　posterior sagittal diameter of outlet
坐骨结节间径中点至骶骨尖端的长度。正常值为8～9cm。

11.014　骨盆外测量　external pelvimetry
通过测量骨盆各径线来间接判断骨盆大小与形态的方法。包括测量髂棘间径、髂嵴间径、骶耻外径、出口横径及耻骨弓角度。

11.015　髂棘间径　interspinal diameter

两侧髂前上棘外缘的距离。正常值为23～26cm。

11.016　髂嵴间径　intercrestal diameter
两侧髂嵴外缘最宽的距离。正常值为25～28cm。

11.017　骶耻外径　external conjugate
第5腰椎棘突下至耻骨联合上缘中点的距离。正常值为18～20cm。此径线可以间接推测骨盆入口前后径。

11.018　出口横径　transverse outlet
又称"坐骨结节间径（biischial diameter）"。两侧坐骨结节内侧缘的距离。正常值为8.5～9.5cm。出口后矢状径值与坐骨结节间径值之和大于15cm时，表明骨盆出口狭窄不明显。

11.019　耻骨弓角度　angle of subpubic arch
两侧耻骨形成的夹角。反映骨盆出口横径的宽度。正常值为90°。小于80°为异常。

11.020　宫颈成熟度评分　Bishop score
一种判断宫颈成熟度的评分方法。可根据评分选择催引产方法。检查内容包括宫颈的位置、硬度，宫颈管消退程度，宫颈口扩张程度，胎儿先露部位的高低。

11.02　胎儿健康的评估技术

11.021　高危儿　high risk fetus
由于孕妇或胎儿本身各种不利因素，在宫内或娩出后面临各种风险的胎儿。

11.022　电子胎心监护　electronic fetal monitoring
通过放置在孕妇腹部的多普勒探头描记胎心率变化的曲线。是临床最常用的评估胎儿宫内状况的方法，能连续观察并记录胎心率

的动态变化，同时描记子宫收缩和胎动情况，反映三者间关系。

11.023　胎心率基线　fetal heart rate baseline
10分钟内的平均胎心率水平（除外胎心周期性或一过性变化及显著变异的平均胎心率水平）。至少观察2分钟。正常胎心率基线为110～160次/分。

11.024　胎儿心动过速　fetal tachycardia
胎心率>160次/分，持续≥10分钟。

11.025　胎儿心动过缓　fetal bradycardia
胎心率<110次/分，持续≥10分钟。

11.026　胎心率基线变异　variability of fetal heart rate
胎心率每分钟自波峰到波谷的振幅改变。

11.027　胎心率变异消失　absent variability of fetal heart rate
胎心率自波峰到波谷的振幅波动完全消失。

11.028　胎心率微小变异　minimal variability of fetal heart rate
胎心率自波峰到波谷的振幅波动≤5次/分。

11.029　胎心率中等变异　normal variability of fetal heart rate
胎心率自波峰到波谷的振幅波动为6～25次/分。

11.030　胎心率显著变异　marked variability of fetal heart rate
胎心率自波峰到波谷的振幅波动>25次/分。

11.031　胎心率加速　acceleration of fetal heart rate
基线胎心率突发显著增加，开始到波峰时间<30秒。妊娠32周前，加速在基线水平上≥10次/分，持续时间≥10秒，但<2分钟。妊娠32周及以后，加速在基线水平上≥15次/分，持续时间≥15秒，但<2分钟。如果加速持续≥10分钟，则考虑基线胎心率变化。

11.032　胎心率早期减速　early deceleration of fetal heart rate
伴随宫缩出现的胎心率减速。通常是对称性、缓慢地下降到最低点再缓慢恢复到基线。胎心率从减速开始到最低点的时间≥30秒，减速的开始、最低值及恢复与宫缩的起始、峰值及结束同步。

11.033　胎心率晚期减速　late deceleration of fetal heart rate
伴随宫缩出现的胎心率减速。通常是对称性、缓慢地下降到最低点再缓慢恢复到基线。从胎心率减速开始到最低点的时间≥30秒，多在宫缩高峰后开始出现，下降缓慢，下降幅度不等，持续时间长，恢复缓慢。减速的开始、最低值及恢复分别延后于宫缩的起始、峰值及结束。

11.034　胎心率变异减速　variable deceleration of fetal heart rate
突发的、显著的胎心率急速下降。从胎心率减速开始到最低点的时间<30秒，胎心率下降≥15次/分，持续时间≥15秒，但<2分钟，表现为胎心率减速的形态不规则，持续时间长短不一，减速的开始、最低值及恢复与宫缩的起始、峰值及结束无恒定关系。

11.035　胎心率延长减速　prolonged deceleration of fetal heart rate
明显低于基线的胎心率下降。减速程度≥15次/分，持续时间≥2分钟，但不超过10分钟。胎心率减速持续≥10分钟则考虑胎心率基线变化。

11.036　胎心率反复性减速　recurrent deceleration of fetal heart rate
20分钟观察时间内，≥50%的宫缩均伴发胎心率减速。

11.037　胎心率间歇性减速　intermittent deceleration of fetal heart rate
20分钟观察时间内，<50%的宫缩均伴发胎

心率减速。

11.038　胎心率正弦波形　sinusoidal fetal heart rate pattern
胎心率基线呈现平滑的类似正弦波样摆动的波形，频率固定，3~5次/分，持续时间≥20分钟。

11.039　正常宫缩　normal uterine contraction
正常频率的子宫收缩。观察30分钟，10分钟内有5次或者5次以下宫缩。

11.040　宫缩过频　uterine tachysystole
子宫收缩频率过快。观察30分钟，10分钟内有5次以上宫缩。

11.041　无应激试验　non-stress test，NST
在无宫缩、无外界负荷刺激情况下，通过胎心监护监测胎动时的胎心率变化，以了解胎儿储备能力的检测手段。有一定的假阳性率，可疑时应延长胎心监护的时间或者重复检查，必要时行生物物理评分。

11.042　缩宫素激惹试验　oxytocin challenge test，OCT
用缩宫素诱导宫缩并用电子胎心监护仪记录胎心率的变化，用于产前监护及引产时评价胎盘功能的检测手段。结果分为阴性、可疑及阳性。①阴性：胎心率基线变异正常，胎动后有胎心率加速。每10分钟有3次宫缩，持续时间>40秒，没有晚期减速或重度变异减速。②可疑（有下述任一种表现）：胎心率基线异常；间断出现晚期减速或重度变异减速或频发早期减速；过强刺激：宫缩过频过强（>5次/10分）；宫缩伴胎心率减速，时间>90秒；出现无法解释的监护图形。③阳性：≥50%的宫缩伴随晚期减速。

11.043　产时胎心监护　electronic fetal moni-
toring during labor
产程中实施的胎心监护。推荐采用产时胎心监护图形的三级判读系统进行判读。

11.044　胎儿生物物理评分　fetal biophysical profile，BPP
综合电子胎心监护及超声检查所示的某些生理活动，以判断胎儿有无急慢性缺氧的一种产前监护方法。评分指标包括无应激试验、胎儿呼吸运动、胎动、胎儿张力、羊水最大暗区垂直深度。

11.045　静脉导管　ductus venosus，DV
一条胎儿时期存在的通道。是位于肝脏内的一条连接脐静脉和下腔静脉的血管，出生后闭锁成为静脉韧带。胎盘中含氧气的血液从脐静脉经静脉导管分流向右心房入下腔静脉，对于维持正常的胎儿循环很重要。

11.046　脐动脉收缩期/舒张期血流比值　umbilical arterial systolic/diastolic ratio，UA-*S/D*
多普勒超声测量胎儿脐动脉收缩期峰值血流速度（S）与舒张末期血流速度（D）的比值。体现了在胎儿心动周期中血流速度变化的振幅，主要反映胎儿–胎盘血流阻力，是妊娠期评价胎盘功能和胎儿发育的一项重要指标，可作为高危妊娠的胎儿监测方法。

11.047　脐动脉搏动指数　umbilical arterial pulsatility index，UA-PI
用于脐动脉多普勒评估的一种参数。是胎儿心动周期中心脏舒张期血流速度下降的幅度与整个心动周期平均血流速度之比。即[脐动脉收缩期峰值血流速度（S）–舒张末期血流速度（D）]/平均血流速度（M），可反映胎儿胎盘下游循环的阻力，随胎龄增长而降低。

11.048 脐动脉阻力指数 umbilical arterial resistive index，UA-RI
用于脐动脉多普勒评估的一种参数。是胎儿心动周期中血流速度变化幅度与收缩末期血流速度之比。可反映胎儿胎盘下游循环的阻力，随胎龄增长而降低，也能体现由于心功能不良导致的相对性末梢阻抗增高。

11.049 胎儿大脑中动脉收缩期峰值流速 fetal middle cerebral artery-peak systolic velocity，fetal MCA-PSV
用多普勒超声测量的胎儿大脑中动脉收缩期最高流速。是临床上主要用来评估胎儿贫血的无创方法。

11.03 围产期保健

11.050 围产期保健 perinatal care
孕期、产时、产褥期进行的一系列预防疾病和保护健康的措施。有助于确保母婴安全，降低孕产妇死亡率和围生儿死亡率。包括孕期保健、产时保健、产褥期保健、新生儿保健、哺乳期保健等。

11.051 孕期营养 nutrition in pregnancy
孕期由于胎儿的生长发育，母体乳腺和子宫等生殖器官的发育及为分娩后乳汁分泌所需进行的营养储备。营养作为最重要的环境因素，对母亲及子代的近期和远期健康都将产生至关重要的影响。

11.052 妊娠期体重管理 management of ges-tational weight gain
对妊娠期女性体重增长进行的合理管理。使体重保持在适宜的范围，以保证胎儿正常生长发育、避免不良妊娠结局。妊娠期女性体重增长可以影响母儿的近远期健康，妊娠期女性体重增长过多或增长不足均会对母儿产生不利影响，妊娠期合理管理和控制体重至关重要。

11.053 仰卧位低血压 supine hypotension
妊娠晚期女性若较长时间取仰卧位，增大的妊娠子宫压迫下腔静脉，使回心血量及心排血量减少，出现头晕、恶心、胸闷及不同程度的血压下降表现。此时若改为侧卧位，使下腔静脉血流通畅，血压迅即恢复正常。

12. 遗传咨询、产前筛查与产前诊断

12.01 遗传咨询

12.001 遗传咨询 genetic counseling
医学遗传专业人员或医生对咨询者提出的家庭中遗传性疾病的相关问题予以解答，并对其婚育问题提出建议和具体指导的过程。

12.002 遗传病 genetic disease
由遗传物质改变导致的具有遗传特征的疾病。

12.003 自主原则 principle of autonomy
遗传咨询过程中，尊重咨询对象的意愿和决定，确保其任何决策均不受任何压力的胁迫和暗示的原则。

12.004　知情同意原则　principle of informed consent
遗传咨询过程中，应确保咨询对象对于所有涉及自身及家庭成员的健康状态及疾病风险、遗传学检测可能出现的临床意义不明的基因变异、不同个体诊疗计划的利弊均有充分的理解，并确保完全自主地进行医疗方案选择的原则。

12.005　无倾向性原则　principle of non-tendency
遗传咨询过程中，医务人员帮助咨询者了解不同方案的利弊，而不是替代咨询者做出选择的原则。

12.006　守密尊重隐私原则　principle of confidentiality and respect for privacy
遗传咨询过程中，未经许可，医务人员不得将遗传检查结果告知除咨询者亲属外第三者的原则。

12.007　公平原则　principle of fairness
遗传学服务（包括咨询和检测）应该被平等地提供给所有需要的人的原则。

12.008　染色体病　chromosomal disease
由染色体数目或结构异常引起的临床综合征。

12.009　基因组疾病　genomic disease
由基因组DNA的异常重组而导致的微缺失与微重复，或基因结构的彻底破坏而引起异常临床表型的一组疾病。

12.010　单基因遗传病　single gene inherited disease
又称"孟德尔遗传病（Mendelian inherited disease）"。由一对等位基因的致病变异引起的疾病。分为显性遗传（等位基因之一发生变异）和隐性遗传（一对等位基因均发生变异）。

12.011　多基因遗传病　polygenic inherited disease
在环境作用下受多对基因控制的遗传性疾病。

12.012　线粒体遗传病　mitochondrial genetic disease
由线粒体基因组异常引起的遗产性疾病。

12.013　体细胞遗传病　somatic cell genetic disease
除生殖细胞外的体细胞内的基因发生变异，由该变异的累加效应导致的疾病。这种变异不会遗传给子代。

12.014　易感基因　susceptible gene
和特定疾病具有阳性关联的基因或者等位基因。

12.015　主基因　major gene
对数量性状能产生明显表型效应的基因。

12.02　产前筛查

12.016　产前筛查　prenatal screening
在妊娠期间通过影像学、母体外周血检查等无创性手段，评价胎儿存在的潜在异常风险的医疗措施。

12.017　染色体非整倍体异常　aneuploidy chromosome abnormality
细胞中染色体的数目不是某染色体组基数整数倍的状态。

12.018　软指标　soft marker
妊娠期间胎儿超声检查发现的非特异性改变。包括妊娠早期的胎儿颈后透明层增厚、鼻骨缺失、妊娠中期的胎儿颈部皮肤皱褶增厚、肠管回声增强等。

12.019　无创产前检测技术　noninvasive prenatal test，NIPT
根据孕妇血浆中胎儿来源的游离脱氧核糖核酸信息筛查常见的非整倍体染色体异常的方法。

12.020　21 三体综合征　trisomy 21 syndrome
由于第21对染色体增加1条而引起的包括智力低下、短头、鼻梁低平、睑裂外角上斜、内眦赘皮、先天性心脏病等表现的先天性染色体疾病。

12.021　整合产前筛查　integrated prenatal screening，IPS
妊娠早、中期超声检查联合血清中的生化检测指标共同评价胎儿染色体异常风险的方法。妊娠9～13^{+6}周时检测血清妊娠相关血浆蛋白A、β-人绒毛膜促性腺激素；妊娠11～13^{+6}周时进行超声检查以测量胎儿颈部透明层厚度；妊娠15～20^{+6}周时进行血清甲胎蛋白、β-人绒毛膜促性腺激素、游离雌三醇、抑制素四联筛查。联合上述指标共同评价。与妊娠早期筛查相比，在检出率相同的情况下，其可以降低假阳性率。

12.022　血清序贯筛查　serum sequential integrated test
通过对妊娠早、中期血清中的生化指标检测，评价胎儿染色体异常风险的方法。妊娠9～13^{+6}周时检测血清妊娠相关血浆蛋白A、β-人绒毛膜促性腺激素；妊娠15～20^{+6}周时进行血清甲胎蛋白、β-人绒毛膜促性腺激素、游离雌三醇、抑制素四联筛查。

12.023　酌情筛查　contingent screening
整合妊娠早、中期指标以评价胎儿染色体异常风险的方法。妊娠期首先进行妊娠早期筛查，筛查结果为胎儿风险高者应进行绒毛活栓术。其他孕妇继续妊娠至中期进行产前筛查，获得综合性风险评估报告的筛查过程。

12.024　颈后皮肤褶皱　nuchal fold，NF
胎儿颈后部的皮肤组织。该处皮肤组织明显增厚提示胎儿染色体异常风险较高。

12.025　胎儿颈后透明层厚度　nuchal translucency，NT
妊娠11～13^{+6}周时超声检查测量的胎儿颈部皮下皮肤强回声带与深部软组织强回声之间的无回声带的厚度。临床通常用于胎儿非整倍体的筛查。

12.026　无脑畸形　anencephaly
由于头侧的神经沟未闭，致使前脑原基发育异常所致的畸形。常伴有颅顶骨发育不全。

12.027　脑膨出　encephalocele
颅骨缺损伴有脑膜和脑组织从缺损处膨出的现象。

12.028　前脑无裂畸形　holoprosencephaly
前脑未完全分开成左右两叶而导致的脑畸形和由此引起的面部畸形。

12.029　露脑畸形　exencephaly
前神经管闭合失败导致的严重的神经系统畸形。主要特征为眼眶以上全颅盖骨或大部分颅盖骨缺失，脑组织直接暴露、浸泡于羊水中，脑的表面有脑膜覆盖，但无颅骨及皮肤。

12.030　胼胝体缺如　agenesis of corpus cal-

losum，ACC

又称"先天性胼胝体缺失"。连接大脑半球的最大半球间白质束未发育的病理状态。

12.031 胼胝体发育不良 hypoplasia of corpus callosum，HpCC

胼胝体形态发育完全，但是相对于同性别及同年龄人群，其发育长度正常但是厚度相对较薄的病理状态。多为胼胝体形成后受外界因素影响所致。

12.032 丹迪-沃克综合征 Dandy-Walker syndrome，DWS

一种伴有多种先天性异常的颅脑畸形。主要特征是小脑蚓部先天性发育不良、第四脑室扩张或颅后窝扩张。

12.033 无脑回畸形 lissencephaly

一种神经元移行异常。病理表现以无脑回或脑回宽大、脑沟变浅为特点。程度严重者脑沟回完全消失，脑表面光滑。

12.034 脑裂畸形 schizencephaly

一种少见的先天性脑部疾病。表现为神经元移行失调畸形造成的大脑皮质内裂隙。

12.035 先天性脑穿通畸形 congenital porencephaly

由于脑血管阻塞导致脑软化，脑实质内脑血管破裂出血，软化区域或出血灶被吸收后形成的脑内囊状改变，与脑室系统和（或）蛛网膜下隙相通的畸形。

12.036 肺不发育 pulmonary agenesis

喉气管原基的尾端没有分化为左、右肺芽，或左、右肺芽未能继续发育所造成的双侧或单侧肺缺如的病理现象。

12.037 先天性囊性腺瘤样畸形 congenital cystic adenomatoid malformation

一种组织学上以支气管样气道异常增生、缺乏正常肺泡为特征的肺组织错构畸形。提示正常肺泡发育受阻。

12.038 隔离肺 pulmonary sequestration

又称"肺隔离症"。以血管发育异常为基础的肺部先天性畸形。表现为肺的一部分与正常肺分离。

12.039 支气管囊肿 bronchogenic cyst

由支气管树分支发育异常引起的先天性支气管囊性变。为罕见的支气管先天性畸形。

12.040 支气管闭锁 bronchogenic atresia

以一段支气管局部闭锁为特征的先天性支气管发育不全的一种表现。多发生于右肺上叶。

12.041 先天性膈疝 congenital diaphragmatic hernia，CDH

由胚胎时期膈肌闭合不全导致的单侧或双侧膈肌缺陷，部分腹内脏器由此处进入胸腔，造成解剖关系异常的一种疾病。

12.042 肾不发育 renal agenesis

双侧或单侧肾脏不发育的状态。双侧肾不发育是致命的，常合并孕妇羊水量减少、胎儿肺发育不良和耳位置偏低（双侧肾不发育综合征）。单侧肾不发育不常见，通常合并输尿管不发育，以及同侧膀胱三角区和输尿管开口缺如，常无症状。

12.043 异位肾 ectopic kidney

发育成熟的肾脏未能到达正常肾窝位置的先天性肾脏畸形。肾脏可位于盆腔、髂窝等位置。

12.044 马蹄肾 horseshoe kidney

双侧肾脏的上极或下极相融合而形成的马蹄铁形的肾脏发育异常。

12.045 常染色体隐性遗传多囊肾病 autosomal recessive polycystic kidney disease，ARPKD

又称"婴儿型多囊肾"。一种常染色体隐性遗传性肾脏疾病。多表现为双侧肾脏一致性增大，包膜光滑完整。其发病基因定位于6p12.3—p12.2。

12.046 常染色体显性遗传多囊肾病 autosomal dominant polycystic kidney disease，ADPKD

又称"成人型多囊肾"。一种常染色体显性遗传性肾脏疾病。其发病基因有3个，90%的病例与位于第16号染色体短臂的*PKD1*基因有关，1%～4%的病例与位于第4号染色体的*PKD2*基因有关。

12.047 多囊性肾发育不良 multicystic dysplastic kidney，MCDK

一种胎儿肾实质畸形。无功能性发育不良肾伴有多个囊肿。其原因可能是肾实质分化的改变。无遗传性，以男性多见，常为单侧发病，对侧肾多发育正常。

12.048 胎粪性腹膜炎 meconium peritonitis

胎粪进入腹腔后引起的无菌性腹膜炎。常见于胎儿肠穿孔。导致胎粪性腹膜炎的主要原因有肠扭转、闭锁、供血不足及胎粪性肠梗阻。

12.049 持续性右脐静脉 persistent right umbilical vein，PRUV

本应退化消失的右脐静脉没有退化，而不应该退化的左脐静脉却退化的一种解剖结构变异。

12.050 静脉导管缺如 agenesis of ductus venosus

胎儿肝内的一段连接脐静脉与下腔静脉的管道未发育的静脉系统发育异常，与胎儿染色体异常有一定的相关性。

12.051 胎儿肝内钙化灶 fetal liver calcification

产前超声图像发现胎儿肝内出现的点状或团状强回声钙化灶。合并出现肝脏、腹部或腹膜后光团及腹水会影响诊断和预后。

12.052 软骨发育不全 achondroplasia

由基因突变或者环境影响导致的长骨生长板增殖缺陷。是最常见的人类骨骼发育不良性疾病。表现为肢体短小、中脸发育不良、小头并伴前额突出；肘关节外展受限、长骨短。纯合型软骨发育不全通常是致死性的。多数病例由成纤维细胞生长因子受体3基因（*FGFR3*）突变导致。

12.053 成骨不全 osteogenesis imperfecta，OI

又称"脆骨病""脆骨-蓝巩膜-耳聋综合征"。由遗传性中胚层发育障碍造成的结缔组织异常而累及巩膜、骨骼、韧带等造成的先天性疾病。

12.054 半椎体 hemivertebra

一种先天性骨骼发育异常。指一侧椎体发育障碍而形成的椎体畸形，表现为半个椎体发育，另半个椎体不发育或缺失。

12.03 产 前 诊 断

12.055 产前诊断 prenatal diagnosis

又称"宫内诊断（intrauterine diagnosis）"

"出生前诊断（antenatal diagnosis）"。对可疑存在出生缺陷的胎儿在出生前应用各种检测手段，如影像学、生物化学、酶学、细胞遗传学及分子生物学等技术，全面评估胎儿在宫内的发育状况，对先天性和遗传性疾病做出诊断。为胎儿宫内治疗提供依据。

12.056　染色体嵌合体　chromosome mosaicism
体内存在两种或两种以上染色体核型的个体。

12.057　染色体易位　chromosomal translocation
两条非同源染色体同时发生断裂所形成的断裂片段移至另一条染色体断端，并连接形成新染色体的一种结构畸变。用符号t表示。

12.058　染色体缺失　chromosomal deletion
染色体某处发生断裂后产生的无着丝粒片段丢失所形成的一种结构畸变。分为末端缺失和中间缺失。用符号del表示。

12.059　染色体微缺失　chromosomal micro-deletion
由染色体微小片段缺失导致的具有复杂临床表现的遗传性疾病。

12.060　染色体倒位　chromosomal inversion
一条染色体发生两次断裂，两个断裂点的中间片段旋转180°后又重新连接的结构畸变。分为臂内倒位和臂间倒位。用符号inv表示。

12.061　染色体重复　chromosomal duplica-tion
染色体上部分片段增加所导致的结构畸变。用符号dup表示。

12.062　染色体多倍体　chromosomal poly-ploid
有三个或者三个以上染色体组的细胞或者个体。

12.063　染色体重排　chromosomal rearrange-ment
染色体内或染色体间发生的结构变化，如易位、倒位、插入等。

12.064　罗伯逊易位　Robertsonian transloca-tion
为一种特殊类型的平衡易位。易位发生在近端着丝粒染色体之间。两条染色体间通过着丝粒融合或短臂断裂形成衍生染色体，而断裂产生的短臂片段在减数分裂的过程中丢失。分为非同源罗伯逊易位与同源罗伯逊易位。

12.065　环状染色体　ring chromosome
染色体环状畸变。某一染色体两臂末端发生断裂，末端片段丢失，带有着丝粒的染色体节段的长、短臂的断端相连接。

12.066　双着丝粒染色体　dicentric chromo-some
具有两个着丝粒的染色体。两条染色体分别发生一次断裂后，由两个具有着丝粒的染色体断端相连接而形成。

12.067　等臂染色体　isochromosome
着丝粒在染色体中间，染色体的两臂在基因的种类、数量和排列方面均为对称的染色体。属于常见染色体变异和结构异常。当染色体的着丝粒发生横向分裂时，一个子代细胞接受两条长臂，另一个子代细胞接受两条短臂所形成。

12.068　性连锁遗传病　sex-linked genetic disease
性染色体基因突变引起的遗传病。疾病伴随生殖细胞中的性染色体而发生传递，后代发病有性别差异。

12.069 遗传性代谢缺陷 inborn error of metabolism，IEM

因基因突变导致某种酶或其辅因子功能缺失或异常，引起代谢抑制、代谢中间产物累积而出现相应的疾病。多为常染色体隐性遗传病。

12.070 绒毛活检术 chorionic villus sampling，CVS

妊娠早期超声引导下通过穿刺技术获取绒毛组织，从而对胎儿进行产前诊断的操作方法。通常可在妊娠10周后进行，是妊娠早期产前诊断的主要取材方法。

12.071 羊膜腔穿刺术 amniocentesis

妊娠中期通过穿刺技术获取羊水以对胎儿进行产前诊断的操作方法。

12.072 经皮脐血管穿刺术 percutaneous umbilical blood sampling，PUBS

妊娠期间通过穿刺技术获取脐带血以对胎儿进行产前诊断的操作方法。

12.073 胎儿组织活检[术] fetal tissue biopsy

获取胎儿部分组织进行组织病理学或细胞遗传学检查的一种诊断方法。

12.074 植入前遗传学检测 preimplantation genetic testing，PGT

在胚胎移植入宫腔前，对胚胎或卵母细胞的极体进行活检，通过检测遗传物质并分析遗传信息，判断胚胎或卵母细胞的染色体或基因状态，选择未见异常的胚胎移植入宫腔，最终生育健康子代的辅助生殖技术。包括植入前非整倍体检测、单基因检测和染色体结构重排检测。

12.075 核型分析 karyotype analysis

在对染色体进行测量计算的基础上，分组、排队、配对并进行形态分析的过程。

12.076 荧光原位杂交 fluorescence *in situ* hybridization，FISH

用单链RNA或DNA探针通过荧光杂交法对细胞或者组织中的基因或mRNA分子在细胞涂片或组织切片上进行定位的方法。产前诊断中采用该方法检查第21号、18号和13号常染色体、性染色体非整倍体及三倍体，具有高检出率和检查时间短的优点。

12.077 染色体微阵列分析 chromosomal microarray analysis，CMA

又称"分子核型分析（molecular karyotype analysis）"。一种能够在全基因组水平进行扫描，可检测染色体不平衡拷贝数变异，尤其对染色体组微小缺失、重复等不平衡性重排检测具有突出优势的微型分析系统。

12.078 靶向基因测序 targeted gene sequencing

针对已知遗传疾病的致病基因进行的一个或多个特定基因检测的方法。当临床表型特异，高度怀疑某个单基因遗传病，将致病基因定位到一个或少数致病基因甚至一个基因变异时，可采用靶向基因测序方法进行检测。

12.079 全外显子组测序 whole exome sequencing，WES

利用序列捕获技术将全基因组中所有外显子区域DNA序列捕获，富集后进行高通量测序的方法。可用于研究蛋白编码基因的点变异、插入缺失变异等。该方法可用于寻找单基因遗传疾病致病原因等，不适合用于研究基因组结构的变异。

12.080 阵列比较基因组杂交 array comparative genomic hybridization，aCGH

将消减杂交、荧光原位杂交相结合，以芯片

为基础，通过用不同荧光标记待测DNA和参考DNA，混合后杂交，通过计算机将杂交结果与正常个体进行比较，用于检测全基因组遗传物质的增加或缺失。

12.081 单核苷酸多态性阵列 single nucleotide polymorphism array，SNP array
将大量单核苷酸多态性位点序列采用特殊方法固定在芯片上以获得高密度单核苷酸微阵列，通过样品杂交、扫描、软件分析获得全基因组缺失/重复信息的技术。可用于产前多种遗传学检测。

12.082 全基因组测序 whole genome sequencing，WGS
对受检者整个基因组的所有脱氧核糖核酸（DNA）序列进行检测的技术。包括外显子、内含子和基因间序列，能检测更多的遗传信息，有助于发现外显子区域以外的遗传变异，可同时进行染色体拷贝数变异的分析，目前低深度全基因组测序与CMA技术一样，被广泛用于产前检测。

13.　妊娠并发症

13.01　自　然　流　产

13.001 流产 abortion，miscarriage
胚胎或胎儿尚未具有生存能力而终止妊娠。我国指妊娠不足28周、胎儿体重不足1000g终止妊娠。

13.002 自然流产 spontaneous abortion
妊娠28周前，胎儿体重低于1000g，不能独立生存，未使用人工方法而自母体自然分离的流产。

13.003 人工流产 artificial abortion，induced abortion
因母胎双方因素，通过机械或药物等方式，人工终止早期或中期妊娠的手术方法。包括早期人工流产和中期妊娠引产。

13.004 早期流产 early abortion
发生在妊娠12周前的流产。

13.005 生化妊娠 biochemical pregnancy，chemical pregnancy

发生在妊娠5周内的早期流产。胚胎在种植过程晚期发生丢失，胚泡已迁移植入子宫内膜内，生化指标血人绒毛膜促性腺激素（hCG）水平升高，但未形成宫内妊娠囊。

13.006 晚期流产 late abortion
发生在妊娠12～27^{+6}周的流产。不同国家对流产时限的界定存在差异。

13.007 血栓前状态 prethrombotic state
多种因素引起的止血、凝血和抗凝系统失调的一种病理状态。具有易导致血栓形成的多种血液学变化。

13.008 抗磷脂综合征 antiphospholipid syndrome
持续存在抗磷脂抗体，并有静脉或动脉血栓形成和（或）不良妊娠结局的一种临床自身免疫综合征。可为原发性疾病，也可伴发于系统性红斑狼疮或其他自身免疫性疾病。

13.009 无胚芽流产 anembryonic miscarriage

检查流产标本囊胚部，胚囊中未见胚胎的流产。

13.010　有胚芽流产　embryonic miscarriage
检查流产标本囊胚部，胚囊中可见胚胎的流产。

13.011　石胎　lithopedion
宫内死亡后发生钙化改变的胎儿。

13.012　浸软胎儿　soaked fetus
宫内死亡后发生自溶性改变的胎儿。

13.013　[子]宫颈托　cervical pessary
一种治疗宫颈机能不全的环状器械。使用时置放于缩短或机能不全的宫颈上，缓解或预防宫颈进一步缩短。

13.014　先兆流产　threatened abortion
妊娠28周前出现阴道出血的症状。常为少量阴道出血，无组织排出，随后出现轻微下腹痛、痉挛痛或腰骶部胀痛，妇科检查可见宫颈口闭合，子宫大小与孕周相符。如症状加重，可能发展为难免流产。

13.015　难免流产　inevitable abortion
不可避免的流产。在先兆流产基础上，阴道出血增多，阵发性下腹痛加重或出现阴道流液。

13.016　不全流产　incomplete abortion
妊娠物未能全部排出的流产。妊娠物部分排出宫腔，但还有部分残留于宫腔或嵌顿于宫颈口，或胎儿排出后胎盘滞留。

13.017　完全流产　complete abortion
未经人为方法干预，宫腔内妊娠物已全部排出的自然流产。

13.018　稽留流产　missed abortion
又称"过期流产"。胚胎或胎儿已死亡并滞留于宫腔内未能及时自然排出的流产。

13.019　复发性流产　recurrent abortion，RA
与同一性伴侣连续发生2次及2次以上的自然流产。

13.02　妊　娠　剧　吐

13.020　妊娠剧吐　hyperemesis gravidarum
孕妇在妊娠期呕吐持续存在，并出现体重减轻、脱水、电解质紊乱、酮症甚至酸中毒等症状或体征。

13.021　食管贲门黏膜撕裂综合征　esophageal and cardiac mucosa laceration syndrome
又称"马洛里–魏斯综合征（Mallory-Weiss syndrome）"。频繁的剧烈呕吐或因腹压骤然增加的其他情况，导致食管下部、贲门黏膜撕裂而引起的以上消化道出血为主要表现的综合征。

13.022　韦尼克脑病　Wernicke encephalopathy
由维生素B_1缺乏引起的严重代谢性脑病。包括丘脑下部乳头体、导水管中央灰质和小脑上蚓部组织病变。临床以眼肌麻痹、共济失调、精神意识障碍三联征为主要表现。妊娠剧吐患者可并发该病。

13.023　妊娠期高血压疾病　hypertensive disorders of pregnancy，HDP

妊娠与血压升高并存的一组疾病。包括妊娠期高血压、子痫前期、子痫、慢性高血压并发子痫前期和妊娠合并慢性高血压。

13.024　妊娠期高血压　gestational hypertension

妊娠期高血压疾病的一种类型。妊娠20周后首次出现的高血压。收缩压≥140mmHg（1mmHg=0.133kPa）和（或）舒张压≥90mmHg；尿蛋白检测阴性。收缩压≥160mmHg和（或）舒张压≥110mmHg为重度妊娠期高血压。

13.025　子痫前期　preeclampsia

又称"先兆子痫"。妊娠期高血压疾病的一种类型。孕前血压正常，妊娠20周后出现收缩压≥140mmHg和（或）舒张压≥90mmHg，2次测量血压至少间隔4小时。蛋白尿：尿蛋白定量≥0.3g/24h或尿蛋白/肌酐比值≥0.3，或随机尿蛋白≥（2+）（无条件进行蛋白定量时的检查方法）；无蛋白尿但符合以下任何1项者：血小板减少（血小板计数<100×10^9/L），肾功能损害（血清肌酐>1.1mg/dl或为正常值2倍以上，排除其他肾脏疾病），肝功能损害（转氨酶为正常值2倍以上），肺水肿，新发头痛（药物治疗不能缓解且不能用其他疾病解释），以及视觉障碍。

13.026　伴有严重临床表现的子痫前期　preeclampsia with severe feature

简称"重度子痫前期"。子痫前期的一种类型。子痫前期孕妇出现下述任一表现为重度子痫前期：①收缩压≥160mmHg，或舒张压≥110mmHg；②血小板减少（血小板计数

<100×10^9/L）；③肝功能损害（转氨酶为正常值2倍以上），严重持续性右上腹或上腹疼痛，不能用其他疾病解释，或两者均存在；④肾功能损害（血清肌酐>1.1mg/dl或无其他肾脏疾病时血清肌酐为正常值2倍以上）；⑤肺水肿；⑥新发头痛（药物治疗不能缓解且不能用其他疾病解释）；⑦视觉障碍。

13.027　早发型子痫前期　early onset preeclampsia

子痫前期的一种类型。在妊娠34周前发病的子痫前期。

13.028　子痫　eclampsia

在子痫前期基础上发生的不能用其他原因解释的强直性抽搐。可以发生在产前、产时或产后，也可以发生在无临床子痫前期表现时。

13.029　慢性高血压并发子痫前期　preeclampsia superimposed on chronic hypertension

妊娠期高血压疾病的一种类型。在慢性高血压基础上出现子痫前期的表现。有几种情况：①慢性高血压孕妇妊娠20周前无蛋白尿，妊娠20周后出现蛋白尿；②妊娠20周前有蛋白尿，妊娠20周后尿蛋白量明显增加；③血压在原来基础上进一步升高，出现符合子痫前期的任何一项表现。

13.030　妊娠合并慢性高血压　chronic hypertension in pregnancy

妊娠期高血压疾病的一种类型。妊娠前已存在的高血压或在妊娠20周前发现收缩压≥140mmHg和（或）舒张压≥90mmHg，妊娠期无明显加重；或妊娠20周后首次发现高血压但持续到产后12周以后。

13.031　子宫螺旋动脉重铸　uterine spiral artery recasting

妊娠后子宫螺旋动脉从非孕期高阻力低容量的状态转变为低阻力高容量状态的过程。

13.032　胎盘浅着床　superficial implantation of placenta

绒毛外滋养细胞浸润能力受损，导致子宫胎盘血管床发育受阻的病理现象。

13.033　高血压急症　hypertensive emergency

一组以短时间内血压严重升高（通常收缩压＞180mmHg和（或）舒张压＞120mmHg），并伴有高血压相关靶器官损害或器官原有功能受损进行性加重为特征的临床综合征。靶器官包括视网膜、大脑、心脏、大动脉和肾脏。这种情况需要快速检查诊断并立即降低血压，以避免进行性器官衰竭。通常需要静脉降压治疗。降压治疗的选择主要取决于器官损伤的类型。

13.034　高血压脑病　hypertensive encephalo-pathy

严重高血压引起的脑损伤。平均动脉压超

过脑血管的自身调节能力时，引起血管痉挛，使脑缺血缺氧，从而导致脑水肿、毛细血管破裂和组织坏死。表现为头痛、抽搐和意识障碍，并可伴有短暂的局灶性神经功能缺失。

13.035　可逆性后部脑病综合征　posterior reversible encephalopathy syndrome, PRES

一种具有非特异临床表现和独特神经病理学表现的临床综合征。其临床症状包括头痛、视觉障碍、癫痫发作和情绪改变。典型的影像学表现为以后循环受累为主的血管源性水肿。

13.036　溶血–肝酶升高–血小板减少综合征　hemolysis, elevated liver enzymes, and low platelets syndrome, HELLP syndrome

又称"HELLP综合征"。以溶血、肝酶水平升高及低血小板计数为特征的综合征。是妊娠期高血压疾病的严重并发症。可以发生在无血压升高或血压升高不明显或没有蛋白尿的情况下，也可以发生在子痫前期临床症状出现之前。

13.04　妊娠期特发性疾病

13.037　妊娠期肝内胆汁淤积症　intrahepatic cholestasis of pregnancy, ICP

以瘙痒和血清胆汁酸升高为特点的妊娠中晚期特有疾病。

13.038　妊娠期急性脂肪肝　acute fatty liver

of pregnancy, AFLP

一种罕见但病情危急的妊娠并发症。以不同程度的肝功能损害为主要临床表现，并伴随多器官功能受累，最终演变为严重的急性肝衰竭。

13.05　早　　产

13.039　早产　preterm birth

妊娠达到28周但不足37周的分娩。

13.040　低出生体重儿　low birth weight infant

出生时体重为1500～2500g的新生儿。

13.041 极低出生体重儿 very low birth weight，VLBW
出生时体重为1000～1500g的新生儿。

13.042 超低出生体重儿 extremely low birth weight，ELBW
出生时体重低于1000g的新生儿。

13.043 早期早产 very preterm birth
妊娠达到28周但不足32周的分娩。

13.044 中期早产 moderate preterm birth
妊娠达到32周但不足34周的分娩。

13.045 晚期早产 late preterm birth
妊娠达到34周但不足37周的分娩。

13.046 自发性早产 spontaneous preterm birth
妊娠达到28周但不足37周的自然分娩。

13.047 治疗性早产 therapeutic preterm birth
又称"医源性早产"。由于母体或胎儿健康无法继续妊娠，在妊娠37周前终止者。

13.048 先兆早产 threatened preterm labor
妊娠达到28周但不足37周，孕妇出现规律宫缩（每20分钟≥4次或60分钟内≥8次），宫颈进行性缩短但未扩张的临床表现。

13.049 早产临产 preterm labor
妊娠达到28周但不足37周，孕妇出现规律宫缩（每20分钟≥4次或60分钟内≥8次），宫颈进行性缩短，伴有宫口扩张的临床表现。

13.050 延迟断脐 delayed umbilical cord clamping
在结扎脐带前等待一段时间的操作。对于不需要复苏的早产儿应延迟断脐至少30～60秒，可减少新生儿输血的需要和脑室内出血的发生率。

13.06 宫颈机能不全

13.051 宫颈机能不全 cervical incompetence，CIC
在没有宫缩的情况下，宫颈由于解剖或功能缺陷而无法维持妊娠，最终导致流产或早产。

13.052 宫颈缩短 cervical shortening
妊娠期超声诊断：妊娠24周前宫颈长度≤25mm，伴进行性宫颈扩张；非妊娠期超声诊断：宫颈长度≤25mm。

13.053 宫颈环扎术 cervical cerclage
目前针对宫颈机能不全唯一有效的术式。在一定程度上加强宫颈的机械承载支持，有助于宫颈内口承担妊娠晚期胎儿生长带来的负荷，避免宫颈口扩张，降低其上行性感染风险，起到延长孕周、提高新生儿存活率的作用，进而改善妊娠结局。按手术途径不同可分为经阴道、经腹腔镜和开腹手术；按手术时机不同可分为孕前环扎和孕后环扎；按紧急程度不同可分为择期环扎和紧急环扎。

13.054 紧急宫颈环扎术 emergency cervical cerclage
针对妊娠中期有宫颈缩短、宫颈明显扩张者的补救措施。手术指征：宫颈内口扩张<40mm，且无明显宫缩，伴或不伴羊膜囊外凸于宫颈外口，无明显感染迹象。

13.055　过期妊娠　postterm pregnancy
核实孕周后，达到或超过42周（≥294天）尚未分娩的妊娠。

13.056　足月妊娠　term pregnancy
妊娠满37周至41^{+6}周的妊娠。

13.057　早期足月妊娠　early term pregnancy
妊娠满37周至38^{+6}周的妊娠。

13.058　晚期足月妊娠　late term pregnancy
妊娠满41周至41^{+6}周的妊娠。

14.　妊娠合并内外科疾病

14.01　心　脏　病

14.001　妊娠合并心脏病　cardiovascular disorder in pregnancy
妊娠前合并心脏病及妊娠后新发心脏病的统称。是常见的非直接产科死因。

14.002　妊娠合并先天性心脏病　congenital heart disease in pregnancy
妊娠女性出生时就存在的心血管结构或功能异常。需考虑妊娠对母体和胎儿的影响。

14.003　房间隔缺损　atrial septal defect，ASD
左右心房之间的间隔发育不全或卵圆孔未闭合造成的两侧血流相通的先天性心脏病。分为继发孔（第二孔）型和原发孔（第一孔）型，继发孔型常见。对妊娠的影响取决于缺损的大小。

14.004　室间隔缺损　ventricular septal defect，VSD
左右心室间隔发育不全形成异常交通，在心室水平产生分流的常见先天性心脏病。缺损面积小，一般能顺利耐受妊娠与分娩。缺损面积较大且未行手术修补者，易出现肺动脉高压和心力衰竭，死亡率高。

14.005　动脉导管未闭　patent ductus arteriosus，PDA
出生后主动脉与肺动脉之间特殊循环管道（肺导管）未能闭合，致部分动脉血分流入肺循环的一种先天性心脏病。妊娠结局与未闭部分的管径大小有关。管径小、肺动脉压正常者，一般可至妊娠足月。若妊娠早期已有肺动脉高压或有右向左分流者，妊娠风险高。

14.006　法洛四联症　tetralogy of Fallot
由肺动脉流出道狭窄、室间隔膜部缺损、主动脉右移、骑跨和右心室肥大四种心脏及大血管畸形构成的先天性心脏病。妊娠前需评估妊娠风险。

14.007　艾森门格综合征　Eisenmenger syndrome
又称"肺动脉高压性右向左分流综合征"。一组先天性心脏疾病发展形成的综合征。如先天性室间隔缺损、房间隔缺损、动脉导管未闭等持续存在时，肺动脉高压进行性发展，使得右心系统压力持续增高甚至超过左心系统压力，原来的左向右分流转变为右向左分流，患者出现青紫。可导致孕产妇死亡率增高。

14.008 肺动脉狭窄 pulmonary artery stenosis
多因主动脉肺动脉隔形成时偏向肺动脉一侧引起的肺动脉管腔细小。轻度狭窄者能度过妊娠及分娩期。重度狭窄（瓣口面积减少60%以上）者预后不良，建议妊娠前手术矫治。

14.009 主动脉缩窄 coarctation of aorta
多因主动脉肺动脉隔形成时偏向主动脉一侧引起的主动脉管腔细小。多发生于左心室出口及主动脉起始部。常伴其他心血管畸形，预后差。

14.010 马方综合征 Marfan syndrome
一种累及全身结缔组织的常染色体显性遗传病。主要由位于15q21.11的编码微纤维蛋白的*FBN1*基因缺陷或突变引起。此外，与*FBN2*、*FBN3*、*TGFBR I*及*TGFBR II*基因的突变亦有密切的关系。大多数患者有家族史，但同时又有25%～30%的患者系自身突变导致。合并妊娠时死亡率高，患本病女性妊娠前需评估。

14.011 风湿性心脏病 rheumatic heart disease
孕妇反复发作风湿热，导致心肌和心脏瓣膜损害，再加上妊娠时循环血量增加，造成心脏正常功能受损的严重合并症。

14.012 二尖瓣狭窄 mitral stenosis
心室舒张时二尖瓣开放受限的现象。妊娠前需评估妊娠风险。

14.013 二尖瓣关闭不全 mitral insufficiency
二尖瓣关闭时瓣膜口不能完全闭合，使一部分血液反流。单纯二尖瓣关闭不全者一般能耐受妊娠，合并二尖瓣狭窄者需综合评估。

14.014 主动脉瓣狭窄 aortic stenosis
主动脉瓣口小于正常的先天畸形。严重者应手术矫正后再考虑妊娠。

14.015 主动脉瓣关闭不全 aortic insufficiency
主动脉瓣关闭时瓣膜口不能完全闭合，使一部分血液反流。妊娠期外周阻力降低使主动脉反流减轻，一般可以耐受妊娠。

14.016 心肌炎 myocarditis
各种原因引起的心肌炎症性病变。可发生于妊娠任何阶段，主要是由病毒感染造成，也可由细菌、真菌、药物等因素导致。病情控制良好者可在密切监护下妊娠。心肌严重受累者，心力衰竭的发生率高。

14.017 妊娠期高血压性心脏病 hypertensive heart disease of pregnancy
既往无心脏病病史的孕妇，在妊娠期高血压疾病基础上出现以左心衰竭为主的心力衰竭表现和体征。是妊娠期高血压疾病发展至严重阶段的并发症。

14.018 围产期心肌病 peripartum cardiomyopathy, PPCM
既往无心血管病史的孕妇，在妊娠晚期至产后数月内发生的扩张型心肌病，表现为心肌收缩功能障碍和充血性心力衰竭。再次妊娠可能复发。

14.02 病毒性肝炎

14.019 妊娠合并重型肝炎 fulminant hepatitis in pregnancy

妊娠合并肝炎发展而成的重症疾病。出现以下情况时考虑本病：①消化道症状严重；②血清总胆红素>171μmol/L，或黄疸迅速加深，每天升高>17.1μmol/L；③凝血功能障碍，全身出血倾向，凝血酶原活动度<40%；④出现肝臭气味，肝脏进行性缩小，肝功能明显异常，胆酶分离，白/球蛋白倒置；⑤迅速出现

肝性脑病；⑥肝肾综合征，出现急性肾衰竭。临床上在慢性肝炎基础上出现前三种临床表现时即可诊断。

14.020　胆酶分离　enzyme bilirubin separate
胆红素持续上升而转氨酶下降的病理现象。提示重型肝炎患者的肝细胞坏死严重，预后不良。

14.03　TORCH 感染

14.021　TORCH 感染　TORCH infection
一组以病毒为主的微生物感染。包括弓形虫、其他微生物（如微小病毒、梅毒螺旋体、风疹病毒、巨细胞病毒和单纯疱疹病毒等）。大多数TORCH感染孕妇没有临床症状，但对胎儿和新生儿却有潜在危害，微生物能通过胎盘或产道引起宫内感染，造成流产、死胎、胎儿生长受限或畸形和新生儿先天性感染。

14.022　弓形虫病　toxoplasmosis
由弓形虫感染引起，以神经功能紊乱，局部性或全身性麻痹及肝、脾、肺和心脏发生明显肿胀及广泛性坏死为特征的寄生虫病。妊娠早期感染对胎儿影响最严重。可引起新生儿肝脾大、颅内钙化、脑积水、小头畸形、脉络膜视网膜炎等。

14.023　风疹病毒感染　rubella virus infection
风疹病毒经直接传播或经呼吸道飞沫传播引起的感染性疾病。感染后可在颜面部广泛出现斑丘疹，并可扩散至躯干和四肢，伴有

关节痛、头颈淋巴结病和结膜炎。母婴可通过以下3种方式传播：①宫内感染；②产道感染；③出生后感染。

14.024　先天性风疹综合征　congenital rubella syndrome
孕妇感染风疹病毒后引起胎儿及新生儿多系统病变的综合征。典型表现为感觉神经性听力损失、先天性心脏病（肺动脉狭窄、动脉导管未闭、先天性室间隔缺损）和白内障三联征。其他常见症状包括中枢神经系统畸形、血小板计数减少、肝脾大等。

14.025　巨细胞病毒感染　cytomegalovirus infection
巨细胞病毒侵犯人体引起的一种感染性疾病。主要通过飞沫、唾液、尿液和性接触感染，也可经输血、人工透析和器官移植感染。母婴可通过以下3种方式传播：①宫内感染；②产道感染；③出生后感染。

14.04　性传播疾病

14.026　性传播疾病　sexually transmitted disease，STD
可经性行为或类似性行为传播的一组传染病。孕妇感染后可导致流产、早产、胎儿生

长受限、死胎和出生缺陷等。

14.027　淋病　gonorrhea
由淋病奈瑟菌引起的以泌尿生殖系统化脓

性感染为主要表现的性传播疾病。

头瘤及眼结膜乳头瘤。

14.028　播散性淋病　disseminated gonococcal infection，DGI
淋病奈瑟菌通过血液循环传播，使患者出现全身感染性症状的疾病。妊娠期少见，多见于产后和流产后。

14.029　梅毒　syphilis
由梅毒螺旋体引起的一种全身性慢性性传播疾病。通过接触有传染性的皮损或体液传播。几乎可侵犯全身各器官，并产生多种多样的症状和体征，也可以很多年无症状而呈潜伏状态。早期梅毒分为一期梅毒和二期梅毒。一期梅毒表现为硬下疳；二期梅毒表现为梅毒疹、黏膜梅毒、骨关节梅毒和眼梅毒；晚期梅毒（病期超过2年）的典型表现为内脏梅毒，可累及心血管、肝脏、神经等。

14.030　先天梅毒　congenital syphilis
宫腔内垂直传播而感染的梅毒。早期表现为皮肤大疱、皮疹、鼻炎、肝脾大、淋巴结肿大；晚期多出现在2岁以后，表现为楔状齿、鞍鼻、间质性角膜炎、神经性耳聋等，病死率和致残率均明显升高。

14.031　妊娠期尖锐湿疣　condyloma acuminata in pregnancy
由人乳头瘤病毒引起的生殖器、会阴和肛门部位的丘疹样外阴病变。妊娠期的尖锐湿疣组织脆弱，阴道分娩时容易导致大出血。妊娠期人乳头瘤病毒感染可引起新生儿喉乳

14.032　生殖器疱疹　genital herpes
由单纯疱疹病毒感染引起的性传播疾病。主要表现为生殖器及肛门皮肤溃疡，易复发。妊娠早、中期感染可引起流产、早产、胎儿畸形。妊娠晚期可导致新生儿感染单纯疱疹病毒，出现黄疸、肝脾大，皮肤和结膜出现疱疹，重者可引起脑膜炎、脊髓灰质炎，甚至导致死亡。

14.033　沙眼衣原体感染　chlamydia trachomatis infection
由沙眼衣原体感染引起的性传播疾病，主要感染柱状上皮及移行上皮。妊娠期感染可引起流产、早产、胎膜早破、低出生体重儿等。分娩时能经产道感染新生儿，可引起新生儿结膜炎，少数可有沙眼衣原体肺炎。

14.034　支原体感染　mycoplasma infection
由支原体感染引起的性传播疾病。孕妇感染后可经胎盘垂直传播，或经生殖道上行扩散引起宫内感染。分娩过程中经产道感染胎儿。

14.035　非淋菌性尿道炎　non-gonococcal urethritis，NGU
由沙眼衣原体或支原体为主要病原体导致的尿道炎症性疾病。多通过性接触传播，也可见滴虫、单纯疱疹病毒、肝炎病毒、白念珠菌等病原体感染。常表现为尿频、尿急、尿痛和尿道口分泌物等。

14.05　血液系统疾病

14.036　妊娠期贫血　anemia in pregnancy
妊娠期合并的贫血，孕妇外周血血红蛋白<110g/L及红细胞压积<0.33。以缺铁性贫血最常见。根据血红蛋白水平可分为轻度

贫血（100～109g/L）、中度贫血（70～99g/L）、重度贫血（40～69g/L）和极重度贫血（<40g/L）。

14.037　缺铁性贫血　iron deficiency anemia
由于胎儿生长发育及妊娠期血容量增加，对铁的需要量增加，孕妇铁相对摄入不足或吸收不良所致的贫血。是妊娠期最常见的贫血，约占妊娠期贫血的95%。

14.038　巨幼细胞贫血　megaloblastic anemia
由叶酸或维生素B_{12}缺乏引起的脱氧核糖核酸合成障碍所致的一种贫血。是大细胞正血红蛋白性贫血，可累及神经、消化、循环、免疫及内分泌系统，可表现为全身性疾病。

14.039　再生障碍性贫血　aplastic anemia，AA
由骨髓造血干细胞数量减少和质的缺陷导致的造血障碍，引起以外周全血细胞减少为主要表现的一种贫血。主要表现为进行性贫血、皮肤及内脏出血及反复感染。可分为急性型和慢性型。妊娠可能使原有病情加重。重度贫血者可导致流产、早产、胎儿生长受限、死胎及死产等。

14.040　血小板减少　thrombocytopenia
妊娠期外周血血小板计数低于正常标准值。常见原因有妊娠期血小板计数降低、子痫前期、溶血-肝酶升高-血小板减少综合征、产科凝血异常、免疫因素、系统性红斑狼疮和抗磷脂综合征、感染及药物使用等。

14.041　原发免疫性血小板减少性紫癜　primary immune thrombocytopenic purpura，PITP
简称"免疫性血小板减少性紫癜"。自身抗体与血小板结合导致血小板破坏而出现血小板减少的疾病。是妊娠期较为常见的自身免疫性血小板减少，主要临床表现为皮肤黏膜出血，严重者可致内脏出血，甚至颅内出血而死亡。妊娠本身不影响病程及预后，但孕妇自然流产和母胎死亡率均高于正常孕妇。也可引起胎儿、新生儿血小板减少。

14.042　妊娠期血小板减少症　gestational thrombocytopenia
妊娠中、晚期发生的外周血血小板计数低于正常标准值的疾病。约占妊娠合并血小板减少的75%，通常不低于$50×10^9$/L，是一种排除性诊断，产后自然缓解，且无新生儿血小板减少。

14.043　遗传性凝血缺陷性疾病　inherited coagulation defect disease
由遗传性凝血因子缺陷造成的凝血功能障碍引起的一组出血性疾病。以血友病（包括血友病A、血友病B）和血管性血友病最为常见。

14.06　内分泌系统疾病

14.044　妊娠期甲状腺毒症　gestational thyrotoxicosis
妊娠前已确诊及在妊娠期初次诊断的甲状腺功能亢进。孕妇体内甲状腺激素过高，引起神经、循环、消化等系统兴奋性增高和代谢亢进的内分泌疾病。病因包括格雷夫斯病、妊娠一过性甲状腺毒症、甲状腺高功能腺瘤、结节性甲状腺肿、甲状腺破坏及外源性甲状腺激素过量应用等。

14.045　妊娠期一过性甲状腺毒症　gestational transient thyrotoxicosis，GTT
发生在妊娠前半期的一过性甲状腺功能亢进症。与人绒毛膜促性腺激素产生增多、过度刺激甲状腺激素产生有关。临床特点是妊娠8～10周发病，出现心悸、焦虑、多汗等高代谢症状。

14.046　甲状腺危象　thyroid crisis

又称"甲亢危象（hyperthyroidism crisis）"。甲状腺毒性症状急性加重而导致全身代谢严重紊乱的一种严重急性综合征。表现为：①起病突然，甲亢临床表现加重；②心率超过140～160次/分；③体温达39℃及以上；④伴有气急、烦躁不安、谵妄、嗜睡、昏迷等症状；⑤恶心、呕吐、腹泻、黄疸、脱水、电解质紊乱和酸碱平衡失调。若在甲状腺危象的基础上发生子痫前期，可出现急性血压升高、水肿加重、氮质血症、谵妄、抽搐、昏迷等。

14.047 临床甲减 overt hypothyroidism
甲状腺素合成、分泌或生物效应不足的内分泌疾病。促甲状腺素（TSH）高于妊娠期参考值上限，游离甲状腺素（FT₄）低于妊娠期参考值下限，最常见的原因是自身免疫性甲状腺炎。妊娠期临床甲减可损害子代的神经智力发育，增加流产、早产、低出生体重儿、死胎和妊娠期高血压疾病等发生风险，需给予治疗。

14.048 亚临床甲减 subclinical hypothyroidism，SCH
仅表现为血清促甲状腺素（TSH）高于妊娠期参考值上限，游离甲状腺素（FT₄）在妊娠特异性参考范围之内。有研究发现，亚临床甲减增加不良妊娠结局的发生风险。

14.049 妊娠期高血糖 hyperglycemia in pregnancy
妊娠与血糖异常并存的一组疾病。包括孕前糖尿病、糖尿病前期合并妊娠和妊娠期糖尿病。

14.050 妊娠前糖尿病 pregestational diabetes mellitus，PGDM
妊娠前已确诊的糖尿病或妊娠期首次发现血糖升高已达糖尿病的诊断标准。

14.051 糖尿病前期合并妊娠 prediabetes in pregnancy
妊娠前已确诊或妊娠期首次发现血糖水平处于正常和糖尿病之间的状态。包括空腹血糖受损和糖耐量受损。

14.052 妊娠期糖尿病 gestational diabetes mellitus，GDM
妊娠前血糖正常，妊娠期才出现的糖代谢异常。

14.053 口服葡萄糖耐量试验 oral glucose tolerance test，OGTT
口服75g葡萄糖后间隔一定时间测定血糖水平的试验。是诊断妊娠期糖尿病的主要方法。妊娠24～28周，禁食8～10小时，清晨空腹5分钟内饮用含有75g葡萄糖粉的液体300ml。分别抽取服糖前、服糖后1小时和2小时的静脉血。血糖阈值分别为5.1mmol/L、10.0mmol/L、8.5mmol/L。任何一个时间点血糖值达到或超过上述标准即诊断为妊娠期糖尿病。

14.07 消化系统疾病

14.054 急性阑尾炎 acute appendicitis
阑尾的急性非特异性炎症。为妊娠期最常见的外科急腹症。临床表现不典型，诊断难度增加。全身炎症会诱发子宫收缩导致流产、早产，围产儿死亡率增加。

14.055 急性胰腺炎 acute pancreatitis
由多种病因导致的胰酶消化酶在胰腺内被激活，引起胰腺组织自身消化导致的急性化学性炎症。以妊娠中、晚期多见。其引起的一系列并发症可对孕妇及胎儿造成影响。

15. 胎儿异常与多胎妊娠

15.01 出生缺陷

15.001 出生缺陷 birth defect
又称"先天性异常（congenital anomaly）"。出生前已经存在的（在出生前或出生后数年内发现）结构或功能异常。原因包括遗传、环境及二者共同作用。

15.002 脊柱裂 spina bifida
胎儿后神经孔闭合失败导致的畸形。主要特征是背侧的两个椎弓未能融合在一起而引起的脊柱畸形，脊膜和脊髓通过未完全闭合的脊柱疝出或向外露出。

15.003 隐性脊柱裂 spina bifida occulta
仅有椎板缺损而无脊膜或脊髓等椎管内容物膨出的一种发育异常性椎管关闭不全。一般无明显临床症状。

15.004 开放性脊柱裂 spina bifida aperta
由于椎板缺损较大并有椎管内容物疝出的一种发育异常。常有明显的神经症状。

15.005 脑积水 hydrocephalus
由脑室系统发育障碍、脑脊液生成和吸收失去平衡引起的颅内脑脊液异常增多。由中脑导水管和室间孔狭窄或闭锁引起者最常见。

15.006 积水性无脑畸形 hydranencephaly
大脑半球大部缺损的积水性无脑畸形。可以残存颞叶、枕叶或额叶的部分组织，其余的部分皮质由充盈液体的薄膜囊代替。

15.007 单心房 single atrium
房间隔完全缺失，形成一房两室的三腔心的病理状态。发生肺动脉高压较早，长伴有二尖瓣发育异常。

15.008 单心室 single ventricle
室间隔完全缺失，形成两房一室的三腔心的病理状态。常伴有大血管错位、肺动脉口狭窄等。

15.009 腹裂[畸形] gastroschisis
脐旁全层腹壁缺损，内脏从腹壁向外突出而且没有浆膜包裹覆盖的先天腹壁缺陷。超声检查联合母体血清甲胎蛋白筛查可检测出90%以上的病例。

15.010 脐疝 exomphalos
由于脐腔未闭，当腹内压增高时，肠管从脐部膨出而形成的疝。

15.02 胎儿生长受限

15.011 胎儿生长受限 fetal growth restriction
受母体、胎儿、胎盘等病理因素影响，胎儿生长未达到其应有的遗传潜能，多表现为超声估测胎儿体重或腹围低于相应胎龄第10百分位数。

15.012 小于孕龄儿 small for gestational age infant，SGA
出生体重低于同胎龄平均体重第10百分位数的新生儿。

15.03 巨 大 胎 儿

15.013 巨大胎儿 fetal macrosomia
体重达到或超过4000g的胎儿。

15.014 大于孕龄儿 large for gestational age

infant，LGA
出生体重大于同胎龄平均体重第90百分位
数的新生儿。

15.04 胎 儿 窘 迫

15.015 胎儿窘迫 fetal distress
胎儿在子宫内因急性或慢性缺氧危及其健
康和生命的状况。

15.016 急性胎儿窘迫 acute fetal distress
胎儿在子宫内因急性缺氧危及其健康和生
命的状况。多由脐带因素、胎盘早剥、宫缩
过强且持续时间过长及产妇处于低血压、休
克等状态引起，主要发生在分娩期。

15.017 胎儿酸中毒 fetal acidosis
由宫内胎盘功能降低或分娩前缺氧等导致
的胎儿体内细胞内乳酸和氢离子浓度增加
的一种病理生理状态。

15.018 慢性胎儿窘迫 chronic fetal distress

胎儿在子宫内因慢性缺氧危及其健康和生
命的状况。多因孕妇全身性疾病或妊娠期疾
病引起胎盘功能不全或胎儿因素所致。主要
发生在妊娠晚期，往往延续至临产并加重。

15.019 胎动计数 fetal movement counting
妊娠28周后孕妇主观监测胎儿安危的方法，
因胎动次数不是均匀不变，每日早中晚有一
定的变化，因此在早中晚各取一定时间计
数，每段时间数1小时，然后把三个数字相
加乘4，即为12小时的胎动数。正常胎动次
数为每12小时30～40次，低于20次或较平时
减少30%时，提示胎儿在宫内有缺氧情况。
胎动骤增而剧烈，有时也是胎儿严重缺氧的
表现。

15.05 死 胎

15.020 死胎 still birth
妊娠20周后在子宫内死亡的胎儿。包括临产

前胎死宫内和分娩过程中的死亡。

15.06 多 胎 妊 娠

15.021 多胎妊娠 multiple pregnancy
一次妊娠宫腔内有两个或两个以上胎儿同
时存在的现象。

15.022 双卵双胎 dizygotic twins
两个卵子分别受精形成的双胎妊娠。两个胎儿

各自的遗传基因不完全相同，故形成的两个胎
儿有区别，如血型、性别不同或相同，指纹、
外貌、性格类型等多种表型不同。胎盘多为两
个，也可融合成一个，但血液循环各自独立。
胎盘胎儿面有两个羊膜腔，中间隔有两层羊

膜、两层绒毛膜，均为双绒毛膜双羊膜囊。

15.023　同期复孕　superfecundation
两个卵子在短时间内不同时间段受精而形成的双卵双胎的现象。精子也可来自不同的男性。

15.024　异期复孕　superfetation
受孕后的宫腔内，经过较长一段时间后，再次有孕卵种植并发育生长的现象。罕见。

15.025　单卵双胎　monozygotic twins
由一个受精卵分裂形成的双胎妊娠。形成原因不明，不受种族、遗传、年龄、胎次的影响。一个受精卵分裂成的两个胎儿，具有相同的遗传基因，故两个胎儿性别、血型及外貌等均相同。

15.026　双绒毛膜双羊膜囊双胎　dichorionic diamniotic twins
受精卵在受精后72小时内（桑葚期）细胞团形成而囊胚层绒毛膜未形成前即发生分裂的双胎。单卵双胎的一种，有两层绒毛膜及两层羊膜，胎盘为两个或一个。

15.027　单绒毛膜双羊膜囊双胎　monochorionic diamniotic twins
受精卵在受精后4～8天内（囊胚期）细胞团及绒毛膜已分化形成之后，羊膜囊尚未出现前发生分裂的双胎。在单卵双胎中约占70%。双胎共同拥有一个胎盘及绒毛膜，其中隔有两层羊膜。

15.028　单绒毛膜单羊膜囊双胎　monochorionic monoamniotic twins
受精卵在受精9～13天羊膜腔形成后发生分裂的双胎。单卵双胎的一种，两个胎儿共用一个胎盘，并共存于同一个羊膜腔内。占单卵双胎的1%～2%。

15.029　连体双胎　conjoined twins
单卵双胎由于受精卵分裂过晚未完全分离形成的双胎，一般分裂发生在受精13天后，可有不同程度、不同形式的连体，可以是外胚层组织连接，如头连体、臀连体、胸腹连体等，也可以出现一胎包含在另一胎中。

15.030　双胎输血综合征　twin to twin transfusion syndrome，TTTS
单绒毛膜双胎特殊并发症之一，一胎儿通过胎盘浅表吻合血管持续向另一胎儿输血的综合征。占单绒毛膜性双胎并发症的 10%～15%。双胎输血综合征的发病机制尚不明确，但主要与单绒毛膜性双胎共用1个胎盘，在胎盘层面有大量的血管吻合有关。需依据超声检查进行分期，目前广泛采用Quintero分期，分为5期。

15.031　供血儿　donor twin
双胎输血综合征中通过胎盘浅表吻合血管持续为另一胎儿输血的胎儿。超声检查表现为该胎儿膀胱变小甚至消失，羊水减少甚至无羊水，或伴有脐血流、静脉导管等血流异常。

15.032　受血儿　receipt twin
双胎输血综合征中通过胎盘浅表吻合血管持续接受另一胎儿为其输血的胎儿。超声检查表现为该胎儿膀胱增大、羊水过多、心脏增大甚至心力衰竭等，部分伴有脐血流、静脉导管等血流异常。

15.033　贴附儿　stuck twin
双胎之一羊水减少甚至消失后，胎膜包裹胎体，贴附于子宫壁一侧的胎儿。

15.034　选择性胎儿生长受限　selective fetal growth restriction，sFGR
单绒毛膜双胎的复杂性并发症之一。超声检查估测一胎儿体量小于相应孕周的第10百分位，同时伴有两胎儿体重不一致（相差≥25%）。

15.035　双胎动脉反向灌注序列征　twin reversed arterial perfusion sequence，TRAPS
又称"无心畸胎（acardiac twin）"。单绒毛膜双胎的主要并发症之一。表现为双胎之一心脏缺如、残留或无功能的序列征。发生率为单绒毛膜双胎的1%。超声检查可见一发育正常的胎儿，还可见一形态不规则且无明确胎心搏动的无心胎。

15.036　双胎贫血-多血质序列征　twin anemia polycythemia sequence，TAPS
发生在单绒毛膜双胎妊娠中胎儿间慢性输血的一种胎儿并发症。两胎儿出现严重的血红蛋白差异但并不造成双胎羊水的改变。可能为原发，也可继发于胎儿镜激光治疗双胎输血综合征术后残留的微小血管吻合。

15.037　羊膜带综合征　amniotic band syndrome，ABS
羊膜带缠绕或粘连胎体某部位而形成的变形、畸形或肢体截断的一组复合畸形。

15.038　延迟分娩　delayed delivery
双胎妊娠中发生一胎流产或早产后，将第二胎儿保留在子宫内维持妊娠数天至数周后再分娩，以增加尚未娩出的第二胎儿生存机会的治疗方法。

15.07　胎　儿　手　术

15.039　胎儿手术　fetal surgery
在胎儿和新生儿期通过胎儿外科手术或产时手术及早矫正和治疗部分胎儿异常或出生缺陷的方法。可改善出生缺陷儿的预后，提高出生缺陷儿的生命质量。目前临床上较为成熟有效的技术包括产时胎儿手术、胎儿介入治疗、胎儿镜及开放式胎儿宫内手术等。

15.040　微创胎儿手术　minimally invasive fetal surgery
在非开腹或开放子宫的情况下，通过胎儿镜或其他穿刺设备对宫内胎儿进行的手术。

15.041　胎儿镜手术　fetoscopic surgery
胎儿镜是一种很细的光学纤维内镜，通过胎儿镜经腹壁、子宫壁进入羊膜腔，直接观察胎儿体表及进行胎儿手术的操作。

15.042　胎儿宫内输血术　intrauterine transfusion，IUT
在超声引导下，经脐静脉或腹腔为贫血胎儿进行输血，以缓解贫血胎儿相应症状的操作。经腹腔输血应用较少。

15.043　产时子宫外处理　exutero intrapartum treatment，EXIT
胎儿外科手术的一种。即在保持胎儿胎盘循环、胎儿循环和血氧交换稳定的情况下，去除阻碍胎儿呼吸的诱因。可分为两种：一种是对胎儿利用气管插管等方式建立人工通气后再断脐，胎儿离开母体进行下一步处置；另一种是一直保持胎儿胎盘循环，通过胎盘循环对胎儿进行麻醉并手术，术后再断脐，将患儿与母体分离。

15.044　开放性胎儿手术　open fetal surgery
妊娠期间发现的部分胎儿异常，进行开腹及打开子宫后，取出胎儿或在宫内对胎儿进行的手术。缝合子宫及腹壁后继续妊娠至足月分娩，在一定程度上能降低出生缺陷和改善新生儿预后。继续妊娠后子宫破裂和早产的风险增加。

16. 胎儿附属物异常

16.01 前 置 胎 盘

16.001 前置胎盘 placenta previa
妊娠28周以后，胎盘位置低于胎先露部，其附着在子宫下段，下缘毗邻或覆盖宫颈内口。是妊娠晚期出血和早产的重要原因。

16.002 完全性前置胎盘 complete placenta previa
又称"中央性前置胎盘（central placenta previa）"。妊娠28周以后，胎盘组织完全覆盖宫颈内口。

16.003 部分性前置胎盘 partial placenta previa
妊娠28周以后，胎盘组织覆盖部分宫颈内口。

16.004 边缘性前置胎盘 marginal placenta previa
妊娠28周以后，胎盘附着于子宫下段，下缘达到宫颈内口，但未超越宫颈内口。

16.005 低置胎盘 low-lying placenta
妊娠28周以后，胎盘附着于子宫下段，胎盘边缘距宫颈内口<20mm。

16.006 胎盘前置状态 placenta preposition
妊娠中期胎盘附着于子宫下段，胎盘下缘覆盖或接近宫颈内口的状态。

16.02 胎 盘 早 剥

16.007 胎盘早剥 placental abruption
妊娠20周后至分娩期，正常位置的胎盘在胎儿娩出前部分或完全从子宫壁剥离的现象。属于妊娠中晚期严重并发症，往往起病急、发展快，是急性弥散性血管内凝血的重要原因，可危及母胎生命。临床上按照胎盘早剥的分级标准评估病情严重程度。

16.008 胎盘显性剥离 revealed placental abruption
胎盘早剥时外出血的类型。胎盘自子宫壁发生剥离后，血肿位于胎盘与子宫壁之间，靠近胎盘边缘，随着血肿逐渐增大，血液冲破胎盘的边缘及胎膜，经宫颈管流出。

16.009 胎盘隐性剥离 concealed placental abruption
胎盘早剥时无外出血的类型。胎盘边缘或胎膜未与子宫壁分离，或胎头进入骨盆入口压迫胎盘下缘，使血液积聚于胎盘与子宫壁之间不能外流，故无阴道出血表现。

16.010 胎盘混合型剥离 mixed placental abruption
胎盘早剥时既有隐性出血又有外出血的类型。隐性剥离后血液不能外流，胎盘后血液越积越多，达到一定程度，压力增大，血液冲开胎盘边缘和胎膜经宫颈管流出。

16.011 子宫胎盘卒中 uteroplacental apoplexy
胎盘早剥时胎盘后血液浸入子宫肌层和浆

膜层的病理状态。胎盘早剥尤其是胎盘隐性剥离时，胎盘后血液积聚于胎盘与子宫壁之间，局部压力逐渐增大，血液浸入子宫肌层，引起肌纤维分离、断裂及变性；血液浸入达子宫浆膜层时，子宫表面呈紫蓝色瘀斑，以胎盘附着处明显。

16.03 胎盘植入性疾病

16.012 胎盘植入性疾病 placenta accreta spectrum，PAS
胎盘绒毛异常侵及部分或全部子宫肌层的一组疾病。根据侵入子宫肌层的深度可分为三类，即胎盘粘连、胎盘植入及穿透性胎盘植入。

16.013 胎盘粘连 placenta accreta
因蜕膜完全或部分缺失所致蜕膜上方不存在正常基质，导致胎盘绒毛直接与子宫肌层表面接触，并未侵入子宫肌层，使胎盘在胎儿娩出后无法从子宫壁自然剥离。

16.014 胎盘植入 placenta increta
胎盘绒毛细胞浸润达子宫深肌层，使胎盘在胎儿娩出后无法从子宫壁正常剥离，通常导致严重的产后出血。

16.015 穿透性胎盘植入 placenta percreta
胎盘绒毛穿透子宫壁达子宫浆膜层，甚至侵犯子宫毗邻器官的胎盘植入类型。

16.04 胎膜早破

16.016 胎膜早破 prelabor rupture of membrane，PROM
临产前胎膜发生的自然破裂。

16.017 足月胎膜早破 term prelabor rupture of membrane
妊娠达到或超过37周临产前胎膜发生的自然破裂。

16.018 未足月胎膜早破 preterm prelabor rupture of membrane，PPROM
妊娠未达到37周临产前胎膜发生的自然破裂。

16.019 绒毛膜羊膜炎 chorioamnionitis
又称"羊膜腔感染（intraamniotic infection，IAI）"。羊水、胎盘、胎儿、胎膜或绒毛膜任何单一或组合部位由多种微生物引起的炎症感染。可引起新生儿肺炎、脑膜炎、败血症甚至新生儿死亡，以及造成一些长期的并发症如支气管肺发育不良和脑瘫。

16.020 新生儿吸入性肺炎 neonatal aspiration pneumonia
胎儿或新生儿在宫内、分娩过程中或出生后经呼吸道吸入异物（常见为羊水、胎粪、乳汁）引起的肺部炎症。为新生儿早期常见病、多发病之一，死亡率高。

16.05 脐 带 异 常

16.021 脐带异常 abnormalities of umbilical cord
脐带发生先露或脱垂、缠绕、长度异常或打结等，可对胎儿造成危害的病理现象。可引起胎儿急性或慢性缺氧，甚至胎死宫内。

16.022 脐带先露 presentation of umbilical cord

又称"隐性脐带脱垂（occult umbilical cord prolapse）"。胎膜未破时脐带位于胎先露前方或一侧的状态。

16.023 脐带脱垂 prolapse of umbilical cord

胎膜破裂后脐带脱出于宫颈口外，降至阴道内或露于外阴部的状态。

16.024 脐带缠绕 umbilical cord entanglement

脐带围绕胎儿颈部、四肢或躯干的状态。以绕颈较为常见，也可围绕胎儿身体。

16.025 脐带长度异常 abnormal umbilical cord length

脐带长度不在30～100cm的范围。

16.026 脐带过短 excessively short umbilical cord

脐带长度短于30cm。妊娠期脐带过短常无临床症状，临产后因胎先露部下降，脐带被牵拉过紧，使胎儿血液循环受阻，因缺氧出现胎心率异常，严重者导致胎盘早剥。

16.027 脐带过长 excessively long umbilical cord

脐带长度超过100cm。脐带过长可能造成脐带缠绕肢体，脐带打结、扭曲，严重者可导致胎儿宫内缺氧。

16.028 脐带假结 false umbilical cord knot

因脐血管较脐带长，血管卷曲似结，或因脐静脉较脐动脉长形成迂曲似结，通常对胎儿无大危害。

16.029 脐带真结 true umbilical cord knot

多为脐带缠绕胎体，后因胎儿穿过脐带套环而成真结。较少见，在单羊膜囊双胎中的发生率较高。若结未拉紧则无症状，拉紧后胎儿血液循环受阻可致胎儿发育不全或胎死宫内，多数仅在分娩后确诊。

16.030 脐带扭转 torsion of umbilical cord

脐带血管顺脐带纵轴扭转，通常呈左旋状，生理性扭转可达6～11周，过度扭转可导致胎儿生长受限及胎心率异常。

16.031 球拍状胎盘 battledore placenta

脐带一端附着于胎盘边缘的异常情况。分娩过程对母胎多无影响，多在产后检查胎盘时发现。

16.032 脐带帆状附着 cord velamentous insertion

脐带一端附着于胎膜上，脐带血管在羊膜与绒毛膜间进入胎盘的异常情况。无胶质保护的脐带血管容易受胎先露压迫，可导致脐血液循环受阻及胎儿窘迫。

16.033 前置血管 vasa previa

无华通胶或胎盘组织保护的胎儿血管走行于胎膜上，距离宫颈内口2cm以内的位置，甚至位于胎先露下方，达子宫下段或跨越宫颈内口。见于脐带帆状附着或双叶胎盘、副胎盘等。缺乏脐带胶质保护的脐带血管容易受宫缩时胎先露的压迫或发生破膜时血管断裂，导致脐血液循环受阻，因失血而出现胎儿窘迫，甚至胎儿突然死亡。

16.034 单脐动脉 single umbilical artery

脐带内只有一条动脉的解剖变异。

16.035 脐血管血栓 thrombosis of umbilical

vessels，TUV

由脐带解剖结构异常、机械性损伤、感染、孕妇及胎儿凝血异常、孕妇血糖异常、吸烟等因素引起的脐血管内血栓形成。可分为闭塞性血栓和非闭塞性血栓两种。

16.036 脐带囊肿 umbilical cord cyst
发生于脐带上的囊性包块，根据组织来源不同分为真性囊肿和假性囊肿。真性囊肿是胚胎原始结构的残留；假性囊肿是华通胶的局部囊性变或脐带局部水肿，比真性囊肿更常

见，与胎儿染色体缺陷和其他先天性异常有关，尤其是脐膨出。

16.037 脐带血管瘤 umbilical cord hemangioma
由脐带的原始血管增生所形成的良性病变。有时伴有明显的华通胶黏液样变性，罕见。

16.038 脐带畸胎瘤 umbilical cord teratoma
起源于异位的全能生殖细胞的罕见脐带肿瘤。包含来自3种胚细胞层的组织。

16.06 羊水量异常

16.039 羊水过多 polyhydramnios
妊娠期间羊水量超过2000ml。

16.040 急性羊水过多 acute polyhydramnios
羊水迅速增多的现象。子宫在数日内明显增大，因腹压增加而产生一系列压迫症状。多发生在妊娠20～24周。可能与胎儿结构异常、胎盘脐带病变、双胎妊娠及妊娠合并症有关。

16.041 慢性羊水过多 chronic polyhydramnios
羊水数周内缓慢增多的现象。症状较缓和，孕妇多能适应，仅感腹部增大较快，临床上无明显不适或仅出现轻微压迫症状。多发生

在妊娠晚期。

16.042 最大羊水池深度 deepest vertical pocket，DVP
用于评估羊水量的一种超声指标。表示最大羊水池的垂直深度，正常值为2～8cm。

16.043 羊水指数 amniotic fluid index，AFI
用于评估羊水量的一种超声指标。将妊娠子宫分成左上、右上、左下和右下四个象限，计算四个象限的最大羊水暗区垂直深度之和。正常值为8～25cm。

16.044 羊水过少 oligohydramnios
妊娠晚期羊水量少于300ml的状态。

16.07 副 胎 盘

16.045 副胎盘 succenturiate placenta
1个或数个胎盘小叶发育成的胎盘副叶。与

主胎盘之间有胎儿来源的血管相连。

17. 正 常 分 娩

17.001 正常分娩 normal birth

妊娠37～41^{+6}周的产妇自然临产，产程进展

正常，胎儿以头位自然娩出，且分娩后母儿状态良好的分娩。

17.01 分 娩

17.002 分娩 delivery
妊娠达到及超过28周（196天），胎儿及附属物从临产开始至全部从母体娩出的过程。

17.003 足月产 term labor
妊娠达到37~41^{+6}周（259~293天）的分娩。

17.004 过期产 postterm labor
妊娠达到及超过42周（≥294天）的分娩。

17.005 产力 force of labor
将胎儿及其附属物从子宫内娩出的力量。包括子宫收缩力、腹壁肌和膈肌收缩力及肛提肌收缩力。

17.006 子宫收缩力 uterine contractility
临产后迫使宫颈管消失、宫口扩张、胎先露下降、胎儿和胎盘娩出的贯穿于整个分娩过程的子宫收缩的力量。是临产后的主要产力。

17.007 子宫收缩节律性 rhythmicity of uterine contraction
临产后子宫呈节律性收缩的特征。每次子宫收缩都是由弱渐强，维持一定时间，一般30~40秒，随后从强渐弱，直至消失，进入间歇期。间歇期一般为5~6分钟，并随产程进展，宫缩持续时间逐渐延长，间歇期逐渐缩短。是临产后正常宫缩的特点之一。

17.008 子宫收缩对称性 symmetry of uterine contraction
临产后宫缩起自两侧子宫角部，左右对称地迅速向子宫底中线集中，再以2cm/s的速度向子宫下段扩散，约15秒可均匀协调地遍及整个子宫的现象。是临产后正常宫缩的特点之一。

17.009 子宫收缩极性 polarity of uterine contraction
临产后子宫底部收缩最强、最持久，向下逐渐减弱，子宫底部收缩力是子宫下段2倍的现象。是临产后正常宫缩的特点之一。

17.010 子宫缩复作用 uterine retraction
宫缩时，子宫体部肌纤维缩短变宽，间歇期虽松弛，但不能完全恢复到原先的长度，经过反复收缩，肌纤维越来越短的现象。

17.011 产道 birth canal
胎儿从母体娩出的通道。包括骨产道和软产道两部分。

17.012 骨产道 bony birth canal
又称"真骨盆（true pelvis）"。胎儿从母体娩出的骨性产道。为骨盆入口平面、中骨盆平面及骨盆出口平面之间的通道，骨盆轴的上段向下向后，中段向下，下段向下向前。是产道的重要组成部分，其大小和形状与分娩关系密切。

17.013 骨盆入口平面 pelvic inlet plane
真假骨盆的交界面。大部分呈横椭圆形，其前后径为耻骨联合上缘中点至骶岬前缘正中；横径为左髂耻缘至右髂耻缘；斜径为骶髂关节至对侧髂耻隆突。

17.014 骨盆入口前后径 anteroposterior diameter of pelvic inlet
又称"真结合径（conjugata vera）"。耻骨

联合上缘中点至骶岬前缘正中的距离。平均约为11cm。

17.015 骨盆入口横径 transverse diameter of pelvic inlet
左右髂耻缘间的最大距离。平均约为13cm。

17.016 骨盆入口斜径 oblique diameter of pelvic inlet
骶髂关节至另一侧髂耻隆突的距离。平均约为12.75cm，分为左斜径与右斜径。左斜径为左骶髂关节至右髂耻隆突间的距离。右斜径为右骶髂关节至左髂耻隆突间的距离。

17.017 中骨盆前后径 anteroposterior diameter of midpelvis
耻骨联合下缘中点通过两侧坐骨棘间连线中点到骶骨下端的距离。平均约为11.5cm。

17.018 骨盆出口平面 pelvic outlet plane
耻骨联合下缘及两侧耻骨降支组成前三角形，骶尾关节及两侧骶结节韧带组成后三角形，由这两个不同平面的三角形组成的平面。

17.019 骨盆出口前后径 anteroposterior diameter of pelvic outlet
耻骨联合下缘到骶尾关节的距离。平均约为11.5cm。

17.020 骨盆出口前矢状径 anterior sagittal diameter of pelvic outlet
耻骨联合下缘至坐骨结节连线中点的距离。平均约为6cm。

17.021 骨盆轴 pelvic axis
贯穿各假想平面中点的曲线。分娩及助产时，胎儿沿此轴娩出。

17.022 骨盆倾斜度 inclination of pelvis
女性直立时，骨盆入口平面与水平面所成的角度。一般为60°。

17.023 软产道 soft birth canal
由子宫下段、宫颈、阴道及盆底软组织共同组成的产道。

17.024 宫颈解剖学内口 anatomical internal orifice of cervix uteri
子宫峡部上端解剖狭窄的宫颈内口。

17.025 宫颈组织学内口 histological internal orifice of cervix uteri
子宫峡部下端子宫内膜转变为子宫颈黏膜的宫颈内口。

17.026 子宫生理性缩复环 physiological retraction ring of uterus
临产后，由于子宫体部肌纤维的缩复作用，子宫上段肌壁越来越厚，下段肌壁被动牵拉而越来越薄，在子宫内面的上、下段交界处形成的环状隆起。

17.027 双顶径 biparietal diameter
胎儿两顶骨隆突间的距离。为胎头最大横径。

17.028 枕额径 occipito frontal diameter
胎儿鼻根上方至枕骨隆突的距离。

17.029 枕下前囟径 suboccipito bregmatic diameter
胎儿前囟中央至枕骨隆突下方的距离。

17.030 枕颏径 occipito mental diameter
胎儿颏骨下方中央至后囟顶部的距离。

17.031 囟门 fontanel
胎儿头部颅缝交界空隙较大处。包括前囟门和后囟门。

17.032 前囟门 anterior fontanel
胎儿头部由两侧额骨、两侧顶骨及额缝、冠状缝、矢状缝形成的菱形骨质缺如部位。

17.033 后囟门 posterior fontanel
胎儿头部由两侧顶骨、枕骨及颅缝形成的三角形骨质缺如部位。

17.034 胎儿畸形 fetal malformation
胚胎或胎儿在发育过程中所发生的结构或功能代谢异常。

17.035 纵产式 longitudinal lie
胎体纵轴与母体纵轴平行关系的产式。更容易通过产道。

17.02 分娩机制

17.036 分娩机制 mechanism of labor
胎先露部随着骨盆各平面的不同形态，被动地进行一连串适应性转动，以其最小径线通过产道的全过程。

17.037 胎头衔接 engagement of fetal head
胎头双顶径进入骨盆入口平面，颅骨的最低点接近或达到坐骨棘水平的动作。

17.038 胎头下降 descent of fetal head
胎头沿骨盆轴前进的动作。贯穿于分娩全过程，并与其他动作同时进行。

17.039 胎头俯屈 flexion of fetal head
胎头下降至骨盆底时，遇到肛提肌阻力，胎儿下颏更加接近其胸部，使胎头衔接时的枕额径变为枕下前囟径的动作。有利于胎头继续下降。

17.040 胎头内旋转 internal rotation of fetal head

胎头下降至骨盆底遇到阻力时，胎头为适应前后径长、横径短的特点，枕部向母体中线方向旋转45°达耻骨联合后方，使矢状缝与中骨盆及骨盆出口前后径相一致的动作。

17.041 胎头仰伸 extension of fetal head
胎头枕骨下部达耻骨联合下缘时，以耻骨弓为支点，胎头逐渐后仰，胎头的顶、额、鼻、口、颏相继娩出的动作。

17.042 胎头复位 restitution of fetal head
胎头娩出后，为使胎头与胎肩恢复正常解剖关系，胎头枕部向母体左或右外旋转45°的动作。

17.043 胎头外旋转 external rotation of fetal head
胎肩在盆腔内继续下降，前肩向前向母体中线旋转45°时，胎儿双肩径转成与骨盆出口前后径相一致的方向，胎儿枕部需在外继续向母体左或右外侧旋转45°，以保持胎头与胎肩垂直关系的动作。

17.03 先兆临产

17.044 先兆临产 threatened labor
分娩发动前出现一些预示即将临产的症状。

如不规律宫缩、胎儿下降感及阴道少量淡血性分泌物。

17.045 假临产 false labor
孕妇在分娩发动前由于子宫敏感性增强而经常出现的不规律宫缩。特点是宫缩频率不一致，持续时间短、间隔时间长且无规律，强度不能逐渐增强，且不伴有宫颈管短缩、宫口扩张，给予镇静剂后宫缩能被抑制。

17.046 见红 show
分娩发动前24～48小时，宫颈内口附近的胎膜与该处子宫壁分离，毛细血管破裂而少量出血，与宫颈管内的黏液相混合呈淡血性黏液排出的现象。

17.047 临产 labor
出现规律且逐渐增强的子宫收缩，持续30秒或以上，间歇5～6分钟，同时伴随进行性宫颈管消失、宫口扩张和胎先露部下降的现象。

17.048 总产程 total stage of labor
从规律宫缩开始至胎儿、胎盘娩出的全过程。

17.049 第一产程 first stage of labor
又称"宫颈扩张期（cervical dilation stage）"。自规律宫缩开始至宫口开全的过程。分为潜伏期和活跃期。

17.050 潜伏期 latent phase
规律宫缩至宫口扩张<5cm的产程阶段。国际上不同指南对于潜伏期的界定存在差异。

17.051 规律宫缩 regular uterine contraction
有规律且逐渐增强的宫缩，持续30秒或以上，间歇5～6分钟，有些孕妇间歇7～10分钟，给予强效镇静剂不能抑制宫缩。

17.052 活跃期 active phase
宫口扩张5cm至宫口开全的产程阶段。国际上不同指南对于活跃期的界定存在差异。

17.053 胎膜破裂 rupture of membrane
当羊膜腔内压力增加到一定程度时胎膜自然破裂。正常破膜多发生在宫口近开全时。

17.054 人工破膜 artificial rupture of membrane
利用人工方式使宫口处胎膜破裂。以便观察羊水颜色、加强宫缩、加速产程进展。

17.055 胎心外监护 external fetal heart monitoring
临床常用的电子胎心监护形式。能连续观察并记录胎心率的动态变化，同时描记子宫收缩和胎动情况。

17.056 胎心内监护 internal fetal heart monitoring
将双极螺旋电极直接附着在胎儿头皮上，从而完成胎心监护。金属丝通过阴道、宫颈放在胎儿头皮上，从而完成对胎儿心脏活动的监测。

17.057 产程图 partogram
以曲线形式记录宫颈扩张和胎先露下降的相应关系的图示。可动态地表达产程的进展，能作为正确判断和及时处理难产的重要依据。

17.058 宫口扩张曲线 uterine orifice dilation curve
产程图中根据不同时间点的宫口扩张程度描绘的曲线。

17.059 胎头下降曲线 fetal head descent curve
产程图中不同时间点的胎先露位置下降的曲线。以胎先露最低点与坐骨棘平面的关系标注。

17.060 阴道检查 examination of vagina

检查者通过示指和中指伸入阴道进行检查的方法。能了解骨盆大小，直接触清宫口四周边缘，准确估计宫颈管消退、宫口扩张、胎膜是否已破、胎先露部位及位置。

17.061　肛门检查　rectal examination
检查者通过示指伸入肛门进行检查的方法。可了解宫颈软硬度、厚薄、扩张程度，以及是否破膜、骨盆腔大小、胎先露、胎方位及胎先露下降程度。

17.062　第二产程　second stage of labor
宫口开全至胎儿娩出的过程。

17.063　胎头拔露　head visible on vulval gapping
宫缩时胎头露出于阴道口，露出部分不断增大，宫缩间歇期，胎头又缩回阴道内的现象。

17.064　胎头着冠　crowning of head
胎头双顶径越过骨盆出口，宫缩间歇时胎头也不回缩的现象。

17.065　会阴切开术　episiotomy
一种在分娩过程中为扩大阴道开口所进行的外科切开术。

17.066　会阴后-侧切开术　postero-lateral episiotomy
会阴部做一斜行切口的一种会阴切开术。一般以偏离会阴中线45°为标准。

17.067　会阴正中切开术　median episiotomy
沿会阴后联合正中垂直剪开纵行切口的一种会阴切开术。

17.068　第三产程　third stage of labor
胎儿娩出后到胎盘娩出的过程。

17.069　胎盘剥离　placental separation
胎儿娩出后，子宫缩小，宫腔压力降低，胎盘和宫壁之间错位而剥离的过程。

17.070　阿普加评分　Apgar score
判断有无新生儿窒息及窒息严重程度的方法。以心率、呼吸、肌张力、喉反射及皮肤颜色5项体征为依据，每项为0～2分，满分为10分。

17.071　子宫内翻　inversion of uterus
子宫底部向宫腔内陷入，甚至自宫颈翻出的一种分娩期少见而严重的并发症。

17.072　手取胎盘术　manual removal of placenta
用手剥离取出滞留于宫腔内胎盘的手术。

17.073　初产妇　primipara
初次分娩的产妇。既往无妊娠28周及以上孕周分娩史。

17.074　经产妇　multipara
有妊娠28周及以上孕周分娩史的产妇。

17.075　剖宫产术后再次妊娠阴道试产　trial of labor after cesarean section
剖宫产术后瘢痕子宫妊娠妇女再次妊娠时分娩方式选择阴道试产。适用于既往1次子宫下段剖宫产且无阴道试产禁忌证者。

17.076　剖宫产术后再次妊娠阴道分娩　vaginal birth after cesarean，VBAC
剖宫产术后瘢痕子宫妊娠妇女再次妊娠时分娩方式为阴道分娩。有助于减少重复剖宫产及其母婴并发症。

17.077　分娩镇痛　labor analgesia

孕妇生产的过程中，用于减轻妊娠妇女疼痛的方法。可以采用精神、物理或者药物疗法。目标是在保证母体和胎儿安全的前提下满足妊娠妇女个体化镇痛的要求。

17.078 导乐分娩 doula
使用非药物、无创伤的方法让产妇放松心情，减轻疼痛的分娩方式。

18. 异常分娩

18.001 异常分娩 abnormal labor
又称"难产（dystocia）"。产力、产道、胎儿及心理中任何一种或者一种以上的因素

发生异常及四个因素之间互相不能适应，从而使分娩进程受到阻碍的现象。

18.01 产程异常

18.002 产程异常 abnormal labor stage
由异常的产道、产力、胎儿等因素导致的分娩全过程的延长、停滞或者过短的现象。

18.003 潜伏期延长 prolonged latent phase
阴道试产时，潜伏期时间初产妇>20小时、经产妇>14小时的一种产程异常。

18.004 活跃期延长 protracted active phase
阴道试产时，活跃期宫颈口未如期扩张，速度<0.5cm/h的一种产程异常。通常情况下在活跃期应间隔2~4小时进行一次阴道检查。

18.005 活跃期停滞 arrested active phase
阴道试产时，活跃期宫缩正常时宫口停止扩张≥4小时，或宫缩欠佳时，宫口停止扩张≥6小时的一种产程异常。常提示头盆不称，

应考虑实施剖宫产术。

18.006 胎头下降延缓 protracted descent
第二产程初产妇胎头先露下降速度<1cm/h、经产妇<2cm/h的一种产程异常。

18.007 胎头下降停滞 arrested descent
第二产程胎头先露停留在原处不下降>1小时的一种产程异常。

18.008 第二产程延长 protracted second stage
初产妇宫口开全>3小时、经产妇>2小时（硬膜外镇痛分娩时，初产妇>4小时、经产妇>3小时）胎儿仍未娩出的一种产程异常。根据具体情况决定阴道助产或行剖宫产。

18.02 产力异常

18.009 产力异常 abnormal uterine activity
包括各种收缩力异常（子宫、腹肌及膈肌、肛提肌），最主要的是子宫收缩力异常。产力不足可导致产程延长或停滞，产力过强可

引起急产或严重并发症。

18.010 子宫收缩乏力 uterine inertia
在临产和分娩过程中，子宫收缩力减弱或者

不协调的产力异常。可由子宫肌源性因素、头盆不称、胎位异常、孕妇内分泌失调、精神心理等因素导致宫颈口不能有效扩张、胎儿及其附属物不能娩出。分为低张性子宫收缩乏力及高张性子宫收缩乏力。

18.011　低张性子宫收缩乏力　hypotonic uterine inertia

又称"协调性子宫收缩乏力"。子宫收缩力弱，宫缩少于每10分钟2次，持续时间短，间歇期较长，宫缩高峰时，按压宫底仍有凹陷，但子宫收缩节律性、对称性、极性均正常的一种产力异常。

18.012　高张性子宫收缩乏力　hypertonic uterine inertia

又称"不协调性子宫收缩乏力"。子宫收缩力减弱且宫缩失去正常的节律性、对称性，尤其是极性的产力异常。宫缩的兴奋点来自子宫下段一处或者多处，节律不协调、高频率的宫缩波不能产生向下的合力，使宫缩时宫底部较子宫下段弱，宫缩间歇期子宫不能很好地松弛，导致宫口扩张受限，胎先露不能如期下降。

18.013　原发性子宫收缩乏力　primary uterine inertia

产程早期即出现的宫缩强度减弱的一种产力异常。

18.014　继发性子宫收缩乏力　secondary uterine inertia

产程早期宫缩正常，在进展到活跃期后宫缩强度减弱，使产程延长或停滞的一种产力异常。多伴有胎位或者骨盆异常。

18.015　子宫收缩过强　uterine hyperstimulation

10分钟超过5次子宫收缩或收缩持续2分钟或更长时间的一种产力异常。

18.016　协调性子宫收缩过强　coordinated uterine hyperstimulation

子宫收缩力强、过频，但子宫收缩的节律性、对称性、极性均正常的一种产力异常。

18.017　不协调性子宫收缩过强　hypertonic uterine dysfunction

子宫收缩失去正常的节律性而呈强直收缩，或者局部平滑肌持续不能放松的一种产力异常。可导致胎儿窘迫、子宫破裂等并发症。

18.018　急产　precipitate labor

从出现规律宫缩至胎儿娩出的时长不超过3小时的异常产程。可导致新生儿外伤及孕妇产道裂伤。

18.019　病理性缩复环　pathologic retraction ring

子宫体部和子宫下段之间形成的明显环形凹陷。因胎先露下降受阻，子宫收缩过强，子宫体部肌肉增厚变短，子宫下段肌肉变薄拉长，在两者之间形成环状凹陷，随着产程进展，可见该环逐渐上升至平脐或脐上，压痛明显。是先兆子宫破裂的征象之一。

18.020　强直性子宫收缩　tetanic contraction of uterus

子宫收缩失去节律性，无间歇，呈持续性强直性收缩的一种异常现象。可有孕妇腹部拒按，胎心音听不清，不易查清胎位。若合并产道梗阻，可出现先兆子宫破裂征象。

18.021　子宫痉挛性狭窄环　constriction ring of uterus

子宫局部平滑肌持续不放松，痉挛性不协调性收缩形成的环形狭窄征象。狭窄环位于胎体狭窄部及子宫上下段交界处，不随宫缩上升。也可导致第三产程胎盘嵌顿。

18.022 胎盘嵌顿 placental incarceration
宫颈内口附近子宫肌层出现痉挛性狭窄环，使已经剥离的胎盘不能及时娩出，嵌顿于宫腔内的现象。可影响子宫收缩，导致产后出血。

18.03 产道异常

18.023 产道异常 abnormalities of birth canal
包括骨盆异常及由子宫下段、宫颈、阴道组成的软产道异常。以骨产道异常多见。可使胎儿娩出受阻。

18.024 骨产道异常 abnormalities of bony pelvis
骨盆径线过短或形态异常。致使骨盆腔小于胎先露部可通过的限度，阻碍胎先露部下降，影响产程顺利进展。骨盆可以为一个径线过短或者多个径线同时过短，也可以为一个平面狭窄或多个平面同时狭窄。

18.025 骨盆入口平面狭窄 contracted pelvic inlet
骨盆入口平面前后径狭窄的一种骨产道异常。根据对角径长度将狭窄程度分为3级：<11.5cm为临界性狭窄；10.0～11.0cm为相对性狭窄；≤9.5cm为绝对性狭窄。

18.026 扁平骨盆 flat pelvis
骨盆入口平面狭窄的常见类型之一。骨盆入口呈横扁圆形，骶岬向前下突出，使骨盆入口前后径缩短而横径正常。

18.027 佝偻病性扁平骨盆 rachitic flat pelvis
骨盆入口平面狭窄的常见类型之一。骨盆入口呈横的肾形，骶岬向前突，骨盆入口前后径短。骶骨变直向后翘，尾骨呈钩状突向骨盆出口平面。由于坐骨结节外翻，耻骨弓角度增大，骨盆出口横径变宽。

18.028 中骨盆平面狭窄 contracted midpelvis
坐骨棘间径<10cm的骨产道异常。骨产道异常的常见类型之一，可使胎头内旋转受阻，导致持续性枕后（横）位，以及分娩受阻。主要见于男型骨盆及类人猿型骨盆。根据坐骨棘间径将狭窄程度分为3级：<10.0cm为临界性狭窄；8.5～9.5cm为相对性狭窄；≤8.0cm为绝对性狭窄。

18.029 胎头跨耻征 head above pubis sign
一种胎头不入盆时检查头盆是否相称的方法。孕妇排空膀胱后仰卧，两腿伸直，检查者一手放在耻骨联合上方，另一手将胎头向盆腔方向推压。若胎头低于耻骨联合平面，表示胎头可以入盆，头盆相称，称为跨耻征阴性；若胎头高于耻骨联合平面，表示头盆不称，跨耻征阳性；胎头与耻骨联合同一平面，表示可疑头盆不称，跨耻征可疑阳性。对于跨耻征阳性孕妇，嘱其两腿屈曲取半卧位行再次检查。

18.030 头盆不称 cephalopelvic disproportion
胎头的大小、位置与孕妇骨盆大小、形态不相称的现象。使胎头无法通过骨盆而导致难产。明显头盆不称者需剖宫产终止妊娠。

18.031 骨盆出口平面狭窄 contracted pelvic outlet
以坐骨结节间径及骨盆出口后矢状径狭窄为主的一种骨产道异常。常与中骨盆平面狭窄相伴，主要见于男型骨盆。坐骨结节间径与出口后矢状径之和≤15cm，足月胎儿不易经阴道分娩，应行剖宫产结束分娩。

18.032 漏斗型骨盆 funnel shaped pelvis
骨盆入口各径线值正常，但两侧骨盆壁内

收，状似漏斗的一种骨产道异常。是中骨盆平面和出口平面狭窄的常见类型。特点是中骨盆及出口平面明显狭窄，使坐骨棘间径和坐骨结节间径缩短，坐骨切迹宽度小于2横指，耻骨弓角度<90°，坐骨结节间径加出口后矢状径<15cm，常见于男型骨盆。

18.033 横径狭窄骨盆 transversely contracted pelvis

骨盆入口、中骨盆及骨盆出口的横径均缩短，前后径稍长，坐骨切迹宽的一种骨产道异常。是中骨盆平面和出口平面狭窄的常见类型。与类人猿型骨盆类似。常因中骨盆及出口平面横径狭窄导致难产。

18.034 均小骨盆 generally contracted pelvis

骨产道异常的一种类型。骨盆外形属于正常女型骨盆，但骨盆三个平面各径线均比正常值小2cm或者更多。多见于身材矮小、体型匀称女性。

18.035 畸形骨盆 pelvic deformity

骨产道异常的一种类型。骨盆失去正常形态及对称性，包括跛行及脊柱侧凸所致的偏斜骨盆和骨盆骨折所致的畸形骨盆。对于畸形严重、明显头盆不称者，应及时行剖宫产术。

18.036 软产道异常 abnormalities of soft birth canal

由阴道、宫颈、子宫下段及盆底软组织构成的软产道因先天发育异常及后天疾病因素引起的结构或功能异常。

18.037 瘢痕子宫 scarred uterus

曾经行剖宫产、子宫肌瘤切除、输卵管间质部及子宫角切除、子宫成形等手术后形成的有瘢痕的子宫。这类妇女再妊娠分娩时子宫破裂风险增加。

18.04 胎位异常

18.038 胎位异常 abnormal fetal position

胎产式或胎先露的异常。是影响分娩及决定分娩难易程度的重要因素之一。

18.039 持续性枕后位 persistent occipito-posterior position

经充分试产，胎头枕部仍位于母体骨盆的后方，不能转向前方的一种胎位异常。使分娩发生困难。

18.040 持续性枕横位 persistent occiput transverse position

经充分试产，胎头枕部仍位于母体骨盆侧方，不能转向前方的一种胎位异常。使分娩发生困难。

18.041 高直位 sincipital presentation

胎头以不屈不伸的姿势位于骨盆入口，其矢状缝与骨盆入口平面前后径一致的一种胎位异常。

18.042 高直前位 anterior sincipital presentation

胎头以不屈不伸的姿势位于骨盆入口，其矢状缝与骨盆入口前后径一致，枕骨向前靠近耻骨联合的一种胎位异常。

18.043 高直后位 posterior sincipital presentatioin

胎头以不屈不伸的姿势位于骨盆入口，其矢状缝与骨盆入口前后径一致，枕骨向后靠近骶岬的一种胎位异常。一旦确诊，应行剖宫产术。

18.044 前不均倾位 anterior asynclitism

枕横位入盆的胎头侧屈以其前顶骨先入盆的一种胎位异常。易发生在头盆不称、骨盆倾斜度过大、腹壁松弛时。不论是否伴有头盆不称，常需以剖宫产结束分娩。

18.045　外倒转术　external cephalic version, ECV
通过向孕妇腹壁施加压力，用手向前或者向后旋转胎儿，使不利于分娩的胎位（臀位、横位）转成有利于分娩的胎位（头位）的方法。

18.046　臀助产术　assisted breech delivery
臀先露分娩时，胎臀自然娩出至脐部后，由接产者协助胎肩及胎头娩出的助产技术。

18.047　臀牵引术　breech extraction
臀先露分娩时，胎儿全部由接产者牵拉娩出的助产技术。

18.048　内转胎位术　internal version
肩先露分娩时的一种助产技术。接产者将一只手伸入宫腔，抓住一只或者两只胎足，并将其牵出宫颈口，同时经腹向对侧推动胎儿身体上部，使胎位转为臀先露后进行臀牵引分娩。

18.049　剖宫产术　cesarean section
切开孕妇的腹壁及子宫，用以分娩出胎儿的手术方式。

18.050　产钳术　obstetric forceps delivery
使用产钳牵引胎头以帮助胎儿娩出的助产技术。是第二产程处理难产的重要方式之一。

18.051　胎头吸引术　vacuum extraction
利用负压的原理，把胎头吸引器置于胎头上，形成一定负压后进行牵引或旋转，从而协助胎儿娩出的阴道助产技术。

18.052　促宫颈成熟　cervical ripening
采用药物或机械方式以促进宫颈变软、变薄并扩张，降低引产失败率，缩短从引产到分娩时间的方法。

18.053　引产术　labor induction
通过药物及其他人工方法发动产程，达到分娩目的的技术。

18.05　肩　难　产

18.054　肩难产　shoulder dystocia
胎头娩出后，胎儿前肩被嵌顿于耻骨联合上方，用常规方法不能娩出双肩的难产。可导致新生儿臂丛神经损伤、骨折等并发症。超过50%的肩难产发生于正常体重的新生儿，因此无法准确预测和预防。

18.055　乌龟征　turtle sign
胎头娩出后胎头由向前冲状态转为回缩状态的肩难产征象。

18.056　屈大腿助产法　McRoberts maneuver
肩难产发生时帮助产妇大腿屈曲的一种助产方法。在助手帮助下使产妇的双侧髋关节向腹部高度屈曲，使大腿贴近腹部，嵌顿于耻骨联合后的前肩自然松动，接产者适当加以牵引胎头而娩出前肩。

18.057　耻骨上加压法　suprapubic pressure
肩难产发生时在产妇耻骨上加压的一种助产方法。当接产者持续、轻轻地向外牵拉胎儿时，助手在耻骨联合上加压30~60秒，按心肺复苏手法将力作用于胎儿肩胛骨后方，将胎肩推离中线至侧面并下降。应与屈大腿助产法同时进行。

18.058　旋肩法　rotational maneuver
肩难产发生时的一种助产方法。接产者将示指和中指伸入阴道内，从胎儿背部寻找并确定前肩和肩胛骨位置，待子宫收缩时，同步旋转胎肩使双肩径与骨盆斜径相一致。同时牵拉胎头，助手则应于腹部推压胎体以利旋转。

18.059　娩后臂法　delivery of the posterior arm
肩难产发生时先娩出胎儿后臂的一种助产

方法。接产者一只手伸入产道内，握持胎儿后上肢并从胎儿前胸部牵出，经后盆腔先娩出胎儿后上肢和后肩部。然后，旋转胎体并娩出前肩部。

18.060　四肢着床法　all-fours maneuver
肩难产发生时帮助产妇四肢着床的一种助产方法。产妇翻转至双手和双膝着地，依靠重力将后肩下降到骶岬下方。理论上骶骨关节的屈曲能使骨盆边缘的前后径增加1～2cm。伴随轻轻牵引，后肩先娩出。

19.　分娩并发症

19.001　产后出血　postpartum hemorrhage
胎儿娩出后24小时内，阴道分娩产妇出血量≥500ml，剖宫产分娩产妇出血量≥1000ml。

19.002　严重产后出血　severe postpartum hemorrhage
不论何种分娩方式，胎儿娩出后24小时内出血量≥1000ml或伴有休克。

19.003　难治性产后出血　intractable postpartum hemorrhage
经过宫缩剂、持续性子宫按摩或按压等保守措施无法止血，需要外科手术、介入治疗甚至切除子宫进行干预的严重产后出血。

19.004　胎盘滞留　retained placenta
胎儿娩出30分钟后，胎盘仍留在子宫内而未排出的现象。

19.005　胎盘胎膜部分残留　retained placenta and fetal membrane
部分胎盘小叶、副胎盘或部分胎膜残留于宫腔的现象。可影响子宫收缩而出血。

19.006　软产道裂伤　soft birth canal laceration
分娩过程中发生的会阴、阴道和宫颈、子宫下段和骨盆底软组织裂伤。

19.007　会阴Ⅰ度裂伤　first-degree perineal laceration，type Ⅰ female genital multilation
会阴皮肤及黏膜、阴唇系带、前庭黏膜或阴道黏膜等裂伤，不累及肌层和筋膜。

19.008　会阴Ⅱ度裂伤　second-degree perineal laceration，type Ⅱ female genital multilation
会阴皮肤及黏膜、阴道黏膜、盆底肌肉及筋膜裂伤，而肛门括约肌保持完整。多数呈向上与向两侧的撕裂并延及阴道侧沟，阴道后壁的下段黏膜呈舌状。

19.009　会阴Ⅲ度裂伤　third-degree perineal laceration，type Ⅲ female genital multilation
除盆底肌肉外，裂伤累及肛门括约肌。可分

为a、b、c三个等级。Ⅲa，肛门外括约肌肌层撕裂<50%；Ⅲb，肛门外括约肌肌层撕裂>50%，但肛门内括约肌仍完好；Ⅲc，肛门内、外括约肌均发生损伤。

19.010　会阴Ⅳ度裂伤　fouth-degree perineal laceration，type Ⅳ female genital multilation
肛门内、外括约肌及直肠黏膜均发生撕裂伤。

19.011　产道血肿　birth canal hematoma
在分娩过程中软产道不同部位的血管破裂，血液因不能外流而形成的血肿。可发生于外阴、阴道、阔韧带，甚至沿腹膜后上延至肾区，发病较隐匿，属产后出血的一种形式。

19.012　羊水栓塞　amniotic fluid embolism
羊水进入母体循环，引起肺动脉高压、循环衰竭、心搏骤停，以及严重出血、弥散性血管内凝血、多器官功能衰竭等一系列病理生理变化的产科并发症。罕见，可导致母胎严重不良结局。

19.013　子宫破裂　uterine rupture
妊娠期或分娩期子宫体部或子宫下段发生破裂。严重时可危及母胎生命。

19.014　先兆子宫破裂　threatened uterine rupture
临产后胎先露部下降受阻时，子宫体部反射性强烈收缩，使子宫下段伸展变薄出现病理性缩复环，此环随宫缩逐渐上升，胎儿大部分挤入子宫下段，使下段宫壁极度伸展而濒临破裂的状态。

19.015　不完全性子宫破裂　incomplete uterine rupture
妊娠期或分娩期发生的子宫肌层部分或全层破裂，但浆膜层完整，宫腔与腹腔不相通，胎儿及其附属物仍在宫腔内的子宫破裂类型。

19.016　完全性子宫破裂　complete uterine rupture
妊娠期或分娩期发生的子宫肌层与浆膜层全层破裂，宫腔与腹腔相通的子宫破裂类型。

19.01　控制产后出血的技术

19.017　宫腔填塞　intrauterine tamponade
通过机械方法压迫子宫的治疗方法。常用宫腔纱条和宫腔球囊填塞，用于治疗产后出血的一种方法。

19.018　宫腔纱条填塞　intrauterine gauze packing
将纱条均匀填塞整个宫腔以压迫创面的治疗方法。用于控制产后出血。

19.019　宫腔球囊填塞　intrauterine balloon tamponade
将球囊送入宫腔并注水充盈以压迫创面的治疗方法。用于控制产后出血。

19.020　子宫压缩缝合　uterine compression suture
在宫缩剂和按摩子宫无效时，通过压迫缝合控制产后出血的一种治疗方法。尤其适用于宫缩乏力导致的产后出血。

19.021　经导管动脉栓塞　transcatheter arterial embolization，TAE
通过介入技术将导管送至需要阻塞的动脉，

注入栓塞物，以阻断血流达到止血的手术。

19.022　大量输血方案　massive transfusion protocol，MTP
一种应对创伤、产科等患者大量失血的救治方案。在准确评估出血量和出血速度的情况下，及时并合理补充红细胞、血小板等血液制品，纠正因大量失血导致的凝血功能异常，维持正常血容量，确保患者的组织氧供正常。

19.023　子宫按摩　uterine massage
通过按摩子宫底，促进子宫收缩以减少出血的方法。

19.024　腹部–阴道子宫按摩　bimanual compression for uterine
一手握拳置于阴道前穹隆，顶住子宫前壁，另一手在腹部按压子宫后壁，使宫体前屈，两手相对紧压并均匀有节律地按摩或按压子宫的方法。

19.025　盆腔血管结扎　pelvic vascular ligation
通过对盆腔血管进行结扎以治疗产后出血的方法。包括子宫动脉结扎和髂内动脉结扎等。

19.026　子宫动脉结扎　uterine artery branch ligation
通过对子宫动脉进行结扎以治疗产后出血的方法。包括子宫动脉上行支结扎和子宫动脉下行支结扎。适用于宫缩乏力或胎盘因素导致的产后出血。

19.027　髂内动脉结扎　internal iliac artery ligation
通过对髂内动脉进行结扎以治疗产后出血的方法。适用于盆腔广泛渗血、阔韧带出血、腹膜后血肿等保守治疗无效的产后出血。

19.028　盆腔填塞　pelvic tamponade
用纱布填塞压迫盆腔以治疗产后难以控制的大量出血的一种方法。

19.029　围产期子宫切除术　peripartum hysterectomy
分娩时或分娩后24小时内进行的子宫切除手术。可为计划性手术，也可为紧急手术。紧急手术最常见的指征是保守措施无法控制的严重子宫出血。

19.030　缩宫素　oxytocin
又称"催产素"。直接兴奋子宫平滑肌的药物。小剂量可增强子宫的节律性收缩，大剂量能引起子宫强直性收缩而起到止血作用。用于引产、催产及产后因宫缩不良所致的出血。

20.　产褥期与产褥期疾病

20.01　产　褥　期

20.001　产褥期　puerperium
从胎盘娩出至产妇全身各器官除乳腺外恢复至正常未孕状态所需的一段时期。通常为6周。

20.002　子宫复旧　uterine involution

胎盘娩出后子宫逐渐恢复至未孕状态的全过程。一般为6周。其主要变化为宫体肌纤维缩复和子宫内膜的再生，同时还有子宫血管变化、子宫下段和宫颈的复原等。

20.003　产后宫缩痛　afterpains
在产褥早期因子宫收缩引起的下腹部阵发性剧烈疼痛。多见于经产妇。通常产后3天左右症状缓解。

20.004　恶露　lochia
产褥期血液、坏死蜕膜等组织脱落并经阴道排出的分泌物。一般持续4～6周。

20.005　血性恶露　lochia rubra
产后最初3～4天经阴道排出的含大量血液的鲜红色分泌物。镜下见多量红细胞、坏死蜕膜及少量胎膜。

20.006　浆液恶露　lochia serosa
产后经阴道排出的含多量浆液的淡红色稀薄的分泌物。镜下见较多坏死蜕膜组织、宫腔渗出液、宫颈黏液，以及少量红细胞及白细胞，且有细菌。持续10天左右。

20.007　白色恶露　lochia alba
产后经阴道排出的色泽较白、质黏稠的分泌物。持续约3周。镜下见大量白细胞、坏死蜕膜、表皮细胞及细菌。

20.008　子宫复旧不全　uterine subinvolution
由感染、胎盘组织残留或其他因素导致的子宫复旧功能受阻。常表现为血性恶露持续时间延长，甚至血量明显增多。盆腔超声检查有助于确诊胎盘组织残留及动静脉瘘等导致的子宫复旧不全。

20.009　产后褥汗　postpartum sweating
产后数周内皮肤排泄功能旺盛，排出大量汗液的现象。以夜间睡眠和初醒时更明显。

20.010　产褥中暑　puerperal heat stroke
产褥期因高温环境使体内余热不能及时散发，引起中枢性体温调节功能障碍的急性热病。表现为高热、水电解质代谢紊乱、循环衰竭和神经系统功能损害等。

20.011　产后尿潴留　postpartum urinary retention
产后排尿困难，尿液潴留在膀胱内的现象。常发生于产后24小时内，多因分娩过程中先露部压迫膀胱及尿道所致。

20.012　妊娠腹直肌分离　rectus abdominis diastasis of pregnancy
妊娠增大的子宫导致腹壁部分弹力纤维断裂，腹直肌之间以异常距离分离的现象。

20.013　妊娠耻骨联合分离　separation of pubic symphysis of pregnancy
妊娠期骨盆前方两侧耻骨纤维软骨联合处距离增宽或上下错动，出现局部疼痛和下肢抬举困难等功能障碍的软组织损伤性疾病。因妊娠期韧带松弛所致。

20.02　母乳喂养

20.014　哺乳　lactation
产妇通过乳腺分泌的乳汁给婴儿喂食的行为。

20.015　初乳　colostrum
产后第1周分泌的乳汁。质稠，呈浅黄色，富含大量的免疫球蛋白和乳铁蛋白等，易消化，是新生儿早期理想的天然食物。

20.016　泌乳反射　milk ejection reflex
婴儿通过吸吮乳头刺激腺垂体分泌催乳素以促进乳汁分泌的过程。与产妇的营养、睡眠、情绪和健康状况密切相关。

20.017　乳胀　breast engorgement
乳房过度充盈及乳汁淤积导致的乳房肿胀。通常发生在产后第1周，患者乳房疼痛，可能会发热。

20.018　催乳　inducing lactation
当乳汁不足时采取的增加乳汁生成和乳汁排出的方法。

20.019　退乳　lactation suppression
又称"回乳"。利用药物、物理等措施使乳腺不再分泌乳汁的方法。

20.020　乳头皲裂　nipple cracking
由不正确的哺乳方法导致的乳头表面皮肤出现浅表破裂口的现象。哺乳时会发生疼痛。

20.03　产褥期疾病

20.021　产褥发热　puerperal fever
分娩24小时后的10天内，每天间隔4小时测量体温，有2次体温达到或超过38℃的现象。产褥发热常由产褥感染引起，但也可由生殖道以外感染如急性乳腺炎、上呼吸道感染、泌尿系统感染、血栓静脉炎等引起。

20.022　产褥感染　puerperal infection
分娩及产褥期生殖道受病原体侵袭而引起的局部或全身感染。

20.023　产褥期急性外阴阴道宫颈炎
puerperal acute vulvitis，vaginitis and cervicitis
分娩时外阴阴道宫颈部损伤导致的感染。以葡萄球菌和大肠埃希菌感染为主。

20.024　产褥期子宫感染　puerperal uterine infection
病原体经胎盘剥离面侵入子宫导致的炎症，扩散至子宫蜕膜层称为子宫内膜炎，侵入子宫肌层称为子宫肌炎，两者常伴发。

20.025　产褥期血栓性静脉炎　puerperal thrombophlebitis
由炎症、高凝状态等因素造成的深静脉炎症并发血栓形成。临床表现常有高热、寒战、局部疼痛等。以产后1～2周多见，是产褥期严重的并发症。

20.026　产褥期卵巢血栓性静脉炎　puerperal ovarian vein thrombophlebitis，puerperal OVT
由炎症等各种原因导致的卵巢静脉血栓形成。产后1周内出现发热和受累静脉侧腹痛、腰痛或背部疼痛，可伴发恶心、呕吐和腹胀。

20.027　产褥期下肢血栓性静脉炎　puerperal thrombophlebitis of lower limbs
发生于股静脉、腘静脉及大隐静脉等下肢静脉的炎症。临床可表现为发热、下肢持续性疼痛等，严重者可致深静脉血栓形成，血液回流受阻，从而引起下肢水肿、皮肤发白。

20.028　晚期产后出血　late postpartum hemorrhage
分娩24小时后在产褥期内发生的子宫大量出血。以产后1～2周发病常见。

20.029　子宫切口愈合不良　poor healing of uterine incision

由炎症、液化、出血等因素导致的子宫切口未正常愈合。是引起晚期产后出血的原因之一。

20.030 产后抑郁 postpartum depression
产后出现的以抑郁为主的短暂情感紊乱。表现为从短暂的心境低落到伴有焦虑和恐惧的严重抑郁，对婴儿及其父亲漠不关心，具有敌意及睡眠紊乱等。通常会在产后2～3天出现，在此后数天达高峰，并在发病后2周内缓解。

英汉索引

A

AA 再生障碍性贫血 14.039

abdominal circumference 腹围 11.007

abdominal myofascial pain 腹部肌肉筋膜疼痛 06.055

abdominal paracentesis 腹腔穿刺术 02.063

abdominal puncture implantation 腹壁穿刺部位种植 02.090

abdominal wall hematoma 腹壁血肿 02.014

abnormal development of fallopian tube 输卵管发育不全 08.045

abnormal fetal position 胎位异常 18.038

abnormalities of bony pelvis 骨产道异常 18.024

abnormalities of soft birth canal 软产道异常 18.036

abnormalities of birth canal 产道异常 18.023

abnormalities of umbilical cord 脐带异常 16.021

abnormal labor 异常分娩 18.001

abnormal labor stage 产程异常 18.002

abnormal umbilical cord length 脐带长度异常 16.025

abnormal uterine activity 产力异常 18.009

abortion 流产 13.001

ABS 羊膜带综合征 15.037

abscess of Bartholin gland 前庭大腺脓肿，*巴氏腺脓肿 03.005

absence of fallopian tube 输卵管缺失 08.043

absent variability of fetal heart rate 胎心率变异消失 11.027

acardic twin *无心畸胎 15.035

ACC 胼胝体缺如，*先天性胼胝体缺失 12.030

acceleration of fetal heart rate 胎心率加速 11.031

aCGH 阵列比较基因组杂交 12.080

achondroplasia 软骨发育不全 12.052

acid pulmonary aspiration syndrome 酸误吸综合征 02.091

acrosome reaction 顶体反应 09.010

active phase 活跃期 17.052

acute appendicitis 急性阑尾炎 14.054

acute cervicitis 急性宫颈炎 03.016

acute endometritis 急性子宫内膜炎 03.022

acute fallopian tube ovarian abscess 急性输卵管卵巢脓肿 03.027

acute fatty liver of pregnancy 妊娠期急性脂肪肝 13.038

acute fetal distress 急性胎儿窘迫 15.016

acute pancreatitis 急性胰腺炎 14.055

acute pelvic connective tissue inflammation 急性盆腔结缔组织炎 03.029

acute pelvic peritonitis 急性盆腔腹膜炎 03.028

acute polyhydramnios 急性羊水过多 16.040

acute pyosalpinx 急性输卵管积脓 03.025

acute salpingitis 急性输卵管炎 03.024

acute salpingo-oophoritis 急性输卵管卵巢炎，*急性附件炎 03.026

acute tubal empyema 急性输卵管积脓 03.025

acute tubo-ovarian abscess 急性输卵管卵巢脓肿 03.027

acute uterine myositis 急性子宫肌炎 03.023

adenocarcinoma in situ 原位腺癌 02.039

adenocarcinoma in situ of cervix 宫颈原位腺癌 04.068

adenocarcinoma of rete ovarii 卵巢网腺癌 04.220

adenocarcinoma of vulva 外阴腺癌 04.016

adenoma of rete ovarii 卵巢网腺瘤 04.219

adenomatoid tumor of fallopian tube 输卵管腺瘤样瘤 04.243

adnexectomy *附件切除术 06.036

ADPKD 常染色体显性遗传多囊肾病，*成人型多囊肾 12.046

adult granulosa cell tumor of ovary 卵巢成人型颗粒细胞瘤，*卵巢成年型粒层细胞瘤 04.198

AFI 羊水指数 16.043

AFLP 妊娠期急性脂肪肝 13.038

AFP 甲胎蛋白 02.047

afterpains 产后宫缩痛 20.003

AGC 不典型腺细胞 02.036

AGC-FN 不典型腺细胞倾向瘤变 02.038

AGC-NOS 不能明确意义的不典型腺细胞，*不典型腺细胞无具体指定 02.037

agenesis of corpus callosum 胼胝体缺如，*先天性胼胝体缺失 12.030

agenesis of ductus venosus 静脉导管缺如 12.050

AIS 原位腺癌 02.039

allantois 尿囊 09.030

all-fours maneuver 四肢着床法 18.060

alpha-fetoprotein 甲胎蛋白 02.047

amniocentesis 羊膜腔穿刺术 12.071

amnion 羊膜 09.027

amniotic band syndrome 羊膜带综合征 15.037

amniotic fluid 羊水 09.028

amniotic fluid embolism 羊水栓塞 19.012

amniotic fluid index 羊水指数 16.043

anatomical internal orifice of cervix uteri 宫颈解剖学内口 17.024

anatomical stress urinary incontinence 解剖型压力性尿失禁 05.038

androgen insensitivity syndrome 雄激素不敏感综合征 08.067

anembryonic miscarriage 无胚芽流产 13.009

anemia in pregnancy 妊娠期贫血 14.036

anencephaly 无脑畸形 12.026

aneuploidy chromosome abnormality 染色体非整倍体异常 12.017

angle of subpubic arch 耻骨弓角度 11.019

anteflexion of uterus 子宫前屈 02.020

antenatal diagnosis *出生前诊断 12.055

anterior and posterior colporrhaphy 阴道前后壁修补术 05.028

anterior asynclitism 前不均倾位 18.044

anterior fontanel 前囟门 17.032

anterior sagittal diameter of pelvic outlet 骨盆出口前矢状径 17.020

anterior sincipital presentation 高直前位 18.042

anterior vaginal wall prolapse 阴道前壁脱垂 05.017

anteroposterior diameter of midpelvis 中骨盆前后径 17.017

anteroposterior diameter of pelvic inlet 骨盆入口前后径 17.014

anteroposterior diameter of pelvic outlet 骨盆出口前后径 17.019

anteversion of uterus 子宫前倾 02.018

anti-Müllerian hormone 抗米勒管激素，*中肾旁管抑制物 08.007

antiphospholipid syndrome 抗磷脂综合征 13.008

aortic insufficiency 主动脉瓣关闭不全 14.015

aortic stenosis 主动脉瓣狭窄 14.014

Apgar score 阿普加评分 17.070

aplastic anemia 再生障碍性贫血 14.039

arcuate uterus 弓形子宫 08.042

ARPKD 常染色体隐性遗传多囊肾病，*婴儿型多囊肾 12.045

array comparative genomic hybridization 阵列比较基因组杂交 12.080

arrested active phase 活跃期停滞 18.005

arrested descent 胎头下降停滞 18.007

artificial abortion 人工流产 13.003

artificial rupture of membrane 人工破膜 17.054

ASC 不典型鳞状细胞，*非典型鳞状细胞 02.033

ASC-H 不能排除高级别鳞状上皮内病变的不典型鳞状细胞 02.035

ASC-US 无明确诊断意义的不典型鳞状细胞 02.034

ASD 房间隔缺损 14.003

assisted breech delivery 臀助产术 18.046

atresia of lower vagina 阴道下段闭锁 08.015

atrial septal defect 房间隔缺损 14.003

atrophic vaginitis 萎缩性阴道炎 03.014

atypical endocervical glandular hyperplasia *宫颈腺体不典型增生 04.047

atypical glandular cell 不典型腺细胞 02.036

atypical glandular cell-favor neoplastic 不典型腺细胞倾向瘤变 02.038

atypical glandular cell-not otherwise specified 不能明确意义的不典型腺细胞，*不典型腺细胞无具体指定 02.037

atypical squamous cell 不典型鳞状细胞，*非典型鳞状细胞 02.033

atypical squamous cell, cannot exclude high grade squamous intraepithelial lesion 不能排除高级别鳞状上皮内病变的不典型鳞状细胞 02.035

atypical squamous cell of undetermined significance 无明确诊断意义的不典型鳞状细胞 02.034

autologous fascia lata sling surgery 自体阔筋膜悬吊术 05.050

autosomal dominant polycystic kidney disease 常染色体显性遗传多囊肾病，*成人型多囊肾 12.046

autosomal recessive polycystic kidney disease 常染色体隐性遗传多囊肾病，*婴儿型多囊肾 12.045

B

bacterial vaginosis 细菌性阴道病 03.012

Bartholin cyst 前庭大腺囊肿，*巴氏腺囊肿 03.006

Bartholin gland abscess 前庭大腺脓肿，*巴氏腺脓肿 03.005

Bartholin gland cyst 前庭大腺囊肿，*巴氏腺囊肿 03.006

bartholinitis 前庭大腺炎 03.004

battledore placenta 球拍状胎盘 16.031

benign Brenner tumor of ovary *卵巢良性布伦纳瘤 04.172

benign metastasizing leiomyoma 良性转移性平滑肌瘤 04.106

benign transitional cell tumor of ovary 卵巢良性移行细胞瘤 04.172

bicornuate uterus 双角子宫 08.038

biischial diameter *坐骨结节间径 11.018

bimanual compression for uterine 腹部-阴道子宫按摩 19.024

bimanual examination 双合诊检查 02.017

biochemical pregnancy 生化妊娠 13.005

biopsy 活[体]组织检查 02.057

biparietal diameter 双顶径 17.027

birth canal 产道 17.011

birth canal hematoma 产道血肿 19.011

birth defect 出生缺陷 15.001

Bishop score 宫颈成熟度评分 11.020

bladder stress test 压力试验，*压力性尿失禁诱发试验，*尿失禁压力诱发试验 05.040

blastomere 卵裂球，*分裂球 09.013

bony birth canal 骨产道 17.012

borderline Brenner tumor of ovary *卵巢交界性布伦纳瘤 04.173

borderline ovarian clear cell tumor 卵巢透明细胞交界性肿瘤 04.165

borderline transitional cell tumor of ovary 卵巢交界性移行细胞瘤 04.173

BPP 胎儿生物物理评分 11.044

Braxton Hicks contraction 生理性子宫收缩 09.040

BRCA 乳腺癌相关基因 02.053

breast cancer-related gene 乳腺癌相关基因 02.053

breast engorgement 乳胀 20.017

breech extraction 臀牵引术 18.047

breech presentation 臀先露 10.016

Brenner tumor *布伦纳瘤 04.171

broad ligament pregnancy 阔韧带妊娠 06.013

bronchogenic atresia 支气管闭锁 12.040

bronchogenic cyst 支气管囊肿 12.039

brow presentation 额先露 10.015

Burch procedure 伯奇手术 05.045

BV 细菌性阴道病 03.012

C

CA125 糖类抗原125 02.044

CA125 *癌抗原125 02.044

CA19-9 糖类抗原 19-9 02.046

cancer antigen 125 *癌抗原125 02.044

candidal vaginitis *念珠菌性阴道炎 03.008

carbohydrate antigen 125 糖类抗原125 02.044

carbohydrate antigen 19-9 糖类抗原 19-9 02.046

carcinoembryonic antigen 癌胚抗原 02.048

carcinoma of vagina 阴道癌 04.021

cardiovascular disorder in pregnancy 妊娠合并心脏病 14.001

carpal tunnel syndrome in pregnancy 妊娠腕管综合征 09.048

CDH 先天性膈疝 12.041

CEA 癌胚抗原 02.048

central placenta previa *中央性前置胎盘 16.002

cephalic presentation 头先露 10.012

cephalopelvic disproportion 头盆不称 18.030

cervical adenocarcinoma 宫颈腺癌 04.066

cervical adenocele 宫颈腺囊肿 04.043

cervical adenosarcoma 宫颈腺肉瘤 04.070

cervical adhesion 宫颈粘连 02.084

cervical agenesis ［子］宫颈未发育，*［子］宫颈缺如 08.026

cervical atresia ［子］宫颈闭锁 08.028

cervical biopsy ［子］宫颈活组织检查 02.059

cervical canal infiltrating squamous cell carcinoma of cervix 颈管型宫颈浸润性鳞状细胞癌 04.062

cervical cancer 宫颈癌 04.057

cervical carcinosarcoma 宫颈癌肉瘤 04.071

cervical cerclage 宫颈环扎术 13.053

cervical cryotherapy 宫颈冷冻治疗 04.051

cervical dilation stage *宫颈扩张期 17.049

cervical erosion *宫颈糜烂 03.020

cervical external orifice occlusion ［子］宫颈外口闭塞 08.027

cervical fibroid ［子］宫颈肌瘤 04.091

cervical glandular intraepithelial neoplasia 宫颈腺上皮内瘤变 04.046

cervical incompetence 宫颈机能不全 13.051

cervical intraepithelial neoplasia 宫颈上皮内瘤变 04.032

cervical intraepithelial neoplasia Ⅰ 宫颈上皮内瘤变1级 04.033

cervical intraepithelial neoplasia Ⅱ 宫颈上皮内瘤变2级 04.034

cervical intraepithelial neoplasia Ⅲ 宫颈上皮内瘤变3级 04.035

cervical laser ablation 宫颈激光消融 04.052

cervical lesion 宫颈病变 04.028

cervical malignant melanoma 宫颈恶性黑色素瘤 04.072

cervical malignant mixed Müllerian tumor *宫颈恶性米勒管混合瘤 04.071

cervical myoma ［子］宫颈肌瘤 04.091

cervical pap smear ［子］宫颈刮片，*［子］宫颈刷片 02.026

cervical pessary ［子］宫颈托 13.013

cervical physiotherapy 宫颈物理治疗 04.050

cervical polyp 宫颈息肉 03.018

cervical pregnancy 宫颈妊娠 06.011

cervical ripening 促宫颈成熟 18.052

cervical septum 宫颈纵隔 08.031

cervical shortening 宫颈缩短 13.052

cervical squamous epithelialization 宫颈鳞状上皮化 04.045

cervical squamous intraepithelial lesion 宫颈鳞状上皮内病变 04.029

cervical squamous metaplasia 宫颈鳞状上皮化生 04.044

cervical transformation zone 宫颈转化区，*宫颈移行带 04.039

cervical transformation zone type 1 宫颈1型转化区 04.040

cervical transformation zone type 2 宫颈2型转化区 04.041

cervical transformation zone type 3 宫颈3型转化区 04.042

cervical tuberculosis 宫颈结核 03.036

cervix uteri 子宫颈，*宫颈 01.008

cesarean scar pregnancy 剖宫产瘢痕妊娠 06.010

cesarean section 剖宫产术 18.049

CGIN 宫颈腺上皮内瘤变 04.046

chemical pregnancy 生化妊娠 13.005

chlamydia trachomatis infection 沙眼衣原体感染 14.033

chloasma gravidarum 妊娠黄褐斑 09.047

cholesterol desmolase deficiency 胆固醇碳链裂解酶缺陷症 08.066

chorioamnionitis 绒毛膜羊膜炎 16.019

choriocarcinoma 绒毛膜癌，*绒癌 04.261

chorion 绒毛膜 09.023

chorion frondosum 叶状绒毛膜 09.032

chorionic plate 绒毛膜板 09.024

chorionic villus sampling 绒毛活检术 12.070

chromosomal deletion 染色体缺失 12.058

chromosomal disease 染色体病 12.008

chromosomal duplication 染色体重复 12.061

chromosomal inversion 染色体倒位 12.060

chromosomal microarray analysis 染色体微阵列分析 12.077

chromosomal microdeletion 染色体微缺失 12.059

chromosomal polyploid 染色体多倍体 12.062

chromosomal rearrangement 染色体重排 12.063

chromosomal translocation 染色体易位 12.057

chromosome mosaicism 染色体嵌合体 12.056

chronic cervicitis 慢性宫颈炎 03.017

chronic fetal distress 慢性胎儿窘迫 15.018

chronic hypertension in pregnancy 妊娠合并慢性高血压 13.030

chronic pelvic pain 慢性盆腔痛 06.041

chronic polyhydramnios 慢性羊水过多 16.041

CIC 宫颈机能不全 13.051

CIN 宫颈上皮内瘤变 04.032

CIN Ⅰ 宫颈上皮内瘤变1级 04.033

CIN Ⅱ 宫颈上皮内瘤变2级 04.034

CIN Ⅲ 宫颈上皮内瘤变3级 04.035

CKC 宫颈冷刀锥切术 04.055

clear cell carcinoma of ovary 卵巢透明细胞癌 04.166

cleavage 卵裂 09.012

clinical staging of cervical cancer 宫颈癌临床分期 04.074

CMA 染色体微阵列分析 12.077

coarctation of aorta 主动脉缩窄 14.009

cold knife conization 宫颈冷刀锥切术 04.055

colostrum 初乳 20.015

colposcopy 阴道镜检查 02.065

common cervical adenocarcinoma 普通型宫颈腺癌 04.067

complete abortion 完全流产 13.017

complete atresia of vagina 阴道完全闭锁 08.016

complete breech presentation 完全臀先露，*混合臀先露 10.018

complete hydatidiform mole 完全性葡萄胎 04.253

complete placenta previa 完全性前置胎盘 16.002

complete septate uterus 完全纵隔子宫 08.040

complete transverse vaginal septum 完全性阴道横隔 08.018

complete uterine rupture 完全性子宫破裂 19.016

complex vulvovaginal candidiasis 复杂性外阴阴道假丝酵母菌病 03.010

compound presentation 复合先露 10.022

comprehensive staging surgery of ovarian cancer 卵巢恶性肿瘤全面分期手术 04.240

concealed placental abruption 胎盘隐性剥离 16.009

condyloma acuminata in pregnancy 妊娠期尖锐湿疣 14.031

condyloma acuminatum of vulva 外阴尖锐湿疣 04.001

congenial absence of uterus 先天性无子宫 08.032

congenital absence of cervix *先天性无[子]宫颈 08.026

congenital agenesis of ovary *先天性卵巢发育不全 08.068

congenital anomaly *先天性异常 15.001

congenital anomaly of cervix 先天性宫颈发育异常 08.025

congenital cystic adenomatoid malformation 先天性囊性腺瘤样畸形 12.037

congenital diaphragmatic hernia 先天性膈疝 12.041

congenital heart disease in pregnancy 妊娠合并先天性心脏病 14.002

congenital hypogonadotropic hypogonadism 先天性低促性腺激素性性腺功能低下 08.060

congenital porencephaly 先天性脑穿通畸形 12.035

congenital rubella syndrome 先天性风疹综合征 14.024

congenital stenosis of cervical canal 先天性宫颈管狭窄 08.029

congenital syphilis 先天梅毒 14.030

conjoined twins 连体双胎 15.029

conjugata vera *真结合径 17.014

conservative surgery for ectopic pregnancy 异位妊娠保守手术 06.029

constriction ring of uterus 子宫痉挛性狭窄环 18.021

contact bleeding 接触性出血 02.004

contingent screening 酌情筛查 12.023

contracted midpelvis 中骨盆平面狭窄 18.028

contracted pelvic inlet 骨盆入口平面狭窄 18.025

contracted pelvic outlet 骨盆出口平面狭窄 18.031

coordinated uterine hyperstimulation 协调性子宫收缩过强 18.016

cord velamentous insertion 脐带帆状附着 16.032

cornual pregnancy 宫角妊娠 06.009

cotton swab test 棉签试验 05.042

CPP 慢性盆腔痛 06.041

cribriform hymen 筛孔处女膜 08.011

CRL 头臀长度 10.007

crowning of head 胎头着冠 17.064

crown-rump length 头臀长度 10.007

CSP 剖宫产瘢痕妊娠 06.010

CVS 绒毛活检术 12.070

cystic degeneration of uterine fibroid 子宫肌瘤囊性变 04.102

cystocele 膀胱膨出 05.019

cytology of genital tract 生殖道脱落细胞学检查 02.024

cytomegalovirus infection 巨细胞病毒感染 14.025

cytoreductive surgery of ovarian cancer　卵巢癌肿瘤细胞减灭术　04.241

endometrial hyperplasia　子宫内膜增生　04.124

endometrial hyperplasia without atypia　子宫内膜增生伴不典型性　04.125

endometrial mucinous carcinoma　子宫内膜黏液性癌　04.133

endometrial polyp　子宫内膜息肉　04.122

endometrial serous carcinoma　子宫内膜浆液性癌　04.132

endometrial stromal sarcoma　子宫内膜间质肉瘤　04.117

endometrial tuberculosis　子宫内膜结核　03.034

endometrioid carcinoma　子宫内膜样癌　04.131

endometriosis　子宫内膜异位症　07.001

endophytic infiltrating squamous cell carcinoma of cervix　内生型宫颈浸润性鳞状细胞癌　04.061

engagement of fetal head　胎头衔接　17.037

enzyme bilirubin separate　胆酶分离　14.020

episiotomy　会阴切开术　17.065

epithelioid trophoblastic tumor　上皮样滋养细胞肿瘤　04.263

EPS　胎盘部位过度反应　04.264

ER　雌激素受体　02.050

esophageal and cardiac mucosa laceration syndrome　食管贲门黏膜撕裂综合征　13.021

ESS　子宫内膜间质肉瘤　04.117

estimated date of confinement　预产期　11.003

estrogendependent endometrial carcinoma　*雌激素依赖型子宫内膜癌　04.128

estrogenindependent endometrial carcinoma　*非雌激素依赖型子宫内膜癌　04.129

estrogen receptor　雌激素受体　02.050

ETT　上皮样滋养细胞肿瘤　04.263

exaggerated placental site　胎盘部位过度反应　04.264

examination of vagina　阴道检查　17.060

excessively long umbilical cord　脐带过长　16.027

excessively short umbilical cord　脐带过短　16.026

exencephaly　露脑畸形　12.029

EXIT　产时子宫外处理　15.043

exomphalos　脐疝　15.010

exophytic infiltrating squamous cell carcinoma of cervix　外生型宫颈浸润性鳞状细胞癌　04.060

extension of fetal head　胎头仰伸　17.041

external cephalic version　外倒转术　18.045

external conjugate　骶耻外径　11.017

external fetal heart monitoring　胎心外监护　17.055

external pelvimetry　骨盆外测量　11.014

external rotation of fetal head　胎头外旋转　17.043

extrafascial hysterectomy　筋膜外子宫切除术　04.075

extremely low birth weight　超低出生体重儿　13.042

exutero intrapartum treatment　产时子宫外处理　15.043

F

face presentation　面先露　10.014

fallopian tube　输卵管　01.010

false broad ligament leiomyoma　假性子宫阔韧带肌瘤　04.097

false labor　假临产　17.045

false umbilical cord knot　脐带假结　16.028

familial recurrent hydatidiform mole　家族性复发性葡萄胎　04.257

female pelvic floor　女性盆底　05.015

fertilization　受精　09.006

fertilized ovum　受精卵　01.016

fetal acidosis　胎儿酸中毒　15.017

fetal attitude　胎姿势　10.009

fetal biophysical profile　胎儿生物物理评分　11.044

fetal bradycardia　胎儿心动过缓　11.025

fetal circulation　胎儿循环　09.037

fetal distress　胎儿窘迫　15.015

fetal growth restriction　胎儿生长受限　15.011

fetal head descent curve　胎头下降曲线　17.059

fetal heart rate baseline　胎心率基线　11.023

fetal lie　胎产式　10.010

fetal liver calcification　胎儿肝内钙化灶　12.051

fetal macrosomia　巨大胎儿　15.013

fetal malformation　胎儿畸形　17.034

fetal MCA-PSV　胎儿大脑中动脉收缩期峰值流速　11.049

fetal membrane　胎膜　09.022

fetal middle cerebral artery-peak systolic velocity　胎儿大脑中动脉收缩期峰值流速　11.049

fetal movement counting　胎动计数　15.019

fetal position　胎方位　10.023

fetal presentation　胎先露　10.011

fetal surgery　胎儿手术　15.039

fetal tachycardia　胎儿心动过速　11.024

fetal tissue biopsy 胎儿组织活检[术] 12.073

fetoscopic surgery 胎儿镜手术 15.041

fetus 胎儿 01.018

fibroma of vulva 外阴纤维瘤 04.007

fimbrioplasty 输卵管伞端成形术 06.033

first-degree perineal laceration 会阴Ⅰ度裂伤 19.007

first stage of labor 第一产程 17.049

first trimester of pregnancy 早期妊娠 10.002

FISH 荧光原位杂交 12.076

Fiz-Hugh-Curtis syndrome *菲茨–休–柯蒂斯综合征 03.030

flat pelvis 扁平骨盆 18.026

flexion of fetal head 胎头俯屈 17.039

fluorescence in situ hybridization 荧光原位杂交 12.076

fontanel 囟门 17.031

force of labor 产力 17.005

four maneuvers of Leopold 四步触诊法 11.005

fouth-degree perineal laceration 会阴Ⅳ度裂伤 19.010

frank breech presentation 单臀先露, *腿直先露 10.017

fulminant hepatitis in pregnancy 妊娠合并重型肝炎 14.019

fundal height 宫底高度 11.006

funnel shaped pelvis 漏斗型骨盆 18.032

G

gametic imprinting *配子印迹 02.056

ganglion block 神经节阻滞 06.065

ganglion impar block 奇神经节阻滞 06.066

gas embolism 气体栓塞 02.082

gasless laparoscopic surgery 无气腹腹腔镜手术, *非气腹腹腔镜手术 02.086

gastroschisis 腹裂[畸形] 15.009

GDM 妊娠期糖尿病 14.052

generally contracted pelvis 均小骨盆 18.034

genetic counseling 遗传咨询 12.001

genetic disease 遗传病 12.002

genetic imprinting *遗传印迹 02.056

genital herpes 生殖器疱疹 14.032

genital tract fistula 生殖道瘘 05.001

genital tubercle 生殖结节 08.008

genital tuberculosis 生殖器结核 03.032

genitofemoral nerve block 生殖股神经阻滞 06.059

genomic disease 基因组疾病 12.009

genomic imprinting 基因组印记 02.056

germ cell 生殖细胞 09.001

germ layer differentiation 胚层分化 09.021

gestational age 孕龄 09.036

gestational diabetes mellitus 妊娠期糖尿病 14.052

gestational hypertension 妊娠期高血压 13.024

gestational period 妊娠期 10.001

gestational sac 妊娠囊 10.005

gestational thrombocytopenia 妊娠期血小板减少症 14.042

gestational thyrotoxicosis 妊娠期甲状腺毒症 14.044

gestational transient thyrotoxicosis 妊娠期一过性甲状腺毒症 14.045

gestational trophoblastic disease 妊娠滋养细胞疾病 04.251

gestational trophoblastic neoplasia 妊娠滋养细胞肿瘤 04.259

gonadal dysgenesis *性腺发育不全 08.053

gonadal ridge 生殖嵴, *生殖腺嵴 08.002

gonorrhea 淋病 14.027

GS 妊娠囊 10.005

GTD 妊娠滋养细胞疾病 04.251

GTN 妊娠滋养细胞肿瘤 04.259

GTT 妊娠期一过性甲状腺毒症 14.045

gynecologic acute abdominal disease 妇科急腹症 06.001

gynecology 妇科学 01.002

H

hCG 人绒毛膜促性腺激素 02.043

HDP 妊娠期高血压疾病 13.023

HE4 人附睾蛋白4 02.045

head above pubis sign 胎头跨耻征 18.029

head visible on vulval gapping 胎头拨露 17.063

Hegar sign 黑加征 09.039

HELLP syndrome　溶血-肝酶升高-血小板减少综合征，*HELLP综合征　13.036

hemivertebra　半椎体　12.054

hemolysis, elevated liver enzymes, and low platelets syndrome　溶血-肝酶升高-血小板减少综合征，*HELLP综合征　13.036

hemorrhagic salpingitis　出血性输卵管炎　06.028

hereditary nonpolyposis colorectal cancer　*遗传性非息肉病性结直肠癌综合征　04.130

HG-CGIN　高级别宫颈腺上皮内瘤变　04.048

HG-ESS　高级别子宫内膜间质肉瘤　04.119

hidradenoma of vulva　外阴汗腺瘤　04.004

HIFU　高能聚焦超声　04.113

high-grade cervical glandular intraepithelial neoplasia　高级别宫颈腺上皮内瘤变　04.048

high-grade cervical squamous intraepithelial lesion　高级别宫颈鳞状上皮内病变　04.031

high-grade endometrial stromal sarcoma　高级别子宫内膜间质肉瘤　04.119

high-grade serous carcinoma of ovary　高级别卵巢浆液性癌　04.150

high intensity focused ultrasound　高能聚焦超声　04.113

high rectovaginal fistula　高位直肠阴道瘘　05.013

high risk fetus　高危儿　11.021

high risk human papilloma virus　高危型人乳头瘤病毒　02.041

high uterosacral ligament suspension　高位子宫骶韧带悬吊术　05.031

histological internal orifice of cervix uteri　宫颈组织学内口　17.025

HNPCC　*遗传性非息肉病性结直肠癌综合征　04.130

holoprosencephaly　前脑无裂畸形　12.028

horseshoe kidney　马蹄肾　12.044

HpCC　胼胝体发育不良　12.031

HPV　人乳头瘤病毒　02.040

HPV vaccine　人乳头瘤病毒疫苗　04.049

HSIL　高级别宫颈鳞状上皮内病变　04.031

human chorionic gonadotropin　人绒毛膜促性腺激素　02.043

human epididymis protein 4　人附睾蛋白4　02.045

human papilloma virus　人乳头瘤病毒　02.040

human papilloma virus vaccine　人乳头瘤病毒疫苗　04.049

HUS　高位子宫骶韧带悬吊术　05.031

hyaline degeneration of uterine fibroid　子宫肌瘤玻璃样变，*子宫肌瘤透明变性　04.101

hydatidiform mole　葡萄胎，*水泡状胎块　04.252

hydranencephaly　积水性无脑畸形　15.006

hydrocephalus　脑积水　15.005

21-hydroxylase deficiency　21-羟化酶缺陷症　08.056

11β-hydroxylase deficiency　11β-羟化酶缺陷症　08.057

17α-hydroxylase deficiency　17α-羟化酶缺陷症　08.059

3β-hydroxysteroid dehydrogenase deficiency　3β-羟基类固醇脱氢酶缺陷症　08.058

hyperemesis gravidarum　妊娠剧吐　13.020

hyperglycemia in pregnancy　妊娠期高血糖　14.049

hyperhydration syndrome　过度水化综合征　02.081

hypertensive disorders of pregnancy　妊娠期高血压疾病　13.023

hypertensive emergency　高血压急症　13.033

hypertensive encephalopathy　高血压脑病　13.034

hypertensive heart disease of pregnancy　妊娠期高血压性心脏病　14.017

hyperthyroidism crisis　*甲亢危象　14.046

hypertonic uterine dysfunction　不协调性子宫收缩过强　18.017

hypertonic uterine inertia　高张性子宫收缩乏力，*不协调性子宫收缩乏力　18.012

hypertrophy of cervix　宫颈肥大　03.019

hypoplasia of cervix　*[子]宫颈发育不良　08.026

hypoplasia of corpus callosum　胼胝体发育不良　12.031

hypoplastic uterus　幼稚子宫　08.034

hypotonic uterine inertia　低张性子宫收缩乏力，*协调性子宫收缩乏力　18.011

hysterectomy　子宫切除术　04.111

hysteroscopic adhesiolysis　宫腔镜宫腔粘连松解术　02.077

hysteroscopic complication　宫腔镜并发症　02.079

hysteroscopic endometrial polypectomy　宫腔镜子宫内膜息肉切除术　02.074

hysteroscopic endometrial resection　宫腔镜子宫内膜切除术　02.073

hysteroscopic foreign body extraction　宫腔镜宫腔异物取出术　02.078

hysteroscopic myomectomy　宫腔镜子宫肌瘤切除术　02.075

hysteroscopic surgery 宫腔镜检查术 02.072
hysteroscopic uterine septum resection 宫腔镜子宫纵

隔切除术 02.076
hysteroscopy 宫腔镜 02.068

I

IAI *羊膜腔感染 16.019
IBS 肠易激综合征 06.049
IC 间质性膀胱炎 06.048
ICP 妊娠期肝内胆汁淤积症 13.037
IEM 遗传性代谢缺陷 12.069
iliohypogastric nerve block 髂腹下神经阻滞 06.057
ilioinguinal nerve block 髂腹股沟神经阻滞 06.058
imperforate hymen 处女膜闭锁，*无孔处女膜 08.010
inborn error of metabolism 遗传性代谢缺陷 12.069
incision and drainage for tubo-ovarian abscess 输卵管
卵巢脓肿切开引流术 06.037
incisura ischiadica 坐骨切迹 11.012
inclination of pelvis 骨盆倾斜度 17.022
incomplete abortion 不全流产 13.016
incomplete breech presentation 不完全臀先露 10.019
incomplete septate uterus 不全纵隔子宫 08.041
incomplete transverse vaginal septum 不完全性阴道横
隔 08.019
incomplete uterine rupture 不完全性子宫破裂 19.015
induced abortion 人工流产 13.003
inducing lactation 催乳 20.018
inevitable abortion 难免流产 13.015
infantile uterus 幼稚子宫 08.034
infantile vaginitis 婴幼儿外阴阴道炎 03.015
infection of lower genital tract 下生殖道感染 03.002
inferior pelvic aperture 骨盆出口，*骨盆下口 01.014
infiltrating squamous cell carcinoma of cervix 宫颈浸
润性鳞状细胞癌 04.059
inherited coagulation defect disease 遗传性凝血缺陷
性疾病 14.043
integral theory of pelvic floor 盆底整体理论 05.034
integrated prenatal screening 整合产前筛查 12.021
intercrestal diameter 髂嵴间径 11.016
intermenstrual bleeding 经间期出血，*月经间期出血
02.005

intermittent deceleration of fetal heart rate 胎心率间歇
性减速 11.037
internal fetal heart monitoring 胎心内监护 17.056
internal iliac artery ligation 髂内动脉结扎 19.027
internal pelvimetry 骨盆内测量 11.009
internal rotation of fetal head 胎头内旋转 17.040
internal version 内转胎位术 18.048
interspinal diameter 髂棘间径 11.015
interspinous diameter 坐骨棘间径 11.011
interstitial cystitis 间质性膀胱炎 06.048
interval cytoreductive surgery 中间型肿瘤细胞减灭
术，*间期肿瘤细胞减灭术，*间歇性肿瘤细胞减灭
术 04.249
intraamniotic infection *羊膜腔感染 16.019
intractable postpartum hemorrhage 难治性产后出血
19.003
intrahepatic cholestasis of pregnancy 妊娠期肝内胆汁
淤积症 13.037
intrauterine adhesion 宫腔粘连 02.083
intrauterine and extrauterine compound pregnancy 宫内
外复合妊娠 06.017
intrauterine balloon tamponade 宫腔球囊填塞 19.019
intrauterine diagnosis *宫内诊断 12.055
intrauterine gauze packing 宫腔纱条填塞 19.018
intrauterine tamponade 宫腔填塞 19.017
intrauterine transfusion 胎儿宫内输血术 15.042
intravenous leiomyomatosis of uterus 子宫静脉内平滑
肌瘤病 04.108
invasive mole 侵蚀性葡萄胎 04.260
inversion of uterus 子宫内翻 17.071
IPS 整合产前筛查 12.021
iron deficiency anemia 缺铁性贫血 14.037
irritable bowel syndrome 肠易激综合征 06.049
isochromosome 等臂染色体 12.067
IUT 胎儿宫内输血术 15.042

J

JGCT 卵巢幼年型颗粒细胞瘤，*卵巢幼年型粒层细

胞瘤 04.199

K

karyotype analysis 核型分析 12.075

keratinizing infiltrating squamous cell carcinoma of cervix 角化型宫颈浸润性鳞状细胞癌 04.064

Klinefelter syndrome 克兰费尔特综合征，*先天性生精小管发育不全综合征 08.069

L

labor 临产 17.047

labor analgesia 分娩镇痛 17.077

labor induction 引产术 18.053

lactation 哺乳 20.014

lactation suppression 退乳，*回乳 20.019

laparoscopic surgery 腹腔镜手术 02.085

laparoscopic uterine nerve ablation 腹腔镜子宫神经消融术 06.063

large for gestational age infant 大于孕龄儿 15.014

last menstrual period 末次月经 11.004

late abortion 晚期流产 13.006

late blastocyst 晚期囊胚 09.016

late deceleration of fetal heart rate 胎心率晚期减速 11.033

latent phase 潜伏期 17.050

late postpartum hemorrhage 晚期产后出血 20.028

late preterm birth 晚期早产 13.045

laterally extended endopelvic resection *侧盆廓清术 04.085

laterally extended radical hysterectomy *侧盆扩大广泛性子宫切除术 04.084

late term pregnancy 晚期足月妊娠 13.058

LEEP 宫颈环形电切除术 04.056

LEER *侧盆廓清术 04.085

leiomyoma of fallopian tube 输卵管平滑肌瘤 04.244

leiomyoma of vulva 外阴平滑肌瘤 04.006

leiomyomatosis peritonealis disseminata 腹膜播散性平滑肌瘤病 04.107

leukorrhea 白带 02.010

LGA 大于孕龄儿 15.014

LG-CGIN 低级别宫颈腺上皮内瘤变 04.047

LG-ESS 低级别子宫内膜间质肉瘤 04.118

lipoma of vulva 外阴脂肪瘤 04.005

lissencephaly 无脑回畸形 12.033

lithopedion 石胎 13.011

LMP 末次月经 11.004

lochia 恶露 20.004

lochia alba 白色恶露 20.007

lochia rubra 血性恶露 20.005

lochia serosa 浆液恶露 20.006

longitudinal lie 纵产式 17.035

longitudinal vaginal septum 阴道纵隔 08.020

loop electrosurgical excision procedure 宫颈环形电切除术 04.056

low birth weight infant 低出生体重儿 13.040

lower uterine segment 子宫下段 09.042

low-grade cervical glandular intraepithelial neoplasia 低级别宫颈腺上皮内瘤变 04.047

low-grade cervical squamous intraepithelial lesion 低级别宫颈鳞状上皮内病变 04.030

low-grade endometrial stromal sarcoma 低级别子宫内膜间质肉瘤 04.118

low-grade serous carcinoma of ovary 低级别卵巢浆液性癌 04.149

low-lying placenta 低置胎盘 16.005

low rectovaginal fistula 低位直肠阴道瘘，*肛门阴道瘘 05.011

low risk human papilloma virus 低危型人乳头瘤病毒 02.042

LSIL 低级别宫颈鳞状上皮内病变 04.030

LUNA 腹腔镜子宫神经消融术 06.063

Lynch syndrome 林奇综合征 04.130

M

MA 颏前位 10.025

major gene 主基因 12.015

malignant Brenner tumor of ovary *卵巢恶性布伦纳瘤 04.174

malignant melanoma of vulva 外阴恶性黑色素瘤 04.014

malignant mixed Müllerian tumor *恶性米勒管混合瘤 04.135

malignant transitional cell tumor of ovary 卵巢恶性移行细胞瘤，*卵巢移行细胞癌 04.174

Mallory-Weiss syndrome *马洛里-魏斯综合征 13.021

management of gestational weight gain 妊娠期体重管理 11.052

Manchester operation 曼彻斯特手术，*曼市手术 05.032

manual removal of placenta 手取胎盘术 17.072

Marfan syndrome 马方综合征 14.010

marginal placenta previa 边缘性前置胎盘 16.004

marked variability of fetal heart rate 胎心率显著变异 11.030

Marshall-Bonney test 指压试验，*膀胱颈抬高试验 05.041

Marshall-Marchetti-Krantz procedure MMK手术，*马歇尔-马尔凯蒂-克兰茨手术 05.046

massive transfusion protocol 大量输血方案 19.022

maternal blood volume 妊娠期血容量 09.044

maternal-fetal interface 母胎界面 09.035

maternal fetal medicine 母胎医学 01.005

maternal physiological change 母体生理变化 09.038

Mayer-Rokitansky- Küster-Hauser syndrome MRKH综合征，*先天性子宫阴道缺如综合征 08.013

MCDK 多囊性肾发育不良 12.047

MCOA 卵巢混合细胞腺癌 04.178

McRoberts maneuver 屈大腿助产法 18.056

mechanism of labor 分娩机制 17.036

meconium peritonitis 胎粪性腹膜炎 12.048

median episiotomy 会阴正中切开术 17.067

medication-induced ovarian suppression 药物性卵巢切除 07.008

megaloblastic anemia 巨幼细胞贫血 14.038

Mendelian inherited disease *孟德尔遗传病 12.010

Mendelson syndrome *门德尔松综合征 02.091

menometrorrhagia 不规则阴道出血 02.003

menorrhagia 月经过多，*月经频多 02.002

mentoanterior 颏前位 10.025

metastatic tumor of ovary 卵巢转移性肿瘤 04.236

methylene blue test 亚甲蓝试验 05.009

microscopic infiltrating squamous cell carcinoma of cervix 宫颈微小浸润性鳞状细胞癌 04.058

mid-level rectovaginal fistula 中位直肠阴道瘘 05.012

midurethral tension-free vaginal tape procedure 经阴道尿道中段无张力悬吊术 05.047

milk ejection reflex 泌乳反射 20.016

minimally invasive fetal surgery 微创胎儿手术 15.040

minimal radical surgery *宫颈癌最小根治术 04.078

minimal variability of fetal heart rate 胎心率微小变异 11.028

miscarriage 流产 13.001

mismatch repair gene 错配修复基因 02.054

missed abortion 稽留流产，*过期流产 13.018

mitochondrial genetic disease 线粒体遗传病 12.012

mitral insufficiency 二尖瓣关闭不全 14.013

mitral stenosis 二尖瓣狭窄 14.012

mixed cell ovarian adenocarcinoma 卵巢混合细胞腺癌 04.178

mixed cervical carcinoma 宫颈混合癌 04.069

mixed placental abruption 胎盘混合型剥离 16.010

MMR gene 错配修复基因 02.054

moderate preterm birth 中期早产 13.044

modified radical hysterectomy *改良广泛性子宫切除术 04.079

molecular karyotype analysis *分子核型分析 12.077

monochorionic diamniotic twins 单绒毛膜双羊膜囊双胎 15.027

monochorionic monoamniotic twins 单绒毛膜单羊膜囊双胎 15.028

monozygotic twins 单卵双胎 15.025

Montgomery tubercle 蒙氏结节 09.043

morning sickness 早孕反应 10.004

morula 桑葚胚 09.014

MTP 大量输血方案 19.022

multicystic dysplastic kidney 多囊性肾发育不良 12.047

multipara 经产妇 17.074

multiple ectopic pregnancy 多胎异位妊娠 06.015

multiple extrauterine pregnancy 宫外多胎妊娠 06.016

multiple pregnancy 多胎妊娠 15.021

mycoplasma infection 支原体感染 14.034

myocarditis 心肌炎 14.016

myoma of round ligament 圆韧带肌瘤 04.098

myoma of uterine corpus 子宫体肌瘤 04.090

myomectomy 子宫肌瘤切除术 04.110

N

Naboth cyst　*纳氏囊肿　04.043

negative for intraepithelial lesion or malignancy　无上皮内病变或恶性病变　02.032

neglected shoulder presentation　忽略性肩先露　10.021

neonatal aspiration pneumonia　新生儿吸入性肺炎　16.020

nerve-sparing radical hysterectomy　*保留神经的广泛性子宫切除术　04.081

NF　颈后皮肤褶皱　12.024

NGU　非淋菌性尿道炎　14.035

NILM　无上皮内病变或恶性病变　02.032

nipple cracking　乳头皲裂　20.020

NIPT　无创产前检测技术　12.019

non-gonococcal urethritis　非淋菌性尿道炎　14.035

noninvasive prenatal test　无创产前检测技术　12.019

nonkeratinizing infiltrating squamous cell carcinoma of cervix　非角化型宫颈浸润性鳞状细胞癌　04.065

non-specific vulvitis　非特异性外阴炎　03.003

non-stress test　无应激试验　11.041

normal birth　正常分娩　17.001

normal uterine contraction　正常宫缩　11.039

normal variability of fetal heart rate　胎心率中等变异　11.029

NSRH　*保留神经的广泛性子宫切除术　04.081

NST　无应激试验　11.041

NT　胎儿颈后透明层厚度　12.025

nuchal fold　颈后皮肤褶皱　12.024

nuchal translucency　胎儿颈后透明层厚度　12.025

nutrition in pregnancy　孕期营养　11.051

O

OA　枕前位　10.024

oblique diameter of pelvic inlet　骨盆入口斜径　17.016

oblique vaginal septum syndrome　阴道斜隔综合征　08.021

oblique vaginal septum with hole　有孔阴道斜隔　08.023

oblique vaginal septum without hole　无孔阴道斜隔　08.022

oblique vaginal septum without hole combined with cervical fistula　无孔阴道斜隔合并宫颈瘘管　08.024

obstetric forceps delivery　产钳术　18.050

obstetrics　产科学　01.003

obstetrics and gynecology　妇产科学　01.001

occipital presentation　枕先露　10.013

occipitoanterior　枕前位　10.024

occipito frontal diameter　枕额径　17.028

occipito mental diameter　枕颏径　17.030

occult umbilical cord prolapse　*隐性脐带脱垂　16.022

OCT　缩宫素激惹试验　11.042

OGTT　口服葡萄糖耐量试验　14.053

OI　成骨不全，*脆骨病，*脆骨-蓝巩膜–耳聋综合征　12.053

old ectopic pregnancy　陈旧性异位妊娠　06.021

oligohydramnios　羊水过少　16.044

oocyte transport　卵子运行　09.007

oogenesis　卵子发生　09.004

oophoroplasty　卵巢成形术　06.039

oosperm　受精卵　01.016

open fetal surgery　开放性胎儿手术　15.044

oral glucose tolerance test　口服葡萄糖耐量试验　14.053

original squamocolumnar junction　原始鳞-柱交接部　04.037

ORS　卵巢残余综合征　06.043

OSCJ　原始鳞-柱交接部　04.037

osteogenesis imperfecta　成骨不全，*脆骨病，*脆骨-蓝巩膜–耳聋综合征　12.053

ovarian agenesis　卵巢未发育　08.048

ovarian atypical proliferative seromucinous tumor　*卵巢不典型增生性浆黏液性肿瘤　04.170

ovarian carcinoid　卵巢类癌　04.239

ovarian carcinosarcoma　卵巢癌肉瘤　04.177

ovarian cellular fibroma　卵巢富于细胞性纤维瘤　04.187

ovarian chocolate cyst　*卵巢巧克力囊肿　07.002

ovarian clear cell adenofibroma　卵巢透明细胞腺纤维瘤　04.164

ovarian clear cell cystadenoma　卵巢透明细胞囊腺瘤　04.163

ovarian pregnancy　卵巢妊娠　06.008

ovarian pregnancy luteoma　卵巢妊娠黄体瘤　04.230

ovarian remnant syndrome　卵巢残余综合征　06.043

ovarian sclerosing stromal tumor　卵巢硬化性间质瘤　04.190

ovarian seromucinous adenofibroma　卵巢浆黏液性腺纤维瘤　04.169

ovarian seromucinous borderline tumor　卵巢浆黏液性交界性肿瘤　04.170

ovarian seromucinous carcinoma　卵巢浆黏液性癌　04.161

ovarian seromucinous cystadenoma　卵巢浆黏液性囊腺瘤　04.168

ovarian seromucinous tumor　卵巢浆黏液性肿瘤　04.167

ovarian serous adenofibroma　卵巢浆液性腺纤维瘤　04.145

ovarian serous borderline tumor-micropapillary variant　卵巢浆液性交界性肿瘤微乳头亚型　04.147

ovarian serous carcinoma　卵巢浆液性癌　04.148

ovarian serous cystadenoma　卵巢浆液性囊腺瘤　04.143

ovarian serous surface papilloma　卵巢浆液性表面乳头状瘤　04.144

ovarian serous tumor　卵巢浆液性肿瘤　04.142

ovarian Sertoli cell tumor　卵巢支持细胞瘤　04.200

ovarian Sertoli-Leydig cell tumor　卵巢支持-间质细胞瘤，*卵巢睾丸母细胞瘤　04.203

ovarian sex cord-stromal tumor　卵巢性索-间质肿瘤，*卵巢性腺-间质肿瘤　04.185

ovarian sex cord tumor with annular tubule　卵巢环状小管性索肿瘤　04.201

ovarian signetring stromal tumor　卵巢印戒细胞间质瘤　04.192

ovarian SLCT　卵巢支持-间质细胞瘤，*卵巢睾丸母细胞瘤　04.203

ovarian solid pseudopapillary neoplasm　卵巢实性假乳头状瘤　04.222

ovarian stromal hyperplasia　卵巢间质增生　04.231

ovarian stromal hyperthecosis　卵巢间质卵泡增生　04.232

ovarian strumal carcinoid　卵巢甲状腺肿类癌　04.211

ovarian teratoma　卵巢畸胎瘤　04.205

ovarian thecoma　卵巢卵泡膜细胞瘤　04.188

ovarian torsion　卵巢扭转　06.024

ovarian tuberculosis　卵巢结核　03.035

ovarian tumor-like lesion　卵巢瘤样病变　04.225

ovarian undifferentiated carcinoma　卵巢未分化癌　04.176

ovarian Wilms tumor　*卵巢维尔姆斯瘤　04.224

ovarian Wolffian tumor　卵巢沃尔夫管肿瘤，*卵巢中肾管肿瘤　04.221

ovarian yolk sac tumor　卵巢卵黄囊瘤　04.213

ovarin juvenile type granulosa cell tumor　卵巢幼年型颗粒细胞瘤，*卵巢幼年型粒层细胞瘤　04.199

ovary　卵巢　01.009

overt hypothyroidism　临床甲减　14.047

oviduct　输卵管　01.010

ovulation　排卵　09.005

OVSS　阴道斜隔综合征　08.021

oxytocin　缩宫素，*催产素　19.030

oxytocin challenge test　缩宫素激惹试验　11.042

P

Paget disease of vulva　外阴佩吉特病　04.002

Papanicolaou staining　巴氏染色法　02.029

Papanicolaou system for cervical cytology　巴氏分级系统　02.030

papilloma of fallopian tube　输卵管乳头状瘤　04.245

papilloma of vulva　外阴乳头状瘤　04.003

parental imprinting　*亲代印迹　02.056

partial hydatidiform mole　部分性葡萄胎　04.255

partial oophorectomy　卵巢部分切除术　06.032

partial placenta previa　部分性前置胎盘　16.003

partial tube resection and tubal anastomosis　输卵管节段切除端端吻合术　06.031

partogram　产程图　17.057

PAS　胎盘植入性疾病　16.012

patent ductus arteriosus　动脉导管未闭　14.005

pathological leukorrhea　病理性白带　02.012

pathologic retraction ring　病理性缩复环　18.019

PCS　盆腔淤血综合征　06.067

PD-1　程序性细胞死亡蛋白-1　02.055

PDA　动脉导管未闭　14.005

PDT　光动力治疗　04.054

pelvic adhesion　盆腔粘连　06.042

pelvic axis　骨盆轴　17.021

pelvic congestion syndrome　盆腔淤血综合征　06.067

pelvic deformity　畸形骨盆　18.035

pelvic encapsulated effusion　盆腔包裹性积液　02.013

pelvic exenteration　盆腔廓清术　04.088

pelvic floor　骨盆底　01.012

pelvic floor dysfunction　盆底功能障碍性疾病　05.014

pelvic floor reconstructive surgery　盆底重建手术　05.033

pelvic floor rehabilitation　盆底康复治疗　05.027

pelvic floor tension myalgia　盆底张力性肌痛　06.054

pelvic inflammatory disease　盆腔炎性疾病　03.021

pelvic inlet　骨盆入口，*骨盆上口　01.013

pelvic inlet plane　骨盆入口平面　17.013

pelvic lymphadenectomy　盆腔淋巴结清扫术　04.087

pelvic organ prolapse　盆腔器官脱垂　05.016

pelvic organ prolapse quantification system　盆腔器官脱垂定量分期　05.025

pelvic outlet　骨盆出口，*骨盆下口　01.014

pelvic outlet plane　骨盆出口平面　17.018

pelvic-peritoneal tuberculosis　盆腔腹膜结核　03.037

pelvic tamponade　盆腔填塞　19.028

pelvic vascular ligation　盆腔血管结扎　19.025

pelvis　骨盆　01.011

pendulous abdomen　悬垂腹　11.008

percutaneous umbilical blood sampling　经皮脐血管穿刺术　12.072

perfusion system　灌流系统　02.071

perihepatitis　肝周围炎　03.030

perinatal care　围产期保健　11.050

perinatal period　围产期　11.002

periovulation spotting　围排卵期出血　02.007

peripartum　围产期　11.002

perinatology　围产医学　01.004

peripartum cardiomyopathy　围产期心肌病　14.018

peripartum hysterectomy　围产期子宫切除术　19.029

peritoneal endometriosis　腹膜型子宫内膜异位症　07.005

persistent ectopic pregnancy　持续性异位妊娠，*持续性宫外孕　06.020

persistent mole　持续性葡萄胎　04.258

persistent occipitoposterior position　持续性枕后位　18.039

persistent occiput transverse position　持续性枕横位　18.040

persistent right umbilical vein　持续性右脐静脉　12.049

pessary　子宫托　05.026

PFD　盆底功能障碍性疾病　05.014

PGDM　妊娠前糖尿病　14.050

p53 gene　*p53*基因　02.052

PGT　植入前遗传学检测　12.074

photodynamic therapy　光动力治疗　04.054

physiological blood dilution　生理性血液稀释　09.045

physiological leukorrhea　生理性白带　02.011

physiological retraction ring of uterus　子宫生理性缩复环　17.026

physiological squamocolumnar junction　生理鳞-柱交接部　04.038

piriformis syndrome　梨状肌综合征　06.061

PITP　原发免疫性血小板减少性紫癜，*免疫性血小板减少性紫癜　14.041

placenta　胎盘　09.026

placenta accreta　胎盘粘连　16.013

placenta accreta spectrum　胎盘植入性疾病　16.012

placenta increta　胎盘植入　16.014

placental abruption　胎盘早剥　16.007

placental incarceration　胎盘嵌顿　18.022

placental separation　胎盘剥离　17.069

placental site nodule　胎盘部位结节　04.265

placenta percreta　穿透性胎盘植入　16.015

placenta preposition　胎盘前置状态　16.006

placenta previa　前置胎盘　16.001

placental site trophoblastic tumor　胎盘部位滋养细胞肿瘤　04.262

polarity of uterine contraction　子宫收缩极性　17.009

polygenic inherited disease　多基因遗传病　12.011

polyhydramnios　羊水过多　16.039

poor healing of uterine incision　子宫切口愈合不良　20.029

POP　盆腔器官脱垂　05.016

POP-Q system　盆腔器官脱垂定量分期　05.025

posterior fontanel　后囟门　17.033

posterior reversible encephalopathy syndrome　可逆性后部脑病综合征　13.035

posterior sagittal diameter of outlet　出口后矢状径　11.013

posterior sincipital presentatioin　高直后位　18.043

posterior vaginal wall prolapse　阴道后壁脱垂　05.020

postero-lateral episiotomy　会阴后–侧切开术　17.066

postmenopausal vaginal bleeding　绝经后阴道出血
　02.009

postmenstrual spotting　卵泡期出血　02.006

postpartum depression　产后抑郁　20.030

postpartum hemorrhage　产后出血　19.001

postpartum sweating　产后褥汗　20.009

postpartum urinary retention　产后尿潴留　20.011

postterm labor　过期产　17.004

postterm pregnancy　过期妊娠　13.055

PPCM　围产期心肌病　14.018

PPROM　未足月胎膜早破　16.018

PR　孕激素受体　02.051

precipitate labor　急产　18.018

prediabetes in pregnancy　糖尿病前期合并妊娠　14.051

preeclampsia　子痫前期，*先兆子痫　13.025

preeclampsia uperimposed on chronic hypertension　慢
　性高血压并发子痫前期　13.029

preeclampsia with severe feature　伴有严重临床表现的
　子痫前期，*重度子痫前期　13.026

pregestational diabetes mellitus　妊娠前糖尿病　14.050

pregnancy　妊娠　01.015

pregnancy in rudimentary horn　子宫残角妊娠　06.012

pregnancy of unknown location　未知部位妊娠　06.018

pregnancy test　妊娠试验　10.003

preimplantation genetic testing　植入前遗传学检测
　12.074

prelabor rupture of membrane　胎膜早破　16.016

premenstrual spotting　黄体期出血　02.008

prenatal care　产前检查　11.001

prenatal diagnosis　产前诊断　12.055

prenatal screening　产前筛查　12.016

PRES　可逆性后部脑病综合征　13.035

presacral neurectomy　骶前神经切断术　06.064

presentation of umbilical cord　脐带先露　16.022

preterm birth　早产　13.039

preterm labor　早产临产　13.049

preterm prelabor rupture of membrane　未足月胎膜早
　破　16.018

prethrombotic state　血栓前状态　13.007

primary abdominal pregnancy　原发性腹腔妊娠　06.006

primary cytoreductive surgery　初次肿瘤细胞减灭术
　04.248

primary immune thrombocytopenic purpura　原发免疫
　性血小板减少性紫癜，*免疫性血小板减少性紫癜

14.041

primary ovarian endometrioma　原发性卵巢子宫内膜
　异位囊肿　07.003

primary peritoneal serous carcinoma　原发性腹膜浆液
　性癌　04.238

primary uterine inertia　原发性子宫收缩乏力　18.013

primipara　初产妇　17.073

primordial genital ridge　原始生殖嵴　08.001

primordial germ cell　原始生殖细胞　08.004

primordial gonad　原始性腺，*原始生殖腺　08.005

principle of autonomy　自主原则　12.003

principle of confidentiality and respect for privacy　守密
　尊重隐私原则　12.006

principle of fairness　公平原则　12.007

principle of informed consent　知情同意原则　12.004

principle of nontendency　无倾向性原则　12.005

progesterone receptor　孕激素受体　02.051

programmed cell death protien-1　程序性细胞死亡蛋白-1
　02.055

prolapse of umbilical cord　脐带脱垂　16.023

prolonged deceleration of fetal heart rate　胎心率延长
　减速　11.035

prolonged latent phase　潜伏期延长　18.003

PROM　胎膜早破　16.016

protracted active phase　活跃期延长　18.004

protracted descent　胎头下降延缓　18.006

protracted second stage　第二产程延长　18.008

PRUV　持续性右脐静脉　12.049

PSCJ　生理鳞-柱交接部　04.038

pseudopregnancy therapy　假孕疗法　07.007

PSN　骶前神经切断术　06.064

PSTT　胎盘部位滋养细胞肿瘤　04.262

pubic symphysis diastasis　耻骨联合分离　06.062

PUBS　经皮脐血管穿刺术　12.072

pudendal nerve block　阴部神经阻滞术　06.051

pudendal nerve decompression　阴部神经解压术　06.052

pudendal neuralgia　阴部神经痛　06.050

pudendal neuromodulation　阴部神经调节　06.053

puerperal acute vulvitis, vaginitis and cervicitis　产褥期
　急性外阴阴道宫颈炎　20.023

puerperal fever　产褥发热　20.021

puerperal heat stroke　产褥中暑　20.010

puerperal infection　产褥感染　20.022

puerperal ovarian vein thrombophlebitis　产褥期卵巢血

栓性静脉炎　20.026

puerperal OVT　［产褥期］卵巢血栓性静脉炎　20.026

puerperal thrombophlebitis　产褥期血栓性静脉炎
　20.025

puerperal thrombophlebitis of lower limbs　产褥期下肢
　血栓性静脉炎　20.027

puerperal uterine infection　产褥期子宫感染　20.024

puerperium　产褥期　20.001

PUL　未知部位妊娠　06.018

pulmonary agenesis　肺不发育　12.036

pulmonary artery stenosis　肺动脉狭窄　14.008

pulmonary sequestration　隔离肺，*肺隔离症　12.038

Q

Q-GTD　静息型滋养细胞疾病　04.266

quiescent gestational trophoblastic disease　静息型滋养

细胞疾病　04.266

R

RA　复发性流产　13.019

rachitic flat pelvis　佝偻病性扁平骨盆　18.027

radical hysterectomy　广泛性子宫切除术，*宫颈癌根
　治术　04.077

radical surgery for ectopic pregnancy　异位妊娠根治性
　手术　06.034

radical trachelectomy　广泛性宫颈切除术，*根治性宫
　颈切除术　04.086

radical vulvectomy　外阴根治性切除术　04.019

receipt twin　受血儿　15.032

rectal-abdominal examination　直肠–腹诊检查，*肛腹
　诊，*肛查　02.023

rectal examination　肛门检查　17.061

rectocele　直肠膨出　05.021

rectouterine fossa hernia　直肠子宫陷凹疝　05.022

rectovaginal examination　三合诊检查　02.022

rectovaginal fistula　直肠阴道瘘　05.010

rectus abdominis diastasis　腹直肌分离　06.060

rectus abdominis diastasis of pregnancy　妊娠腹直肌分
　离　20.012

recurrent abortion　复发性流产　13.019

recurrent deceleration of fetal heart rate　胎心率反复性
　减速　11.036

recurrent ectopic pregnancy　重复异位妊娠，*反复异位
　妊娠　06.019

recurrent hydatidiform mole　复发性葡萄胎　04.256

recurrent vulvovaginal candidiasis　复发性外阴阴道假
　丝酵母菌病　03.011

red degeneration of uterine fibroid　子宫肌瘤红色变性
　04.103

5α-reductase deficiency　5α-还原酶缺陷症　08.065

regular uterine contraction　规律宫缩　17.051

remnant of fallopian tube　输卵管痕迹　08.044

renal agenesis　肾不发育　12.042

resection of cesarean scar pregnancy　剖宫产瘢痕妊娠
　清除术　06.040

residual ovarian syndrome　残留卵巢综合征　06.044

restitution of fetal head　胎头复位　17.042

retained placenta　胎盘滞留　19.004

retained placenta and fetal membrane　胎盘胎膜部分残
　留　19.005

retroflexion of uterus　子宫后屈　02.021

retropubic mid-urethral sling procedure　经耻骨后尿道
　中段无张力悬吊术　05.049

retropubic urethropexy　耻骨后膀胱尿道悬吊术　05.044

retroversion of uterus　子宫后倾　02.019

revealed placental abruption　胎盘显性剥离　16.008

rheumatic heart disease　风湿性心脏病　14.011

rhythmicity of uterine contraction　子宫收缩节律性
　17.007

ring chromosome　环状染色体　12.065

Robertsonian translocation　罗伯逊易位　12.064

robot-assisted laparoscopic surgery　机器人辅助腹腔镜
　手术　02.088

ROS　残留卵巢综合征　06.044

rotational maneuver　旋肩法　18.058

RT　广泛性宫颈切除术，*根治性宫颈切除术　04.086

rubella virus infection　风疹病毒感染　14.023

rudimentary horn of uterus　残角子宫　08.036

rudimentary uterus　始基子宫　08.033

rupture of corpus luteum　黄体破裂　06.022

rupture of membrane　胎膜破裂　17.053

rupture of ovarian tumor　卵巢肿瘤破裂　06.025

rupture of tubal pregnancy　输卵管妊娠破裂　06.004

RVVC　复发性外阴阴道假丝酵母菌病　03.011

S

SA　骶前位　10.026

sacroanterior　骶前位　10.026

sacrocolpopexy　骶骨固定术　05.029

sacrospinous ligament fixation　骶棘韧带固定术　05.030

salpingectomy　输卵管切除术　06.035

salpingo-oophorectomy　输卵管卵巢切除术　06.036

salpingotomy　输卵管开窗术　06.030

sarcoma of vulva　外阴肉瘤　04.017

sarcomatous change of uterine fibroid　子宫肌瘤肉瘤变　04.104

SBOT　卵巢浆液性交界性肿瘤　04.146

ScA　肩前位　10.027

scapuloanterior　肩前位　10.027

scarred uterus　瘢痕子宫　18.037

SCCA　鳞状细胞癌抗原　02.049

SCH　亚临床甲减　14.048

schizencephaly　脑裂畸形　12.034

SCJ　鳞-柱交接部　04.036

secondary abdominal pregnancy　继发性腹腔妊娠　06.007

secondary cytoreductive surgery　再次肿瘤细胞减灭术　04.250

secondary ovarian endometrioma　继发性卵巢子宫内膜异位囊肿　07.004

secondary uterine inertia　继发性子宫收缩乏力　18.014

second-degree perineal laceration　会阴Ⅱ度裂伤　19.008

second stage of labor　第二产程　17.062

second trimester of pregnancy　中期妊娠　10.006

selective fetal growth restriction　选择性胎儿生长受限　15.034

sentinel lymph node mapping biopsy　前哨淋巴结绘图活检　04.139

separation of pubic symphysis of pregnancy　妊娠耻骨联合分离　20.013

septate hymen　纵隔处女膜，*双孔型处女膜　08.012

septate uterus　纵隔子宫　08.039

sequelae of pelvic inflammatory disease　盆腔炎性疾病后遗症　03.031

serous borderline ovarian tumor　卵巢浆液性交界性肿瘤　04.146

serous tubal intraepithelial carcinoma　输卵管浆液性上皮内癌　04.247

serum sequential integrated test　血清序贯筛查　12.022

severe postpartum hemorrhage　严重产后出血　19.002

sex determining region　性决定区　08.006

sex development of testicular disorder　睾丸型性发育异常　08.055

sex-linked genetic disease　性连锁遗传病　12.068

sexually transmitted disease　性传播疾病　14.026

sFGR　选择性胎儿生长受限　15.034

SGA　小于孕龄儿　15.012

shoulder dystocia　肩难产　18.054

shoulder presentation　肩先露　10.020

show　见红　17.046

simple vulvovaginal candidiasis　单纯性外阴阴道假丝酵母菌病　03.009

sincipital presentation　高直位　18.041

single atrium　单心房　15.007

single gene inherited disease　单基因遗传病　12.010

single nucleotide polymorphism array　单核苷酸多态性阵列　12.081

single port laparoscopic surgery　单孔腹腔镜手术，*单一切口腹腔镜手术　02.087

single umbilical artery　单脐动脉　16.034

single ventricle　单心室　15.008

sinusoidal fetal heart rate pattern　胎心率正弦波形　11.038

small for gestational age infant　小于孕龄儿　15.012

SNP array　单核苷酸多态性阵列　12.081

soaked fetus　浸软胎儿　13.012

soft birth canal　软产道　17.023

soft birth canal laceration　软产道裂伤　19.006

soft marker　软指标　12.018

somatic cell genetic disease　体细胞遗传病　12.013

spermatogenesis　精子发生　09.002

sperm capacitation 精子获能 09.009

sperm maturation 精子成熟 09.003

sperm transport 精子运行 09.008

spina bifida 脊柱裂 15.002

spina bifida aperta 开放性脊柱裂 15.004

spina bifida occulta 隐性脊柱裂 15.003

spontaneous abortion 自然流产 13.002

spontaneous preterm birth 自发性早产 13.046

squamocolumnar junction 鳞-柱交接部 04.036

squamous cell carcinoma antigen 鳞状细胞癌抗原 02.049

squamous cell carcinoma of vulva 外阴鳞状细胞癌 04.013

SSLF 骶棘韧带固定术 05.030

staging surgery of endometrial carcinoma 子宫内膜癌分期手术 04.138

StAR deficiency *StAR缺陷症 08.066

STD 性传播疾病 14.026

steroid cell tumor of ovary 卵巢类固醇细胞瘤 04.194

STIC 输卵管浆液性上皮内癌 04.247

still birth 死胎 15.020

stress urinary incontinence 压力性尿失禁 05.037

stress urinary incontinence with intrinsic sphincteric deficiency 尿道内括约肌障碍型尿失禁 05.039

striae gravidarum 妊娠纹 09.046

struma ovarii 卵巢甲状腺肿 04.209

stuck twin 贴附儿 15.033

stump carcinoma of cervix 宫颈残端癌 04.073

subclinical hypothyroidism 亚临床甲减 14.048

subcutaneous emphysema 皮下气肿 02.089

suboccipito bregmatic diameter 枕下前囟径 17.029

subradical hysterectomy 次广泛子宫切除术 04.076

succenturiate placenta 副胎盘 16.045

superfecundation 同期复孕 15.023

superfetation 异期复孕 15.024

superficial implantation of placenta 胎盘浅着床 13.032

superior pelvic aperture 骨盆入口，*骨盆上口 01.013

supernumerary fallopian tube 副输卵管 08.046

supernumerary ovary 副卵巢 08.051

supine hypotension 仰卧位低血压 11.053

suprapubic pressure 耻骨上加压法 18.057

susceptible gene 易感基因 12.014

symmetry of uterine contraction 子宫收缩对称性 17.008

syncytial endometritis *合体细胞性子宫内膜炎 04.264

syphilis 梅毒 14.029

T

TAE 经导管动脉栓塞 19.021

TAPS 双胎贫血-多血质序列征 15.036

targeted gene sequencing 靶向基因测序 12.078

TCT 液基薄层细胞学检查 02.027

teratoma of fallopian tube 输卵管畸胎瘤 04.246

teratoma with malignant transformation 畸胎瘤伴恶性转化 04.210

term labor 足月产 17.003

term pregnancy 足月妊娠 13.056

term prelabor rupture of membrane 足月胎膜早破 16.017

testicular degeneration 睾丸退化 08.064

testicular feminization syndrome *睾丸女性化综合征 08.067

tetanic contraction of uterus 强直性子宫收缩 18.020

tetralogy of Fallot 法洛四联症 14.006

the Bethesda system for reporting cervical cytology 宫颈细胞学贝塞斯达报告系统，*TBS分类法 02.031

theca lutein ovarian cyst 卵巢黄素化囊肿 04.254

therapeutic preterm birth 治疗性早产，*医源性早产 13.047

thinprep cytologic test 液基薄层细胞学检查 02.027

third-degree perineal laceration 会阴Ⅲ度裂伤 19.009

third stage of labor 第三产程 17.068

third trimester of pregnancy 晚期妊娠 10.008

threatened abortion 先兆流产 13.014

threatened labor 先兆临产 17.044

threatened preterm labor 先兆早产 13.048

threatened uterine rupture 先兆子宫破裂 19.014

three compartment of pelvic floor theory 盆底三腔室理论 05.036

three levels of vaginal support theory 阴道支持三水平理论 05.035

thrombocytopenia 血小板减少 14.040

thrombosis of umbilical vessels 脐血管血栓 16.035

thyroid crisis 甲状腺危象 14.046

TORCH infection TORCH感染 14.021

torsion of umbilical cord 脐带扭转 16.030

torsion of uterine fibroid 子宫肌瘤扭转 06.026

torsion of uterus 子宫扭转 06.027

total stage of labor 总产程 17.048

toxoplasmosis 弓形虫病 14.022

transcatheter arterial embolization 经导管动脉栓塞 19.021

transitional cell tumor of ovary 卵巢移行细胞瘤 04.171

transobturator mid-urethral sling procedure 经闭孔尿道中段无张力悬吊术 05.048

transvaginal culdocentesis 经阴道后穹隆穿刺术 02.064

transverse diameter of pelvic inlet 骨盆入口横径 17.015

transversely contracted pelvis 横径狭窄骨盆 18.033

transverse outlet 出口横径 11.018

transverse vaginal septum 阴道横隔 08.017

TRAPS 双胎动脉反向灌注序列征 15.035

trial of labor after cesarean section 剖宫产术后再次妊娠阴道试产 17.075

trichomonal vaginitis 滴虫性阴道炎 03.007

trigger point 扳机点，*触发点 06.056

trisomy 21 syndrome 21三体综合征 12.020

true broad ligament leiomyoma 真性子宫阔韧带肌瘤 04.096

true pelvis *真骨盆 17.012

true umbilical cord knot 脐带真结 16.029

TTTS 双胎输血综合征 15.030

tubal abortion 输卵管妊娠流产 06.005

tubal pregnancy 输卵管妊娠 06.003

tuberculosis of fallopian tube 输卵管结核 03.033

tumor of fallopian tube 输卵管肿瘤 04.242

Turner syndrome 特纳综合征 08.068

turtle sign 乌龟征 18.055

TUV 脐血管血栓 16.035

TVT 经阴道尿道中段无张力悬吊术 05.047

twin anemia polycythemia sequence 双胎贫血–多血质序列征 15.036

twin reversed arterial perfusion sequence 双胎动脉反向灌注序列征 15.035

twin to twin transfusion syndrome 双胎输血综合征 15.030

type A radical hysterectomy A型广泛性子宫切除术 04.078

type B radical hysterectomy B型广泛性子宫切除术 04.079

type C radical hysterectomy C型广泛性子宫切除术 04.080

type C1 radical hysterectomy C1型广泛性子宫切除术 04.081

type C2 radical hysterectomy C2型广泛性子宫切除术 04.082

type D radical hysterectomy D型广泛性子宫切除术 04.083

type D1 radical hysterectomy D1型广泛性子宫切除术 04.084

type D2 radical hysterectomy D2型广泛性子宫切除术 04.085

type Ⅰ endometrial carcinoma Ⅰ型子宫内膜癌 04.128

type Ⅱ endometrial carcinoma Ⅱ型子宫内膜癌 04.129

type Ⅰ female genital multilation 会阴Ⅰ度裂伤 19.007

type Ⅱ female genital multilation 会阴Ⅱ度裂伤 19.008

type Ⅲ female genital multilation 会阴Ⅲ度裂伤 19.009

type Ⅳ female genital multilation 会阴Ⅳ度裂伤 19.010

type Ⅱ radical hysterectomy *Ⅱ型子宫切除术 04.076

type Ⅲ radical hysterectomy *Ⅲ型子宫切除术 04.077

U

UAE 子宫动脉栓塞术 04.112

UA-PI 脐动脉搏动指数 11.047

UA-RI 脐动脉阻力指数 11.048

UA-S/D 脐动脉收缩期/舒张期血流比值 11.046

UBT 热球子宫内膜去除术 04.137

UDS 尿动力学检查 05.043

ulcerative infiltrating squamous cell carcinoma of cervix 溃疡型宫颈浸润性鳞状细胞癌 04.063

umbilical arterial pulsatility index 脐动脉搏动指数 11.047

umbilical arterial resistive index 脐动脉阻力指数 11.048

umbilical arterial systolic/diastolic ratio 脐动脉收缩期/舒张期血流比值 11.046

umbilical cord 脐带 09.031

umbilical cord cyst 脐带囊肿 16.036

umbilical cord entanglement 脐带缠绕 16.024

umbilical cord hemangioma 脐带血管瘤 16.037

umbilical cord teratoma 脐带畸胎瘤 16.038

undifferentiated uterine sarcoma 未分化子宫肉瘤 04.120

unicornous uterus 单角子宫 08.035

ureterovaginal fistula 输尿管阴道瘘 05.007

urethral hypermobility stress urinary incontinence *尿道高活动性压力性尿失禁 05.038

urethrocele 尿道膨出 05.018

urethrovaginal fistula 尿道阴道瘘 05.006

urinary fistula 尿瘘 05.002

urodynamic study 尿动力学检查 05.043

urogenital ridge 尿生殖嵴 08.003

urogenital sinus 尿生殖窦 08.009

uterine adenomyoma 子宫腺肌瘤 04.114

uterine adenomyomatous polyp 子宫腺肌瘤性息肉 04.123

uterine adenomyosis 子宫腺肌病,*子宫腺肌症 07.009

uterine adenosarcoma 子宫腺肉瘤 04.121

uterine arterial embolization 子宫动脉栓塞术 04.112

uterine artery branch ligation 子宫动脉结扎 19.026

uterine atypical leiomyoma *子宫不典型性平滑肌瘤 04.109

uterine atypical smooth muscle neoplasm *子宫不典型性平滑肌瘤 04.109

uterine balloon thermo-ablation 热球子宫内膜去除术 04.137

uterine blood flow 子宫血流量 09.041

uterine broad ligamentous myoma 子宫阔韧带肌瘤 04.095

uterine carcinosarcoma 子宫癌肉瘤 04.135

uterine cavity aspiration smear [子]宫腔吸片 02.028

uterine compression suture 子宫压缩缝合 19.020

uterine contractility 子宫收缩力 17.006

uterine distending medium 膨宫介质 02.070

uterine distention 膨宫 02.069

uterine fibroid 子宫肌瘤 04.089

uterine fibroid degeneration 子宫肌瘤变性 04.100

uterine hyperstimulation 子宫收缩过强 18.015

uterine inertia 子宫收缩乏力 18.010

uterine intramural fibroid 子宫肌壁间肌瘤 04.092

uterine intramural myoma 子宫肌壁间肌瘤 04.092

uterine intramural pregnancy 子宫肌壁间妊娠 06.014

uterine involution 子宫复旧 20.002

uterine leiomyoma *子宫平滑肌瘤 04.089

uterine leiomyosarcoma 子宫平滑肌肉瘤 04.116

uterine massage 子宫按摩 19.023

uterine myoma 子宫肌瘤 04.089

uterine orifice dilatation curve 宫口扩张曲线 17.058

uterine parasitic myoma 子宫寄生性肌瘤 04.099

uterine perforation 子宫穿孔 02.080

uterine prolapse 子宫脱垂 05.023

uterine retraction 子宫缩复作用 17.010

uterine rupture 子宫破裂 19.013

uterine sarcoma 子宫肉瘤 04.115

uterine smooth muscle tumor of uncertain malignant potential 恶性潜能未定的子宫平滑肌瘤 04.109

uterine spiral artery recasting 子宫螺旋动脉重铸 13.031

uterine subinvolution 子宫复旧不全 20.008

uterine submucous fibroid 子宫黏膜下肌瘤 04.094

uterine submucous myoma 子宫黏膜下肌瘤 04.094

uterine subserous fibroid 子宫浆膜下肌瘤 04.093

uterine subserous myoma 子宫浆膜下肌瘤 04.093

uterine tachysystole 宫缩过频 11.040

uteroplacental apoplexy 子宫胎盘卒中 16.011

uterus 子宫 01.007

V

vacuum extraction 胎头吸引术 18.051

vagina 阴道 01.006

vagina atresia 阴道闭锁 08.014

vaginal adenocarcinoma 阴道腺癌 04.024

vaginal adenosis 阴道腺病 04.023

vaginal adenosquamous carcinoma 阴道腺鳞癌 04.025

vaginal aggressive angiomyxoma 阴道侵袭性血管黏液瘤 04.026

vaginal birth after cesarean 剖宫产术后再次妊娠阴道分娩 17.076

vaginal bleeding 阴道出血，*阴道流血 02.001

vaginal cancer 阴道癌 04.021

vaginal cuff prolapse 阴道穹隆脱垂 05.024

vaginal intraepithelial neoplasia *阴道上皮内瘤变 04.020

vaginal malignant melanoma 阴道恶性黑色素瘤 04.027

vaginal microecology 阴道微生态 03.001

vaginal smear 阴道细胞涂片 02.025

vaginal speculum examination 阴道窥器检查 02.016

vaginal squamous cell carcinoma 阴道鳞状细胞癌 04.022

vaginal squamous intraepithelial lesion 阴道鳞状上皮内病变 04.020

VaIN *阴道上皮内瘤变 04.020

variability of fetal heart rate 胎心率基线变异 11.026

variable deceleration of fetal heart rate 胎心率变异减速 11.034

vasa previa 前置血管 16.033

VBAC 剖宫产术后再次妊娠阴道分娩 17.076

ventricular septal defect 室间隔缺损 14.004

very low birth weight 极低出生体重儿 13.041

very preterm birth 早期早产 13.043

vesicocervical fistula 膀胱宫颈瘘 05.004

vesicoureterovaginal fistula 膀胱输尿管阴道瘘 05.008

vesicouterine fistula 膀胱子宫瘘 05.003

vesicovaginal fistula 膀胱阴道瘘 05.005

VIA 肉眼醋酸染色试验，*醋酸目视检查 02.066

VILI 肉眼碘染色试验，*鲁氏碘液目视检查 02.067

villus 绒毛 09.025

VIN *外阴上皮内瘤变 04.009

visual inspection with acetic acid 肉眼醋酸染色试验，*醋酸目视检查 02.066

visual inspection with Lugol iodine 肉眼碘染色试验，*鲁氏碘液目视检查 02.067

VLBW 极低出生体重儿 13.041

VSD 室间隔缺损 14.004

vulva basal cell carcinoma 外阴基底细胞癌 04.015

vulval biopsy 外阴活组织检查 02.058

vulval examination 外阴部检查 02.015

vulval wide local excision 外阴局部扩大切除术 04.018

vulvar high-grade squamous intraepithelial lesion 外阴高级别鳞状上皮内病变 04.011

vulvar intraepithelial neoplasia *外阴上皮内瘤变 04.009

vulvar low-grade squamous intraepithelial lesion 外阴低级别鳞状上皮内病变 04.010

vulvar nevus 外阴黑色素痣 04.008

vulvar squamous intraepithelial lesion 外阴鳞状上皮内病变 04.009

vulvar vestibulitis 外阴前庭炎 06.047

vulvar vestibulitis syndrome *外阴前庭综合征 06.047

vulvodynia 外阴痛 06.046

vulvovaginal candidiasis 外阴阴道假丝酵母菌病 03.008

VVC 外阴阴道假丝酵母菌病 03.008

VVS *外阴前庭综合征 06.047

W

Walther ganglion block 奇神经节阻滞 06.066

Wernicke encephalopathy 韦尼克脑病 13.022

WES 全外显子组测序 12.079

WGS 全基因组测序 12.082

whiff test 胺试验 03.013

whole exome sequencing 全外显子组测序 12.079

whole genome sequencing 全基因组测序 12.082

X

46，XX gonadal dysplasia 46，XX性腺发育异常 08.053

汉英索引

A

阿普加评分　Apgar score　17.070

*癌抗原125　cancer antigen 125，CA125　02.044

癌胚抗原　carcinoembryonic antigen，CEA　02.048

艾森门格综合征　Eisenmenger syndrome　14.007

胺试验　whiff test　03.013

B

巴氏分级系统　Papanicolaou system for cervical cytology　02.030

巴氏染色法　Papanicolaou staining　02.029

*巴氏腺囊肿　Bartholin cyst，Bartholin gland cyst　03.006

*巴氏腺脓肿　abscess of Bartholin gland，Bartholin gland abscess　03.005

靶向基因测序　targeted gene sequencing　12.078

白带　leukorrhea　02.010

白色恶露　lochia alba　20.007

扳机点　trigger point　06.056

瘢痕子宫　scarred uterus　18.037

半椎体　hemivertebra　12.054

伴有严重临床表现的子痫前期　preeclampsia with severe feature　13.026

*保留神经的广泛性子宫切除术　nerve-sparing radical hysterectomy，NSRH　04.081

边缘性前置胎盘　marginal placenta previa　16.004

扁平骨盆　flat pelvis　18.026

病理性白带　pathological leukorrhea　02.012

病理性缩复环　pathologic retraction ring　18.019

播散性淋病　disseminated gonococcal infection，DGI　14.028

伯奇手术　Burch procedure　05.045

哺乳　lactation　20.014

不典型鳞状细胞　atypical squamous cell，ASC　02.033

不典型腺细胞　atypical glandular cell，AGC　02.036

不典型腺细胞倾向瘤变　atypical glandular cell-favor neoplastic，AGC-FN　02.038

*不典型腺细胞无具体指定　atypical glandular cell-not otherwise specified，AGC-NOS　02.037

不规则阴道出血　menometrorrhagia　02.003

不能明确意义的不典型腺细胞　atypical glandular cell-not otherwise specified，AGC-NOS　02.037

不能排除高级别鳞状上皮内病变的不典型鳞状细胞　atypical squamous cell，cannot exclude high grade squamous intraepithelial lesion，ASC-H　02.035

不全流产　incomplete abortion　13.016

不全纵隔子宫　incomplete septate uterus　08.041

不完全臀先露　incomplete breech presentation　10.019

不完全性阴道横隔　incomplete transverse vaginal septum　08.019

不完全性子宫破裂　incomplete uterine rupture　19.015

*不协调性子宫收缩乏力　hypertonic uterine inertia　18.012

不协调性子宫收缩过强　hypertonic uterine dysfunction　18.017

*布伦纳瘤　Brenner tumor　04.171

部分性葡萄胎　partial hydatidiform mole　04.255

部分性前置胎盘　partial placenta previa　16.003

C

残角子宫　rudimentary horn of uterus　08.036

残留卵巢综合征　residual ovarian syndrome，ROS

06.044

*侧盆扩大广泛性子宫切除术　laterally extended radical hysterectomy　04.084

*侧盆廓清术　laterally extended endopelvic resection, LEER　04.085

产程图　partogram　17.057

产程异常　abnormal labor stage　18.002

产道　birth canal　17.011

产道血肿　birth canal hematoma　19.011

产道异常　abnormalities of birth canal　18.023

产后出血　postpartum hemorrhage　19.001

产后宫缩痛　afterpains　20.003

产后尿潴留　postpartum urinary retention　20.011

产后褥汗　postpartum sweating　20.009

产后抑郁　postpartum depression　20.030

产科学　obstetrics　01.003

产力　force of labor　17.005

产力异常　abnormal uterine activity　18.009

产前检查　prenatal care　11.001

产前筛查　prenatal screening　12.016

产前诊断　prenatal diagnosis　12.055

产钳术　obstetric forceps delivery　18.050

产褥发热　puerperal fever　20.021

产褥感染　puerperal infection　20.022

产褥期　puerperium　20.001

产褥期急性外阴阴道宫颈炎　puerperal acute vulvitis, vaginitis and cervicitis　20.023

产褥期卵巢血栓性静脉炎　puerperal ovarian vein thrombophlebitis, puerperal OVT　20.026

产褥期下肢血栓性静脉炎　puerperal thrombophlebitis of lower limbs　20.027

产褥期血栓性静脉炎　puerperal thrombophlebitis　20.025

产褥期子宫感染　puerperal uterine infection　20.024

产褥中暑　puerperal heat stroke　20.010

产时胎心监护　electronic fetal monitoring during labor　11.043

产时子宫外处理　exutero intrapartum treatment, EXIT　15.043

肠易激综合征　irritable bowel syndrome, IBS　06.049

常染色体显性遗传多囊肾病　autosomal dominant polycystic kidney disease, ADPKD　12.046

常染色体隐性遗传多囊肾病　autosomal recessive polycystic kidney disease, ARPKD　12.045

超低出生体重儿　extremely low birth weight, ELBW　13.042

陈旧性异位妊娠　old ectopic pregnancy　06.021

成骨不全　osteogenesis imperfecta, OI　12.053

*成人型多囊肾　autosomal dominant polycystic kidney disease, ADPKD　12.046

程序性细胞死亡蛋白-1　programmed cell death protien-1, PD-1　02.055

*持续性宫外孕　persistent ectopic pregnancy　06.020

持续性葡萄胎　persistent mole　04.258

持续性异位妊娠　persistent ectopic pregnancy　06.020

持续性右脐静脉　persistent right umbilical vein, PRUV　12.049

持续性枕横位　persistent occiput transverse position　18.040

持续性枕后位　persistent occipitoposterior position　18.039

耻骨弓角度　angle of subpubic arch　11.019

耻骨后膀胱尿道悬吊术　retropubic urethropexy　05.044

耻骨联合分离　pubic symphysis diastasis　06.062

耻骨上加压法　suprapubic pressure　18.057

重复异位妊娠　recurrent ectopic pregnancy　06.019

出口横径　transverse outlet　11.018

出口后矢状径　posterior sagittal diameter of outlet　11.013

*出生前诊断　antenatal diagnosis　12.055

出生缺陷　birth defect　15.001

出血性输卵管炎　hemorrhagic salpingitis　06.028

初产妇　primipara　17.073

初次肿瘤细胞减灭术　primary cytoreductive surgery　04.248

初乳　colostrum　20.015

处女膜闭锁　imperforate hymen　08.010

*触发点　trigger point　06.056

穿透性胎盘植入　placenta percreta　16.015

雌激素受体　estrogen receptor, ER　02.050

*雌激素依赖型子宫内膜癌　estrogen-dependent endometrial carcinoma　04.128

次广泛子宫切除术　subradical hysterectomy　04.076

促宫颈成熟　cervical ripening　18.052

*醋酸目视检查　visual inspection with acetic acid, VIA　02.066

*催产素　oxytocin　19.030

催乳　inducing lactation　20.018

*脆骨病　osteogenesis imperfecta，OI　12.053

*脆骨–蓝巩膜–耳聋综合征　osteogenesis imperfecta，OI　12.053

错配修复基因　mismatch repair gene，MMR gene　02.054

D

大量输血方案　massive transfusion protocol，MTP　19.022

大于孕龄儿　large for gestational age infant，LGA　15.014

丹迪–沃克综合征　Dandy-Walker syndrome，DWS　12.032

单纯性外阴阴道假丝酵母菌病　simple vulvovaginal candidiasis　03.009

单核苷酸多态性阵列　single nucleotide polymorphism array，SNP array　12.081

单基因遗传病　single gene inherited disease　12.010

单角子宫　unicornous uterus　08.035

单孔腹腔镜手术　single port laparoscopic surgery　02.087

单卵双胎　monozygotic twins　15.025

单脐动脉　single umbilical artery　16.034

单绒毛膜单羊膜囊双胎　monochorionic monoamniotic twins　15.028

单绒毛膜双羊膜囊双胎　monochorionic diamniotic twins　15.027

单臀先露　frank breech presentation　10.017

单心房　single atrium　15.007

单心室　single ventricle　15.008

*单一切口腹腔镜手术　single port laparoscopic surgery　02.087

胆固醇碳链裂解酶缺陷症　cholesterol desmolase deficiency　08.066

胆酶分离　enzyme bilirubin separate　14.020

导乐分娩　doula　17.078

等臂染色体　isochromosome　12.067

低出生体重儿　low birth weight infant　13.040

低级别宫颈鳞状上皮内病变　low-grade cervical squamous intraepithelial lesion，LSIL　04.030

低级别宫颈腺上皮内瘤变　low-grade cervical glandular intraepithelial neoplasia，LG-CGIN　04.047

低级别卵巢浆液性癌　low-grade serous carcinoma of ovary　04.149

低级别子宫内膜间质肉瘤　low-grade endometrial stromal sarcoma，LG-ESS　04.118

低危型人乳头瘤病毒　low risk human papilloma virus　02.042

低位直肠阴道瘘　low rectovaginal fistula　05.011

低张性子宫收缩乏力　hypotonic uterine inertia　18.011

低置胎盘　low-lying placenta　16.005

滴虫性阴道炎　trichomonal vaginitis　03.007

底蜕膜　decidua basalis　09.033

骶耻外径　external conjugate　11.017

骶骨固定术　sacrocolpopexy　05.029

骶棘韧带固定术　sacrospinous ligament fixation，SSLF　05.030

骶前神经切断术　presacral neurectomy，PSN　06.064

骶前位　sacroanterior，SA　10.026

第二产程　second stage of labor　17.062

第二产程延长　protracted second stage　18.008

第三产程　third stage of labor　17.068

第一产程　first stage of labor　17.049

电子胎心监护　electronic fetal monitoring　11.022

顶体反应　acrosome reaction　09.010

动脉导管未闭　patent ductus arteriosus，PDA　14.005

对角径　diagonal conjugate，DC　11.010

多基因遗传病　polygenic inherited disease　12.011

多囊性肾发育不良　multicystic dysplastic kidney，MCDK　12.047

多胎妊娠　multiple pregnancy　15.021

多胎异位妊娠　multiple ectopic pregnancy　06.015

E

额先露　brow presentation　10.015

恶露　lochia　20.004

*恶性米勒管混合瘤　malignant mixed Müllerian tumor　04.135

肛门检查 rectal examination 17.061

*肛门阴道瘘 low rectovaginal fistula 05.011

高级别宫颈鳞状上皮内病变 highgrade cervical squamous intraepithelial lesion, HSIL 04.031

高级别宫颈腺上皮内瘤变 high-grade cervical glandular intraepithelial neoplasia, HG-CGIN 04.048

高级别卵巢浆液性癌 high-grade serous carcinoma of ovary 04.150

高级别子宫内膜间质肉瘤 high-grade endometrial stromal sarcoma, HG-ESS 04.119

高能聚焦超声 high intensity focused ultrasound, HIFU 04.113

高危儿 high risk fetus 11.021

高危型人乳头瘤病毒 high risk human papilloma virus 02.041

高位直肠阴道瘘 high rectovaginal fistula 05.013

高位子宫骶韧带悬吊术 high uterosacral ligament suspension, HUS 05.031

高血压急症 hypertensive emergency 13.033

高血压脑病 hypertensive encephalopathy 13.034

高张性子宫收缩乏力 hypertonic uterine inertia 18.012

高直后位 posterior sincipital presentatioin 18.043

高直前位 anterior sincipital presentation 18.042

高直位 sincipital presentation 18.041

*睾丸女性化综合征 testicular feminization syndrome 08.067

睾丸退化 testicular degeneration 08.064

睾丸型性发育异常 sex development of testicular disorder 08.055

隔离肺 pulmonary sequestration 12.038

*根治性宫颈切除术 radical trachelectomy, RT 04.086

弓形虫病 toxoplasmosis 14.022

弓形子宫 arcuate uterus 08.042

公平原则 principle of fairness 12.007

供血儿 donor twin 15.031

宫底高度 fundal height 11.006

宫角妊娠 cornual pregnancy 06.009

*宫颈 cervix uteri 01.008

宫颈癌 cervical cancer 04.057

*宫颈癌根治术 radical hysterectomy 04.077

宫颈癌临床分期 clinical staging of cervical cancer 04.074

宫颈癌肉瘤 cervical carcinosarcoma 04.071

*宫颈癌最小根治术 minimal radical surgery 04.078

宫颈病变 cervical lesion 04.028

宫颈残端癌 stump carcinoma of cervix 04.073

宫颈成熟度评分 Bishop score 11.020

宫颈电灼 electrocautery of cervix 04.053

宫颈恶性黑色素瘤 cervical malignant melanoma 04.072

*宫颈恶性米勒管混合瘤 cervical malignant mixed Müllerian tumor 04.071

宫颈肥大 hypertrophy of cervix 03.019

宫颈环形电切除术 loop electrosurgical excision procedure, LEEP 04.056

宫颈环扎术 cervical cerclage 13.053

宫颈混合癌 mixed cervical carcinoma 04.069

宫颈机能不全 cervical incompetence, CIC 13.051

宫颈激光消融 cervical laser ablation 04.052

宫颈结核 cervical tuberculosis 03.036

宫颈解剖学内口 anatomical internal orifice of cervix uteri 17.024

宫颈浸润性鳞状细胞癌 infiltrating squamous cell carcinoma of cervix 04.059

*宫颈扩张期 cervical dilation stage 17.049

宫颈冷刀锥切术 cold knife conization, CKC 04.055

宫颈冷冻治疗 cervical cryotherapy 04.051

宫颈鳞状上皮化 cervical squamous epithelialization 04.045

宫颈鳞状上皮化生 cervical squamous metaplasia 04.044

宫颈鳞状上皮内病变 cervical squamous intraepithelial lesion 04.029

*宫颈糜烂 cervical erosion 03.020

宫颈妊娠 cervical pregnancy 06.011

宫颈上皮内瘤变 cervical intraepithelial neoplasia, CIN 04.032

宫颈上皮内瘤变1级 cervical intraepithelial neoplasia Ⅰ, CIN Ⅰ 04.033

宫颈上皮内瘤变2级 cervical intraepithelial neoplasia Ⅱ, CIN Ⅱ 04.034

宫颈上皮内瘤变3级 cervical intraepithelial neoplasia Ⅲ, CIN Ⅲ 04.035

宫颈缩短 cervical shortening 13.052

宫颈微小浸润性鳞状细胞癌 microscopic infiltrating squamous cell carcinoma of cervix 04.058

宫颈物理治疗 cervical physiotherapy 04.050

宫颈息肉 cervical polyp 03.018

宫颈细胞学贝塞斯达报告系统　the Bethesda system for reporting cervical cytology　02.031

宫颈腺癌　cervical adenocarcinoma　04.066

宫颈腺囊肿　cervical adenocele　04.043

宫颈腺肉瘤　cervical adenosarcoma　04.070

宫颈腺上皮内瘤变　cervical glandular intraepithelial neoplasia，CGIN　04.046

*宫颈腺体不典型增生　atypical endocervical glandular hyperplasia　04.047

宫颈1型转化区　cervical transformation zone type 1　04.040

宫颈2型转化区　cervical transformation zone type 2　04.041

宫颈3型转化区　cervical transformation zone type 3　04.042

*宫颈移行带　cervical transformation zone　04.039

宫颈原位腺癌　adenocarcinoma in situ of cervix　04.068

宫颈粘连　cervical adhesion　02.084

宫颈柱状上皮异位　ectopic columnar epithelium of cervix　03.020

宫颈转化区　cervical transformation zone　04.039

宫颈纵隔　cervical septum　08.031

宫颈组织学内口　histological internal orifice of cervix uteri　17.025

宫口扩张曲线　uterine orifice dilatation curve　17.058

宫内外复合妊娠　intrauterine and extrauterine compound pregnancy　06.017

*宫内诊断　intrauterine diagnosis　12.055

宫腔镜　hysteroscopy　02.068

宫腔镜并发症　hysteroscopic complication　02.079

宫腔镜宫腔异物取出术　hysteroscopic foreign body extraction　02.078

宫腔镜宫腔粘连松解术　hysteroscopic adhesiolysis　02.077

宫腔镜检查术　hysteroscopic surgery　02.072

宫腔镜子宫肌瘤切除术　hysteroscopic myomectomy　02.075

宫腔镜子宫内膜切除术　hysteroscopic endometrial resection　02.073

宫腔镜子宫内膜息肉切除术　hysteroscopic endometrial polypectomy　02.074

宫腔镜子宫纵隔切除术　hysteroscopic uterine septum resection　02.076

宫腔球囊填塞　intrauterine balloon tamponade　19.019

宫腔纱条填塞　intrauterine gauze packing　19.018

宫腔填塞　intrauterine tamponade　19.017

宫腔粘连　intrauterine adhesion　02.083

宫缩过频　uterine tachysystole　11.040

宫外多胎妊娠　multiple extrauterine pregnancy　06.016

*宫外孕　ectopic pregnancy　06.002

佝偻病性扁平骨盆　rachitic flat pelvis　18.027

骨产道　bony birth canal　17.012

骨产道异常　abnormalities of bony pelvis　18.024

骨盆　pelvis　01.011

骨盆出口　pelvic outlet, inferior pelvic aperture　01.014

骨盆出口平面　pelvic outlet plane　17.018

骨盆出口平面狭窄　contracted pelvic outlet　18.031

骨盆出口前后径　anteroposterior diameter of pelvic outlet　17.019

骨盆出口前矢状径　anterior sagittal diameter of pelvic outlet　17.020

骨盆底　pelvic floor　01.012

骨盆内测量　internal pelvimetry　11.009

骨盆倾斜度　inclination of pelvis　17.022

骨盆入口　pelvic inlet, superior pelvic aperture　01.013

骨盆入口横径　transverse diameter of pelvic inlet　17.015

骨盆入口平面　pelvic inlet plane　17.013

骨盆入口平面狭窄　contracted pelvic inlet　18.025

骨盆入口前后径　anteroposterior diameter of pelvic inlet　17.014

骨盆入口斜径　oblique diameter of pelvic inlet　17.016

*骨盆上口　pelvic inlet, superior pelvic aperture　01.013

骨盆外测量　external pelvimetry　11.014

*骨盆下口　pelvic outlet, inferior pelvic aperture　01.014

骨盆轴　pelvic axis　17.021

灌流系统　perfusion system　02.071

光动力治疗　photodynamic therapy，PDT　04.054

广泛性宫颈切除术　radical trachelectomy，RT　04.086

广泛性子宫切除术　radical hysterectomy　04.077

规律宫缩　regular uterine contraction　17.051

过度水化综合征　hyperhydration syndrome　02.081

过期产　postterm labor　17.004

*过期流产　missed abortion　13.018

过期妊娠　postterm pregnancy　13.055

H

5α-还原酶缺陷症　5α-reductase deficiency　08.065

*合体细胞性子宫内膜炎　syncytial endometritis　04.264

核型分析　karyotype analysis　12.075

黑加征　Hegar sign　09.039

横径狭窄骨盆　transversely contracted pelvis　18.033

后囟门　posterior fontanel　17.033

忽略性肩先露　neglected shoulder presentation　10.021

环状染色体　ring chromosome　12.065

黄体破裂　rupture of corpus luteum　06.022

黄体期出血　premenstrual spotting　02.008

*回乳　lactation suppression　20.019

会阴Ⅰ度裂伤　first-degree perineal laceration，type Ⅰ female genital multilation　19.007

会阴Ⅱ度裂伤　second-degree perineal laceration，type Ⅱ female genital multilation　19.008

会阴Ⅲ度裂伤　third-degree perineal laceration，type Ⅲ female genital multilation　19.009

会阴Ⅳ度裂伤　fouth-degree perineal laceration，type Ⅳ female genital multilation　19.010

会阴后–侧切开术　postero-lateral episiotomy　17.066

会阴切开术　episiotomy　17.065

会阴正中切开术　median episiotomy　17.067

*混合臀先露　complete breech presentation　10.018

活[体]组织检查　biopsy　02.057

活跃期　active phase　17.052

活跃期停滞　arrested active phase　18.005

活跃期延长　protracted active phase　18.004

J

机器人辅助腹腔镜手术　robot-assisted laparoscopic surgery　02.088

积水性无脑畸形　hydranencephaly　15.006

*基蜕膜　decidua basalis　09.033

p53基因　p53 gene　02.052

基因组疾病　genomic disease　12.009

基因组印记　genomic imprinting　02.056

奇神经节阻滞　ganglion impar block，Walther ganglion block　06.066

畸胎瘤伴恶性转化　teratoma with malignant transformation　04.210

畸形骨盆　pelvic deformity　18.035

稽留流产　missed abortion　13.018

极低出生体重儿　very low birth weight，VLBW　13.041

急产　precipitate labor　18.018

*急性附件炎　acute salpingo-oophoritis　03.026

急性宫颈炎　acute cervicitis　03.016

急性阑尾炎　acute appendicitis　14.054

急性盆腔腹膜炎　acute pelvic peritonitis　03.028

急性盆腔结缔组织炎　acute pelvic connective tissue inflammation　03.029

急性输卵管积脓　acute tubal empyema，acute pyosalpinx　03.025

急性输卵管卵巢脓肿　acute fallopian tube ovarian abscess，acute tubo-ovarian abscess　03.027

急性输卵管卵巢炎　acute salpingo-oophoritis　03.026

急性输卵管炎　acute salpingitis　03.024

急性胎儿窘迫　acute fetal distress　15.016

急性羊水过多　acute polyhydramnios　16.040

急性胰腺炎　acute pancreatitis　14.055

急性子宫肌炎　acute uterine myositis　03.023

急性子宫内膜炎　acute endometritis　03.022

脊柱裂　spina bifida　15.002

继发性腹腔妊娠　secondary abdominal pregnancy　06.007

继发性卵巢子宫内膜异位囊肿　secondary ovarian endometrioma　07.004

继发性子宫收缩乏力　secondary uterine inertia　18.014

家族性复发性葡萄胎　familial recurrent hydatidiform mole　04.257

*甲亢危象　hyperthyroidism crisis　14.046

甲胎蛋白　alpha-fetoprotein，AFP　02.047

甲状腺危象　thyroid crisis　14.046

假临产　false labor　17.045

假性子宫阔韧带肌瘤　false broad ligament leiomyoma　04.097

假孕疗法　pseudopregnancy therapy　07.007

*间期肿瘤细胞减灭术　interval cytoreductive surgery

04.249

间质性膀胱炎　interstitial cystitis，IC　06.048

肩难产　shoulder dystocia　18.054

肩前位　scapuloanterior，ScA　10.027

肩先露　shoulder presentation　10.020

见红　show　17.046

*间歇性肿瘤细胞减灭术　interval cytoreductive surgery　04.249

浆液恶露　lochia serosa　20.006

角化型宫颈浸润性鳞状细胞癌　keratinizing infiltrating squamous cell carcinoma of cervix　04.064

接触性出血　contact bleeding　02.004

解剖型压力性尿失禁　anatomical stress urinary incontinence　05.038

筋膜外子宫切除术　extrafascial hysterectomy　04.075

紧急宫颈环扎术　emergency cervical cerclage　13.054

浸软胎儿　soaked fetus　13.012

经闭孔尿道中段无张力悬吊术　transobturator mid-urethral sling procedure　05.048

经产妇　multipara　17.074

经耻骨后尿道中段无张力悬吊术　retropubic mid-urethral sling procedure　05.049

经导管动脉栓塞　transcatheter arterial embolization，TAE　19.021

经间期出血　intermenstrual bleeding　02.005

经皮脐血管穿刺术　percutaneous umbilical blood sampling，PUBS　12.072

经阴道后穹隆穿刺术　transvaginal culdocentesis　02.064

经阴道尿道中段无张力悬吊术　mid-urethral tension-free vaginal tape procedure，TVT　05.047

精子成熟　sperm maturation　09.003

精子发生　spermatogenesis　09.002

精子获能　sperm capacitation　09.009

精子运行　sperm transport　09.008

颈管型宫颈浸润性鳞状细胞癌　cervical canal infiltrating squamous cell carcinoma of cervix　04.062

颈后皮肤褶皱　nuchal fold，NF　12.024

静脉导管　ductus venosus，DV　11.045

静脉导管缺如　agenesis of ductus venosus　12.050

静息型滋养细胞疾病　quiescent gestational trophoblastic disease，Q-GTD　04.266

巨大胎儿　fetal macrosomia　15.013

巨细胞病毒感染　cytomegalovirus infection　14.025

巨幼细胞贫血　megaloblastic anemia　14.038

绝经后阴道出血　postmenopausal vaginal bleeding　02.009

均小骨盆　generally contracted pelvis　18.034

K

开放性脊柱裂　spina bifida aperta　15.004

开放性胎儿手术　open fetal surgery　15.044

抗磷脂综合征　antiphospholipid syndrome　13.008

抗米勒管激素　anti-Müllerian hormone　08.007

颏前位　mentoanterior，MA　10.025

可逆性后部脑病综合征　posterior reversible encephalopathy syndrome，PRES　13.035

克兰费尔特综合征　Klinefelter syndrome　08.069

口服葡萄糖耐量试验　oral glucose tolerance test，OGTT　14.053

溃疡型宫颈浸润性鳞状细胞癌　ulcerative infiltrating squamous cell carcinoma of cervix　04.063

阔韧带妊娠　broad ligament pregnancy　06.013

L

梨状肌综合征　piriformis syndrome　06.061

连体双胎　conjoined twins　15.029

良性转移性平滑肌瘤　benign metastasizing leiomyoma　04.106

林奇综合征　Lynch syndrome　04.130

临产　labor　17.047

临床甲减　overt hypothyroidism　14.047

淋病　gonorrhea　14.027

鳞-柱交接部　squamocolumnar junction，SCJ　04.036

鳞状细胞癌抗原　squamous cell carcinoma antigen，SCCA　02.049

流产　abortion，miscarriage　13.001

漏斗型骨盆　funnel shaped pelvis　18.032

*鲁氏碘液目视检查　visual inspection with Lugol io-

M

N

脑积水　hydrocephalus　15.005

脑裂畸形　schizencephaly　12.034

脑膨出　encephalocele　12.027

内生型宫颈浸润性鳞状细胞癌　endophytic infiltrating squamous cell carcinoma of cervix　04.061

内转胎位术　internal version　18.048

*念珠菌性阴道炎　candidal vaginitis　03.008

*尿道高活动性压力性尿失禁　urethral hypermobility stress urinary incontinence　05.038

尿道内括约肌障碍型尿失禁　stress urinary inconti-nence with intrinsic sphincteric deficiency　05.039

尿道膨出　urethrocele　05.018

尿道阴道瘘　urethrovaginal fistula　05.006

尿动力学检查　urodynamic study，UDS　05.043

尿瘘　urinary fistula　05.002

尿囊　allantois　09.030

尿生殖窦　urogenital sinus　08.009

尿生殖嵴　urogenital ridge　08.003

*尿失禁压力诱发试验　bladder stress test　05.040

女性盆底　female pelvic floor　05.015

P

排卵　ovulation　09.005

膀胱宫颈瘘　vesicocervical fistula　05.004

*膀胱颈抬高试验　Marshall-Bonney test　05.041

膀胱膨出　cystocele　05.019

膀胱输尿管阴道瘘　vesicoureterovaginal fistula　05.008

膀胱阴道瘘　vesicovaginal fistula　05.005

膀胱子宫瘘　vesicouterine fistula　05.003

胚层分化　germ layer differentiation　09.021

胚胎　embryo　01.017

胚胎发生　embryogenesis　09.011

*配子印迹　gametic imprinting　02.056

盆底功能障碍性疾病　pelvic floor dysfunction，PFD　05.014

盆底康复治疗　pelvic floor rehabilitation　05.027

盆底三腔室理论　three compartment of pelvic floor theory　05.036

盆底张力性肌痛　pelvic floor tension myalgia　06.054

盆底整体理论　integral theory of plevic floor　05.034

盆底重建手术　pelvic floor reconstructive surgery　05.033

盆腔包裹性积液　pelvic encapsulated effusion　02.013

盆腔腹膜结核　pelvic-peritoneal tuberculosis　03.037

盆腔廓清术　pelvic exenteration　04.088

盆腔淋巴结清扫术　pelvic lymphadenectomy　04.087

盆腔器官脱垂　pelvic organ prolapse，POP　05.016

盆腔器官脱垂定量分期　pelvic organ prolapse quanti-fication system，POP-Q system　05.025

盆腔填塞　pelvic tamponade　19.028

盆腔血管结扎　pelvic vascular ligation　19.025

盆腔炎性疾病　pelvic inflammatory disease　03.021

盆腔炎性疾病后遗症　sequelae of pelvic inflammatory disease　03.031

盆腔淤血综合征　pelvic congestion syndrome，PCS　06.067

盆腔粘连　pelvic adhesion　06.042

膨宫　uterine distention　02.069

膨宫介质　uterine distending medium　02.070

皮下气肿　subcutaneous emphysema　02.089

胼胝体发育不良　hypoplasia of corpus callosum，HpCC　12.031

胼胝体缺如　agenesis of corpus callosum，ACC　12.030

剖宫产瘢痕妊娠　cesarean scar pregnancy，CSP　06.010

剖宫产瘢痕妊娠清除术　resection of cesarean scar pregnancy　06.040

剖宫产术　cesarean section　18.049

剖宫产术后再次妊娠阴道分娩　vaginal birth after cesarean，VBAC　17.076

剖宫产术后再次妊娠阴道试产　trial of labor after cesarean section　17.075

葡萄胎　hydatidiform mole　04.252

普通型宫颈腺癌　common cervical adenocarcinoma　04.067

Q

脐带　umbilical cord　09.031

脐带缠绕　umbilical cord entanglement　16.024

脐带长度异常　abnormal umbilical cord length　16.025

脐带帆状附着　cord velamentous insertion　16.032

脐带过长　excessively long umbilical cord　16.027

脐带过短　excessively short umbilical cord　16.026

脐带畸胎瘤　umbilical cord teratoma　16.038

脐带假结　false umbilical cord knot　16.028

脐带囊肿　umbilical cord cyst　16.036

脐带扭转　torsion of umbilical cord　16.030

脐带脱垂　prolapse of umbilical cord　16.023

脐带先露　presentation of umbilical cord　16.022

脐带血管瘤　umbilical cord hemangioma　16.037

脐带异常　abnormalities of umbilical cord　16.021

脐带真结　true umbilical cord knot　16.029

脐动脉搏动指数　umbilical arterial pulsatility index, UA-PI　11.047

脐动脉收缩期/舒张期血流比值　umbilical arterial systolic/diastolic ratio, UA-*S/D*　11.046

脐动脉阻力指数　umbilical arterial resistive index, UA-RI　11.048

脐疝　exomphalos　15.010

脐血管血栓　thrombosis of umbilical vessels, TUV　16.035

气体栓塞　gas embolism　02.082

髂腹股沟神经阻滞　ilioinguinal nerve block　06.058

髂腹下神经阻滞　iliohypogastric nerve block　06.057

髂棘间径　interspinal diameter　11.015

髂嵴间径　intercrestal diameter　11.016

髂内动脉结扎　internal iliac artery ligation　19.027

前不均倾位　anterior asynclitism　18.044

前脑无裂畸形　holoprosencephaly　12.028

前哨淋巴结绘图活检　sentinel lymph node mapping biopsy　04.139

前庭大腺囊肿　Bartholin cyst, Bartholin gland cyst　03.006

前庭大腺脓肿　abscess of Bartholin gland, Bartholin gland abscess　03.005

前庭大腺炎　bartholinitis　03.004

前囟门　anterior fontanel　17.032

前置胎盘　placenta previa　16.001

前置血管　vasa previa　16.033

潜伏期　latent phase　17.050

潜伏期延长　prolonged latent phase　18.003

强直性子宫收缩　tetanic contraction of uterus　18.020

21-羟化酶缺陷症　21-hydroxylase deficiency　08.056

11β-羟化酶缺陷症　11β-hydroxylase deficiency　08.057

17α-羟化酶缺陷症　17α-hydroxylase deficiency　08.059

3β-羟基类固醇脱氢酶缺陷症　3β-hydroxysteroid dehydrogenase deficiency　08.058

侵蚀性葡萄胎　invasive mole　04.260

*亲代印迹　parental imprinting　02.056

球拍状胎盘　battledore placenta　16.031

屈大腿助产法　McRoberts maneuver　18.056

全基因组测序　whole genome sequencing, WGS　12.082

全外显子组测序　whole exome sequencing, WES　12.079

缺铁性贫血　iron deficiency anemia　14.037

*StAR缺陷症　StAR deficiency　08.066

R

染色体病　chromosomal disease　12.008

染色体重复　chromosomal duplication　12.061

染色体重排　chromosomal rearrangement　12.063

染色体倒位　chromosomal inversion　12.060

染色体多倍体　chromosomal polyploid　12.062

染色体非整倍体异常　aneuploidy chromosome abnormality　12.017

染色体嵌合体　chromosome mosaicism　12.056

染色体缺失　chromosomal deletion　12.058

染色体微缺失　chromosomal microdeletion　12.059

染色体微阵列分析　chromosomal microarray analysis,

CMA　12.077

*Y染色体性别决定区　Y chromosome sex determining region　08.006

染色体易位　chromosomal translocation　12.057

热球子宫内膜去除术　uterine balloon thermo-ablation, UBT　04.137

人附睾蛋白4　human epididymis protein 4, HE4　02.045

人工流产　artificial abortion, induced abortion　13.003

人工破膜　artificial rupture of membrane　17.054

人绒毛膜促性腺激素　human chorionic gonadotropin,

hCG 02.043

人乳头瘤病毒 human papilloma virus，HPV 02.040

人乳头瘤病毒疫苗 human papilloma virus vaccine，HPV vaccine 04.049

妊娠 pregnancy 01.015

妊娠耻骨联合分离 separation of pubic symphysis of pregnancy 20.013

妊娠腹直肌分离 rectus abdominis diastasis of pregnancy 20.012

妊娠合并慢性高血压 chronic hypertension in pregnancy 13.030

妊娠合并先天性心脏病 congenital heart disease in pregnancy 14.002

妊娠合并心脏病 cardiovascular disorder in pregnancy 14.001

妊娠合并重型肝炎 fulminant hepatitis in pregnancy 14.019

妊娠黄褐斑 chloasma gravidarum 09.047

妊娠剧吐 hyperemesis gravidarum 13.020

妊娠囊 gestational sac，GS 10.005

妊娠期 gestational period 10.001

妊娠期肝内胆汁淤积症 intrahepatic cholestasis of pregnancy，ICP 13.037

妊娠期高血糖 hyperglycemia in pregnancy 14.049

妊娠期高血压 gestational hypertension 13.024

妊娠期高血压疾病 hypertensive disorders of pregnancy，HDP 13.023

妊娠期高血压性心脏病 hypertensive heart disease of pregnancy 14.017

妊娠期急性脂肪肝 acute fatty liver of pregnancy，AFLP 13.038

妊娠期甲状腺毒症 gestational thyrotoxicosis 14.044

妊娠期尖锐湿疣 condyloma acuminata in pregnancy 14.031

妊娠期贫血 anemia in pregnancy 14.036

妊娠期糖尿病 gestational diabetes mellitus，GDM 14.052

妊娠期体重管理 management of gestational weight gain 11.052

妊娠期血容量 maternal blood volume 09.044

妊娠期血小板减少症 gestational thrombocytopenia 14.042

妊娠期一过性甲状腺毒症 gestational transient thyrotoxicosis，GTT 14.045

妊娠前糖尿病 pregestational diabetes mellitus，PGDM 14.050

妊娠试验 pregnancy test 10.003

妊娠腕管综合征 carpal tunnel syndrome in pregnancy 09.048

妊娠纹 striae gravidarum 09.046

妊娠滋养细胞疾病 gestational trophoblastic disease，GTD 04.251

妊娠滋养细胞肿瘤 gestational trophoblastic neoplasia，GTN 04.259

*绒癌 choriocarcinoma 04.261

绒毛 villus 09.025

绒毛活检术 chorionic villus sampling，CVS 12.070

绒毛膜 chorion 09.023

绒毛膜癌 choriocarcinoma 04.261

绒毛膜板 chorionic plate 09.024

绒毛膜羊膜炎 chorioamnionitis 16.019

溶血-肝酶升高-血小板减少综合征 hemolysis，elevated liver enzymes，and low platelets syndrome，HELLP syndrome 13.036

肉眼醋酸染色试验 visual inspection with acetic acid，VIA 02.066

肉眼碘染色试验 visual inspection with Lugol iodine，VILI 02.067

乳头皲裂 nipple cracking 20.020

乳腺癌相关基因 breast cancer-related gene，*BRCA* 02.053

乳胀 breast engorgement 20.017

软产道 soft birth canal 17.023

软产道裂伤 soft birth canal laceration 19.006

软产道异常 abnormalities of soft birth canal 18.036

软骨发育不全 achondroplasia 12.052

软指标 soft marker 12.018

S

三合诊检查 rectovaginal examination 02.022

21三体综合征 trisomy 21 syndrome 12.020

桑葚胚 morula 09.014

沙眼衣原体感染 chlamydia trachomatis infection

酸误吸综合征　acid pulmonary aspiration syndrome
　02.091
缩宫素　oxytocin　19.030

缩宫素激惹试验　oxytocin challenge test，OCT
　11.042

<h1 style="text-align:center">T</h1>

胎产式　fetal lie　10.010
胎动计数　fetal movement counting　15.019
胎儿　fetus　01.018
胎儿大脑中动脉收缩期峰值流速　fetal middle cere-
　bral artery-peak systolic velocity，fetal MCA-PSV
　11.049
胎儿肝内钙化灶　fetal liver calcification　12.051
胎儿宫内输血术　intrauterine transfusion，IUT　15.042
胎儿畸形　fetal malformation　17.034
胎儿颈后透明层厚度　nuchal translucency，NT
　12.025
胎儿镜手术　fetoscopic surgery　15.041
胎儿窘迫　fetal distress　15.015
胎儿生物物理评分　fetal biophysical profile，BPP
　11.044
胎儿生长受限　fetal growth restriction　15.011
胎儿手术　fetal surgery　15.039
胎儿酸中毒　fetal acidosis　15.017
胎儿心动过缓　fetal bradycardia　11.025
胎儿心动过速　fetal tachycardia　11.024
胎儿循环　fetal circulation　09.037
胎儿组织活检［术］　fetal tissue biopsy　12.073
胎方位　fetal position　10.023
胎粪性腹膜炎　meconium peritonitis　12.048
胎膜　fetal membrane　09.022
胎膜破裂　rupture of membrane　17.053
胎膜早破　prelabor rupture of membrane，PROM
　16.016
胎盘　placenta　09.026
胎盘剥离　placental separation　17.069
胎盘部位过度反应　exaggerated placental site，EPS
　04.264
胎盘部位结节　placental site nodule　04.265
胎盘部位滋养细胞肿瘤　placental site trophoblastic
　tumor，PSTT　04.262
胎盘混合型剥离　mixed placental abruption　16.010
胎盘前置状态　placenta preposition　16.006
胎盘浅着床　superficial implantation of placenta　13.032

胎盘嵌顿　placental incarceration　18.022
胎盘胎膜部分残留　retained placenta and fetal mem-
　brane　19.005
胎盘显性剥离　revealed placental abruption　16.008
胎盘隐性剥离　concealed placental abruption　16.009
胎盘早剥　placental abruption　16.007
胎盘粘连　placenta accreta　16.013
胎盘植入　placenta increta　16.014
胎盘植入性疾病　placenta accreta spectrum，PAS
　16.012
胎盘滞留　retained placenta　19.004
胎头拔露　head visible on vulval gapping　17.063
胎头俯屈　flexion of fetal head　17.039
胎头复位　restitution of fetal head　17.042
胎头跨耻征　head above pubis sign　18.029
胎头内旋转　internal rotation of fetal head　17.040
胎头外旋转　external rotation of fetal head　17.043
胎头吸引术　vacuum extraction　18.051
胎头下降　descent of fetal head　17.038
胎头下降曲线　fetal head descent curve　17.059
胎头下降停滞　arrested descent　18.007
胎头下降延缓　protracted descent　18.006
胎头衔接　engagement of fetal head　17.037
胎头仰伸　extension of fetal head　17.041
胎头着冠　crowning of head　17.064
胎位异常　abnormal fetal position　18.038
胎先露　fetal presentation　10.011
胎心率变异减速　variable deceleration of fetal heart
　rate　11.034
胎心率变异消失　absent variability of fetal heart rate
　11.027
胎心率反复性减速　recurrent deceleration of fetal heart
　rate　11.036
胎心率基线　fetal heart rate baseline　11.023
胎心率基线变异　variability of fetal heart rate　11.026
胎心率加速　acceleration of fetal heart rate　11.031
胎心率间歇性减速　intermittent deceleration of fetal
　heart rate　11.037

胎心率晚期减速　late deceleration of fetal heart rate　11.033

胎心率微小变异　minimal variability of fetal heart rate　11.028

胎心率显著变异　marked variability of fetal heart rate　11.030

胎心率延长减速　prolonged deceleration of fetal heart rate　11.035

胎心率早期减速　early deceleration of fetal heart rate　11.032

胎心率正弦波形　sinusoidal fetal heart rate pattern　11.038

胎心率中等变异　normal variability of fetal heart rate　11.029

胎心内监护　internal fetal heart monitoring　17.056

胎心外监护　external fetal heart monitoring　17.055

胎姿势　fetal attitude　10.009

糖类抗原125　carbohydrate antigen 125，CA125　02.044

糖类抗原 19-9　carbohydrate antigen 19-9，CA19-9　02.046

糖尿病前期合并妊娠　prediabetes in pregnancy　14.051

特纳综合征　Turner syndrome　08.068

体细胞遗传病　somatic cell genetic disease　12.013

贴附儿　stuck twin　15.033

同期复孕　superfecundation　15.023

头盆不称　cephalopelvic disproportion　18.030

头臀长度　crown-rump length，CRL　10.007

头先露　cephalic presentation　10.012

*腿直先露　frank breech presentation　10.017

退乳　lactation suppression　20.019

蜕膜　decidua　09.034

臀牵引术　breech extraction　18.047

臀先露　breech presentation　10.016

臀助产术　assisted breech delivery　18.046

W

外倒转术　external cephalic version，ECV　18.045

外生型宫颈浸润性鳞状细胞癌　exophytic infiltrating squamous cell carcinoma of cervix　04.060

外阴部检查　vulval examination　02.015

外阴低级别鳞状上皮内病变　vulvar low-grade squamous intraepithelial lesion　04.010

外阴恶性黑色素瘤　malignant melanoma of vulva　04.014

外阴高级别鳞状上皮内病变　vulvar high-grade squamous intraepithelial lesion　04.011

外阴根治性切除术　radical vulvectomy　04.019

外阴汗腺瘤　hidradenoma of vulva　04.004

外阴黑色素痣　vulvar nevus　04.008

外阴活组织检查　vulval biopsy　02.058

外阴基底细胞癌　vulva basal cell carcinoma　04.015

外阴尖锐湿疣　condyloma acuminatum of vulva　04.001

外阴局部扩大切除术　vulval wide local excision　04.018

外阴鳞状上皮内病变　vulvar squamous intraepithelial lesion　04.009

外阴鳞状细胞癌　squamous cell carcinoma of vulva　04.013

外阴佩吉特病　Paget disease of vulva　04.002

外阴平滑肌瘤　leiomyoma of vulva　04.006

外阴前庭炎　vulvar vestibulitis　06.047

*外阴前庭综合征　vulvar vestibulitis syndrome，VVS　06.047

外阴肉瘤　sarcoma of vulva　04.017

外阴乳头状瘤　papilloma of vulva　04.003

*外阴上皮内瘤变　vulvar intraepithelial neoplasia，VIN　04.009

外阴痛　vulvodynia　06.046

外阴纤维瘤　fibroma of vulva　04.007

外阴腺癌　adenocarcinoma of vulva　04.016

外阴阴道假丝酵母菌病　vulvovaginal candidiasis，VVC　03.008

外阴脂肪瘤　lipoma of vulva　04.005

完全流产　complete abortion　13.017

完全臀先露　complete breech presentation　10.018

完全性葡萄胎　complete hydatidiform mole　04.253

完全性前置胎盘　complete placenta previa　16.002

完全性阴道横隔　complete transverse vaginal septum　08.018

完全性子宫破裂　complete uterine rupture　19.016

完全纵隔子宫　complete septate uterus　08.040

晚期产后出血　late postpartum hemorrhage　20.028
晚期流产　late abortion　13.006
晚期囊胚　late blastocyst　09.016
晚期妊娠　third trimester of pregnancy　10.008
晚期早产　late preterm birth　13.045
晚期足月妊娠　late term pregnancy　13.058
微创胎儿手术　minimally invasive fetal surgery　15.040
韦尼克脑病　Wernicke encephalopathy　13.022
围产期　perinatal period, peripartum　11.002
围产期保健　perinatal care　11.050
围产期心肌病　peripartum cardiomyopathy, PPCM
　14.018
围产期子宫切除术　peripartum hysterectomy　19.029
围产医学　perinatology　01.004
围排卵期出血　periovulation spotting　02.007
萎缩性阴道炎　atrophic vaginitis　03.014
未分化子宫肉瘤　undifferentiated uterine sarcoma
　04.120
未知部位妊娠　pregnancy of unknown location, PUL
　06.018
未足月胎膜早破　preterm prelabor rupture of mem-
　brane, PPROM　16.018

乌龟征　turtle sign　18.055
无创产前检测技术　noninvasive prenatal test，NIPT
　12.019
*无孔处女膜　imperforate hymen　08.010
无孔阴道斜隔　oblique vaginal septum without hole
　08.022
无孔阴道斜隔合并宫颈瘘管　oblique vaginal septum
　without hole combined with cervical fistula　08.024
无明确诊断意义的不典型鳞状细胞　atypical squa-
　mous cell of undetermined significance, ASC-US
　02.034
无脑回畸形　lissencephaly　12.033
无脑畸形　anencephaly　12.026
无胚芽流产　anembryonic miscarriage　13.009
无气腹腹腔镜手术　gasless laparoscopic surgery
　02.086
无倾向性原则　principle of nontendency　12.005
无上皮内病变或恶性病变　negative for intraepithelial
　lesion or malignancy，NILM　02.032
*无心畸胎　acardiac twin　15.035
无应激试验　non-stress test, NST　11.041

X

细菌性阴道病　bacterial vaginosis, BV　03.012
下生殖道感染　infection of lower genital tract　03.002
先天梅毒　congenital syphilis　14.030
先天性低促性腺激素性腺功能低下　congenital
　hypogonadotropic hypogonadism　08.060
先天性风疹综合征　congenital rubella syndrome
　14.024
先天性膈疝　congenital diaphragmatic hernia, CDH
　12.041
先天性宫颈发育异常　congenital anomaly of cervix
　08.025
先天性宫颈管狭窄　congenital stenosis of cervical
　canal　08.029
*先天性卵巢发育不全　congenital agenesis of ovary
　08.068
先天性囊性腺瘤样畸形　congenital cystic adenomatoid
　malformation　12.037
先天性脑穿通畸形　congenital porencephaly　12.035
*先天性胼胝体缺失　agenesis of corpus callosum,

ACC　12.030
*先天性生精小管发育不全综合征　Klinefelter syn-
　drome　08.069
先天性无子宫　congenial absence of uterus　08.032
*先天性无[子]宫颈　congenital absence of cervix
　08.026
*先天性异常　congenital anomaly　15.001
*先天性子宫阴道缺如综合征　Mayer-Rokitansky-
　Küster-Hauser syndrome　08.013
先兆临产　threatened labor　17.044
先兆流产　threatened abortion　13.014
先兆早产　threatened preterm labor　13.048
先兆子宫破裂　threatened uterine rupture　19.014
*先兆子痫　preeclampsia　13.025
线粒体遗传病　mitochondrial genetic disease　12.012
小于孕龄儿　small for gestational age infant，SGA
　15.012
*协调性子宫收缩乏力　hypotonic uterine inertia
　18.011

协调性子宫收缩过强 coordinated uterine hyperstimulation 18.016

心肌炎 myocarditis 14.016

新生儿吸入性肺炎 neonatal aspiration pneumonia 16.020

囟门 fontanel 17.031

A型广泛性子宫切除术 type A radical hysterectomy 04.078

B型广泛性子宫切除术 type B radical hysterectomy 04.079

C型广泛性子宫切除术 type C radical hysterectomy 04.080

C1型广泛性子宫切除术 type C1 radical hysterectomy 04.081

C2型广泛性子宫切除术 type C2 radical hysterectomy 04.082

D型广泛性子宫切除术 type D radical hysterectomy 04.083

D1型广泛性子宫切除术 type D1 radical hysterectomy 04.084

D2型广泛性子宫切除术 type D2 radical hysterectomy 04.085

46, XX型女性性发育异常 46, XX type disorder of sex development 08.052

46, XY型女性性发育异常 46, XY type disorder of sex development 08.061

Ⅰ型子宫内膜癌 type Ⅰ endometrial carcinoma 04.128

Ⅱ型子宫内膜癌 type Ⅱ endometrial carcinoma 04.129

*Ⅱ型子宫切除术 type Ⅱ radical hysterectomy 04.076

*Ⅲ型子宫切除术 type Ⅲ radical hysterectomy 04.077

性传播疾病 sexually transmitted disease，STD 14.026

性交痛 dyspareunia 06.045

性决定区 sex determining region 08.006

性连锁遗传病 sex-linked genetic disease 12.068

*性腺发育不全 gonadal dysgenesis 08.053

*46, XY性腺发育不全 46, XY gonadal dysgenesis 08.062

46, XX性腺发育异常 46, XX gonadal dysplasia 08.053

46, XY性腺发育异常 46, XY gonadal dysplasia 08.062

雄激素不敏感综合征 androgen insensitivity syndrome 08.067

悬垂腹 pendulous abdomen 11.008

旋肩法 rotational maneuver 18.058

选择性胎儿生长受限 selective fetal growth restriction，sFGR 15.034

血清序贯筛查 serum sequential integrated test 12.022

血栓前状态 prethrombotic state 13.007

血小板减少 thrombocytopenia 14.040

血性恶露 lochia rubra 20.005

Y

压力试验 bladder stress test 05.040

压力性尿失禁 stress urinary incontinence 05.037

*压力性尿失禁诱发试验 bladder stress test 05.040

亚甲蓝试验 methylene blue test 05.009

亚临床甲减 subclinical hypothyroidism, SCH 14.048

延迟断脐 delayed umbilical cord clamping 13.050

延迟分娩 delayed delivery 15.038

严重产后出血 severe postpartum hemorrhage 19.002

羊膜 amnion 09.027

羊膜带综合征 amniotic band syndrome, ABS 15.037

羊膜腔穿刺术 amniocentesis 12.071

*羊膜腔感染 intraamniotic infection, IAI 16.019

羊水 amniotic fluid 09.028

羊水过多 polyhydramnios 16.039

羊水过少 oligohydramnios 16.044

羊水栓塞 amniotic fluid embolism 19.012

羊水指数 amniotic fluid index，AFI 16.043

仰卧位低血压 supine hypotension 11.053

药物性卵巢切除 medication-induced ovarian suppression 07.008

叶状绒毛膜 chorion frondosum 09.032

液基薄层细胞学检查 thinprep cytologic test, TCT 02.027

*医源性早产 therapeutic preterm birth 13.047

遗传病 genetic disease 12.002

遗传性代谢缺陷 inborn error of metabolism, IEM 12.069

*遗传性非息肉病性结直肠癌综合征 hereditary nonpolyposis colorectal cancer, HNPCC 04.130

遗传性凝血缺陷性疾病 inherited coagulation defect disease 14.043

*遗传印迹 genetic imprinting 02.056

Z

再次肿瘤细胞减灭术　secondary cytoreductive surgery　04.250

再生障碍性贫血　aplastic anemia，AA　14.039

早产　preterm birth　13.039

早产临产　preterm labor　13.049

早发型子痫前期　early onset preeclampsia　13.027

早期流产　early abortion　13.004

早期囊胚　early blastocyst　09.015

早期妊娠　first trimester of pregnancy　10.002

早期早产　very preterm birth　13.043

早期足月妊娠　early term pregnancy　13.057

早孕反应　morning sickness　10.004

*真骨盆　true pelvis　17.012

*真结合径　conjugata vera　17.014

真性子宫阔韧带肌瘤　true broad ligament leiomyoma　04.096

诊断性刮宫　diagnostic curettage　02.062

*诊刮　diagnostic curettage　02.062

枕额径　occipito frontal diameter　17.028

枕颏径　occipito mental diameter　17.030

枕前位　occipitoanterior，OA　10.024

枕下前囟径　suboccipito bregmatic diameter　17.029

枕先露　occipital presentation　10.013

阵列比较基因组杂交　array comparative genomic hybridization，aCGH　12.080

整合产前筛查　integrated prenatal screening，IPS　12.021

正常分娩　normal birth　17.001

正常宫缩　normal uterine contraction　11.039

支气管闭锁　bronchogenic atresia　12.040

支气管囊肿　bronchogenic cyst　12.039

支原体感染　mycoplasma infection　14.034

知情同意原则　principle of informed consent　12.004

直肠-腹诊检查　rectal-abdominal examination　02.023

直肠膨出　rectocele　05.021

直肠阴道瘘　rectovaginal fistula　05.010

直肠子宫陷凹疝　rectouterine fossa hernia　05.022

植入前遗传学检测　preimplantation genetic testing，PGT　12.074

指压试验　Marshall-Bonney test　05.041

治疗性早产　therapeutic preterm birth　13.047

中骨盆平面狭窄　contracted midpelvis　18.028

中骨盆前后径　anteroposterior diameter of midpelvis　17.017

中间型肿瘤细胞减灭术　interval cytoreductive surgery　04.249

中期妊娠　second trimester of pregnancy　10.006

中期早产　moderate preterm birth　13.044

*中肾旁管抑制物　anti-Müllerian hormone　08.007

中位直肠阴道瘘　mid-level rectovaginal fistula　05.012

*中央性前置胎盘　central placenta previa　16.002

*重度子痫前期　preeclampsia with severe feature　13.026

主动脉瓣关闭不全　aortic insufficiency　14.015

主动脉瓣狭窄　aortic stenosis　14.014

主动脉缩窄　coarctation of aorta　14.009

主基因　major gene　12.015

酌情筛查　contingent screening　12.023

子宫　uterus　01.007

子宫癌肉瘤　uterine carcinosarcoma　04.135

子宫按摩　uterine massage　19.023

*子宫不典型性平滑肌瘤　uterine atypical smooth muscle neoplasm, uterine atypical leiomyoma　04.109

子宫残角妊娠　pregnancy in rudimentary horn　06.012

子宫穿孔　uterine perforation　02.080

子宫动脉结扎　uterine artery branch ligation　19.026

子宫动脉栓塞术　uterine arterial embolization，UAE　04.112

子宫复旧　uterine involution　20.002

子宫复旧不全　uterine subinvolution　20.008

子宫后倾　retroversion of uterus　02.019

子宫后屈　retroflexion of uterus　02.021

子宫肌壁间肌瘤　uterine intramural myoma, uterine intramural fibroid　04.092

子宫肌壁间妊娠　uterine intramural pregnancy　06.014

子宫肌瘤　uterine myoma, uterine fibroid　04.089

子宫肌瘤变性　uterine fibroid degeneration　04.100

子宫肌瘤玻璃样变　hyaline degeneration of uterine fibroid　04.101

子宫肌瘤红色变性　red degeneration of uterine fibroid　04.103

子宫肌瘤囊性变 cystic degeneration of uterine fibroid 04.102

子宫肌瘤扭转 torsion of uterine fibroid 06.026

子宫肌瘤切除术 myomectomy 04.110

子宫肌瘤肉瘤变 sarcomatous change of uterine fibroid 04.104

*子宫肌瘤透明变性 hyaline degeneration of uterine fibroid 04.101

子宫寄生性肌瘤 uterine parasitic myoma 04.099

子宫浆膜下肌瘤 uterine subserous myoma, uterine subserous fibroid 04.093

子宫颈 cervix uteri 01.008

[子]宫颈闭锁 cervical atresia 08.028

*[子]宫颈发育不良 hypoplasia of cervix 08.026

[子]宫颈刮片 cervical pap smear 02.026

[子]宫颈管搔刮术 endocervical curettage, ECC 02.060

[子]宫颈活组织检查 cervical biopsy 02.059

[子]宫颈肌瘤 cervical myoma, cervical fibroid 04.091

*[子]宫颈缺如 cervical agenesis 08.026

*[子]宫颈刷片 cervical pap smear 02.026

[子]宫颈托 cervical pessary 13.013

[子]宫颈外口闭塞 cervical external orifice occlusion 08.027

[子]宫颈未发育 cervical agenesis 08.026

子宫痉挛性狭窄环 constriction ring of uterus 18.021

子宫静脉内平滑肌瘤病 intravenous leiomyomatosis of uterus 04.108

子宫阔韧带肌瘤 uterine broad ligamentous myoma 04.095

子宫螺旋动脉重铸 uterine spiral artery recasting 13.031

子宫内翻 inversion of uterus 17.071

子宫内膜癌 endometrial carcinoma 04.127

子宫内膜癌分期手术 staging surgery of endometrial carcinoma 04.138

子宫内膜不典型增生 endometrial atypical hyperplasia, EAH 04.126

子宫内膜活组织检查 endometrial biopsy 02.061

子宫内膜间质肉瘤 endometrial stromal sarcoma, ESS 04.117

子宫内膜浆液性癌 endometrial serous carcinoma 04.132

子宫内膜结核 endometrial tuberculosis 03.034

子宫内膜黏液性癌 endometrial mucinous carcinoma 04.133

子宫内膜去除术 endometrial ablation 04.136

子宫内膜透明细胞癌 endometrial clear cell carcinoma 04.134

子宫内膜息肉 endometrial polyp 04.122

子宫内膜样癌 endometrioid carcinoma 04.131

子宫内膜异位症 endometriosis, EMT 07.001

子宫内膜增生 endometrial hyperplasia 04.124

子宫内膜增生伴不典型性 endometrial hyperplasia without atypia 04.125

子宫黏膜下肌瘤 uterine submucous myoma, uterine submucous fibroid 04.094

子宫扭转 torsion of uterus 06.027

*子宫平滑肌瘤 uterine leiomyoma 04.089

子宫平滑肌肉瘤 uterine leiomyosarcoma 04.116

子宫破裂 uterine rupture 19.013

子宫前倾 anteversion of uterus 02.018

子宫前屈 anteflexion of uterus 02.020

[子]宫腔吸片 uterine cavity aspiration smear 02.028

子宫切除术 hysterectomy 04.111

子宫切口愈合不良 poor healing of uterine incision 20.029

子宫肉瘤 uterine sarcoma 04.115

子宫生理性缩复环 physiological retraction ring of uterus 17.026

子宫收缩对称性 symmetry of uterine contraction 17.008

子宫收缩乏力 uterine inertia 18.010

子宫收缩过强 uterine hyperstimulation 18.015

子宫收缩极性 polarity of uterine contraction 17.009

子宫收缩节律性 rhythmicity of uterine contraction 17.007

子宫收缩力 uterine contractility 17.006

子宫缩复作用 uterine retraction 17.010

子宫胎盘卒中 uteroplacental apoplexy 16.011

子宫体肌瘤 myoma of uterine corpus 04.090

子宫托 pessary 05.026

子宫脱垂 uterine prolapse 05.023

子宫下段 lower uterine segment 09.042

子宫腺肌病 uterine adenomyosis 07.009

子宫腺肌瘤 uterine adenomyoma 04.114

子宫腺肌瘤性息肉 uterine adenomyomatous polyp 04.123